# 基于内科典型案例的诊断思维训练

主　编：吕林莉　伍　敏

主　审：刘必成　孙子林

编　者：（按姓氏首字母排序）

卜迟斌　陈立娟　程　坚　丁　明　葛　峥

顾　岩　韩淑华　胡　悦　黄　丹　金　虹

金　楠　李　玲　梁　燕　刘珠媛　施　青

汪　群　王　彬　王琛琛　王　骏　王　智

徐荣丰　徐晓龑　许容容　杨明明　尹　莹

俞　婷　张　梅　张　蔷　朱孔博

秘　书：刘静静

东南大学出版社
SOUTHEAST UNIVERSITY PRESS
·南京·

**图书在版编目(CIP)数据**

基于内科典型案例的诊断思维训练 / 吕林莉，伍敏
主编. -- 南京 ：东南大学出版社，2025. 7. -- ISBN
978-7-5766-2228-7

Ⅰ. R504

中国国家版本馆 CIP 数据核字第 20256777MT 号

责任编辑：张慧　　责任校对：子雪莲　　封面设计：毕　真　　责任印制：周荣虎

**基于内科典型案例的诊断思维训练**
Jiyu Neike Dianxing Anli de Zhenduan Siwei Xunlian

主　　编：吕林莉　伍　敏
出版发行：东南大学出版社
出 版 人：白云飞
社　　址：南京四牌楼 2 号　邮编：210096
网　　址：http://www.seupress.com
经　　销：全国各地新华书店
印　　刷：广东虎彩云印刷有限公司
开　　本：700 mm×1 000 mm　1/16
印　　张：14.75
字　　数：261 千字
版　　次：2025 年 7 月第 1 版
印　　次：2025 年 7 月第 1 次印刷
书　　号：ISBN 978 - 7 - 5766 - 2228 - 7
定　　价：36.00 元

本社图书若有印装质量问题,请直接与营销部联系。电话(传真)：025 - 83791830。

# 前　言

　　临床医学是一门实践性很强的学科。如何让医学生在临床课程的学习中融入临床场景，提高对疾病的认知，激发他们主动学习疾病知识、训练服务病人的本领，对提高临床教学效果具有非常重要的影响。案例教学法是医学教育领域一种重要的教学方法，其通过临床实例为医学生认识临床具体情境提供了模拟机会，有助于学生思考如何应用所学知识综合分析和处理案例中遇到的问题，培养他们在特定医疗环境中分析问题、做出决策、解决问题的能力。有别于传统的教学模式，案例教学中学生可以在案例所叙述的情境中同时扮演"台前"和"幕后"两个角色，主动思考问题，因此，对医学生将理论知识与临床实践结合起来具有积极的促进作用。

　　毫无疑问，高质量的案例教学离不开临床实践。案例的选择应当来自临床一线，具有典型性和实用性，同时也要具有一定的启发性，这样的案例有助于学生贴近临床，锻炼和提升临床思维，全面培养临床能力。为了实现这一目标，由从事临床一线教学的医生编写了本教材，共包含26个内科典型案例，涵盖呼吸内科、心内科、消化内科、肾内科、血液科、内分泌科和风湿免疫科。本书紧扣内科学教学大纲要求，主要面向正在接受内科学理论教学和实践训练的本科生、研究生，希望为他们理解课本中的基础知识创设临床案例的情境，理论联系实践，提高对典型疾病的认识和临床思辨能力。正确的诊断是临床治疗决策的基础，对于初学内科学的学生来说，科学诊断思路的养成需要临床实践的反复训练。为此，在本教材中，编写者们通过对常见典型疾病的临床表现、诊断中常见问题和难点的解析，希望有助于提高学生对内科学大纲规定的教学内容的理解和学习兴趣。

　　当前，随着科技的发展，传统医学教育模式改革正面临新的挑战。如何培养面向未来的新时代临床医学生是临床医学教育中的新课题。本教材的编写，反映了工作在临床一线骨干医生对临床内科学教学实践的一些积极探索。希望本书的出版能够抛砖引玉，启发师生积极互动，以临床问题为导向，以提高学生的学习力、创新力、思辨力和领导力为抓手，不断提升学生自主学习的兴趣，改进临床教学效果，为培养新时代临床医生贡献绵薄之力。

刘必成

东南大学首席教授、主任医师

东南大学医学院院长

2025 年 3 月

# 目　录

## 一　呼吸系统疾病

## 二　循环系统疾病

## 三　消化系统疾病

## 四　泌尿系统疾病

# 五 血液系统疾病

# 六 内分泌和代谢性疾病

# 七 风湿性疾病

# 一 呼吸系统疾病

# 支气管哮喘

## 一、训练目标

1. 掌握支气管哮喘的定义、临床表现、诊断要点及治疗原则。

2. 熟悉支气管哮喘的病因、发病机制和鉴别诊断,以及常用药物的作用机制和特点。

3. 了解支气管哮喘的分型及治疗进展。

## 二、典型病例

【病史】 患者丁某,男,35 岁,无业,因"反复咳嗽五年,加重伴喘息半月"入院。患者五年前感冒后出现咳嗽,多为干咳,夜间加重,影响睡眠,当地诊所考虑为感染后咳嗽,给予雾化吸入布地奈德及沙丁胺醇缓解,以后每当吸入冷空气或闻及刺激性气味后即出现咳嗽,可自行缓解或口服止咳药物缓解,未在意。半月前受凉后再次出现咳嗽,伴喘息,自己可听到哨笛音,多在夜间或晨起时明显,伴有流清涕、鼻塞,无发热,无胸痛、心悸不适,无恶心呕吐,无腹痛腹泻,为求进一步诊治来我院就诊。病程中,患者神志清,精神欠佳,食欲稍差,睡眠可,大小便正常,体重未减轻。

患者既往"过敏性鼻炎"病史 20 年,平素未正规治疗;吸烟 10 年,每天 20 支,未戒烟;其母亲有"支气管哮喘"病史。

【体格检查】 T 36.5℃,P 80 次/分,R 16 次/分,BP 110/75 mmHg;神志清,精神可,全身皮肤黏膜无黄染,无皮疹,全身浅表淋巴结未及肿大,咽充血,扁桃体未见明显肿大,双肺呼吸音粗,可闻及散在哮鸣音。心律齐,各瓣膜区未及病理性杂音。腹未见异常,双下肢不肿。生理反射存在,病理反射未引出。

【辅助检查】 血常规示:白细胞计数 $8.12×10^9$/L,血红蛋白 143 g/L,血小板计数 $300×10^9$/L,中性粒细胞计数 $5.85×10^9$/L,中性粒细胞比率 72%,嗜酸性粒细胞计数 $0.03×10^9$/L,嗜酸性粒细胞比率 0.8%。

【诊疗经过】 结合患者的发病特点考虑支气管哮喘的可能性大,给予支气管哮喘的相关检查,同时注意支气管哮喘的相关鉴别诊断:反复咳嗽五年,加重伴喘息半月,首先要除外肺结核、变应性支气管肺曲霉病及弥漫性泛细支气管炎,行胸部CT检查(图1-1-1),未见异常可以排除;另外该患者35岁,有吸烟史,应注意是否存在慢性阻塞性肺病,为了进一步明确支气管哮喘的诊断同时明确是否合并慢性阻塞性肺病,给予行肺功能 + 支气管舒张试验(图1-1-2),发现吸入支气管扩张剂后FEV1改善率为34.1%(>12%);且FEV1绝对值差值为790 ml(>200 ml),显示支气管舒张试验阳性及呼出气一氧化氮测定检查为42 ppb(图1-1-3)。

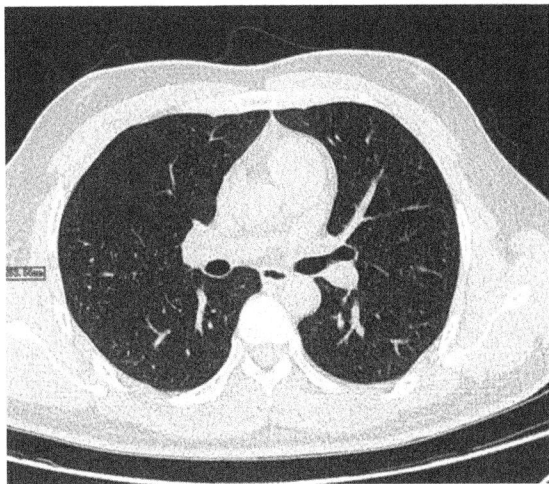

图 1-1-1 胸部 CT 平扫肺窗

该患者肺功能及支气管舒张试验结果提示:①肺功能是判断气道阻塞和气流受限的客观指标。第一秒用力呼气容积占用力肺活量百分比(FEV1/FVC)是慢阻肺的一项敏感指标,吸入支气管舒张剂后(FEV1/FVC)<70%,可以确定为不能完全可逆的气道阻塞和气流受限;该患者虽然有吸烟史,但肺功能显示吸入支气管舒张剂后(FEV1/FVC)为73.7%,基本除外慢阻肺的诊断。②肺功能支气管舒张试验阳性的判断标准是需要满足两个条件,即吸入支气管扩张剂后FEV1较用药前增加12%或以上,且其绝对值增加200 ml或以上,该患者的肺功能满足这两个条件,可以诊断支气管哮喘。③呼出气一氧化氮(FeNO)是一种用于评估气道炎症的无创检测方法,主要用于哮喘的诊断

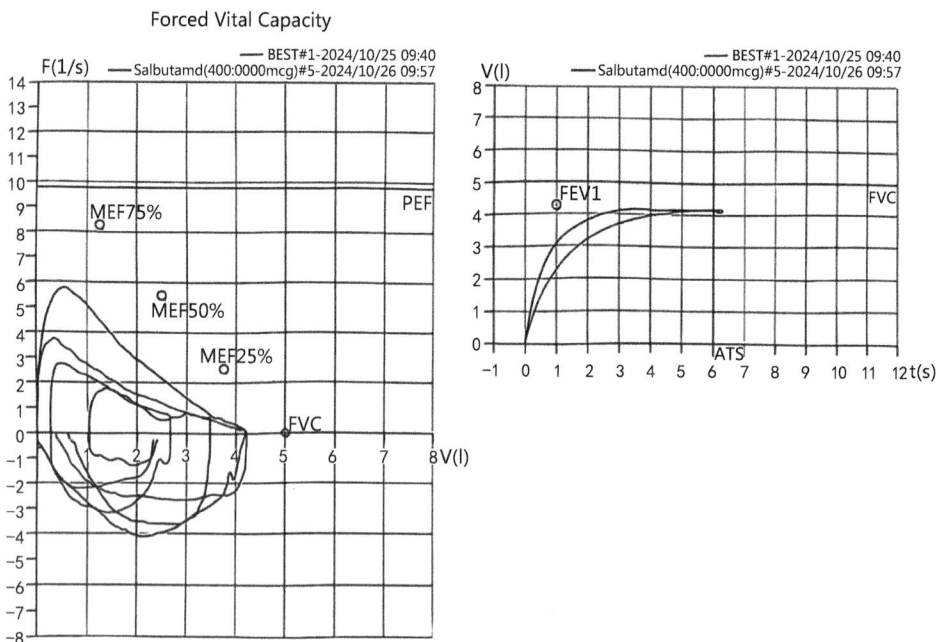

Forced Vital Capacity

| Parameter | UM | Prad. | TEST♯1 | %Pred. | POST♯5 | %Pred. | %Test♯1 |
|---|---|---|---|---|---|---|---|
| FVC | L(btps) | 5.00 | 4.23 | 85 | 4.19 | 84 | −0.9 |
| FEV1 | L(btps) | 4.27 | 2.30 | 54 | 3.09 | 72 | +34.1 |
| PEF | L/sec | 9.76 | 3.73 | 38 | 5.77 | 59 | +54.8 |
| PEFT | msec | | 100 | | 100 | | 0.0 |
| PIF | L/sec | | 2.69 | | 3.67 | | +36.4 |
| PEV1/FVC% | % | 83.3 | 54.5 | 65 | 73.7 | 89 | |
| FEF 25%~75% | L/sec | 5.09 | 1.34 | 26 | 2.46 | 48 | +82.8 |
| MEF 75% | L/sec | 8.28 | 2.62 | 32 | 4.89 | 59 | +86.9 |
| MEF 50% | L/sec | 5.49 | 1.47 | 27 | 2.83 | 52 | +91.9 |
| MEF 25% | L/sec | 2.56 | 0.73 | 28 | 1.19 | 46 | +62.8 |
| VEXT | ml | | 45 | | 102 | | +126.7 |
| IC | L(btps) | | 2.68 | | 3.47 | | |
| Lung Age | years | | 83 | | 58 | | −29.6 |
| PEFr | L/min | 585.9 | 223.6 | 38 | 346.1 | 59 | +54.8 |

Diagnosis：
中重度阻塞型通气功能障碍
弥散功能正常
气道阻力正常
支气管舒张试验阳性

图 1-1-2  肺功能＋支气管舒张试验

测定信息：

| 一小时内禁止饮食： ■是 | 一小时内禁止剧烈运动： ■是 |
|---|---|
| 三小时内禁止食用特殊食品＊： ■是 | 一小时内禁止抽烟： ■是 |
| 三天内使用激素类药物： □是 ■否 | 三天内使用抗生素： □是 ■否 |
| 症状：□咳嗽 ■喘息 □鼻塞 □喷嚏 ■其他 | 病史： □过敏史 □其他 |

注：＊是指西兰花、芥蓝、生菜、莴苣、芹菜、水萝卜、熏制腌制类食品。

测定项目：

呼气方式：■在线　离线　□潮气　　　　　　呼气温度：26.8℃

呼气压力：12.0 cmH$_2$O　　　　　　　　呼气平均流速：49 ml/s

呼气 NO 浓度：39.6，43.7，41.8，42.0，41.7，41.4 ppb

呼气 NO 浓度均值：42 ppb　　　　　　　呼气 NO 产生速率：2 055.9 pl/s

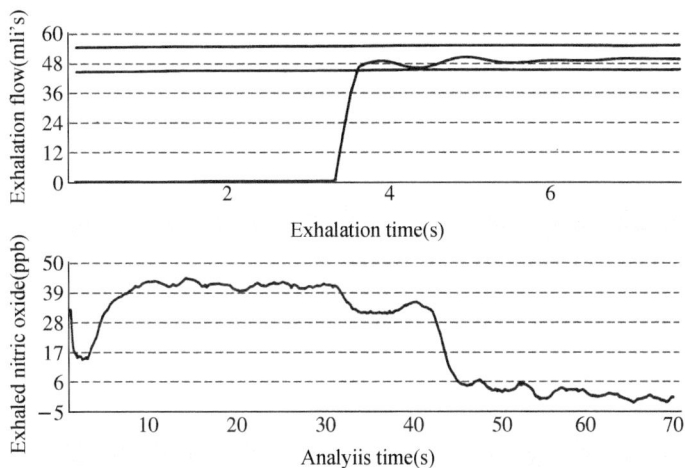

测定意义：

| FeNO | 参考值 | | 炎症鉴别诊断 |
|---|---|---|---|
| | ＞12 岁 | ≤12 岁 | |
| FeNO$_{50}$ | ＜25 ppb | 20 ppb＊ | 非 2 型气道炎症 |
| | ≥25 ppb | ≥20 ppb＊ | 2 型气道炎症 |

注：＊表示的切点值 20 与 35 ppb，对 12 岁以下儿童，年龄减少 1 岁，考虑降低 1 ppb。

**图 1-1-3　呼出气一氧化氮测定**

和管理,成人 FeNO 值低于 25 ppb 通常认为是正常值,大于 25 ppb 提示存在嗜酸性粒细胞炎症如支气管哮喘,也可以预测支气管哮喘对糖皮质激素的治疗效果,一般情况下 FeNO 值增高的患者对糖皮质激素敏感。

治疗上给予布地奈德福莫特罗 320 μg/9 μg,bid 吸入(吸入后漱口) + 孟鲁司特钠片 10 mg,qn(晚)口服 + 丙酸氟替卡松喷雾剂,bid 喷鼻,3 天后咳嗽、喘息及流涕缓解,建议治疗 3 个月后复查肺功能及 FeNO,根据检查结果及3 个月的咳嗽喘息情况确定进一步的治疗方案。

## 三、诊断分析

【病例特点】 ①患者为中年男性,既往有过敏性鼻炎病史 20 年。②慢性起病,每次发病均有受凉或闻及刺激性气味为诱因,开始表现为干咳,可自行好转或用药后好转,近半月受凉后出现咳嗽伴有喘息、流涕、鼻塞,自己可听到哨笛音,夜间及晨起加重。③查体双肺呼吸音粗,可闻及散在哮鸣音。④血常规未见明显异常。

【主要诊断】 ①支气管哮喘急性发作(轻度);②过敏性鼻炎。

【诊断依据】 ①病史:该患者为中年男性,病程长,既往有过敏性鼻炎病史 20 年,平素未正规用药,有吸烟史。其母亲有支气管哮喘病史。②每次发病前均有受凉或闻及刺激性气味的诱因,主要表现为干咳,近半月出现喘息,多为夜间或晨起时明显,有流涕、鼻塞。③体征:咽充血,双肺呼吸音粗,可闻及散在哮鸣音。

【诊断思路】 流程图如图 1-1-4 所示。

【鉴别诊断】

(1)慢性阻塞性肺疾病(COPD):多见于中老年人,多有吸烟史或有害气体接触史,慢性咳嗽咳痰病史,伴有胸闷气短,活动后加重。查体可见桶状胸,呼吸音减弱,未闻及啰音或湿啰音,通过肺功能检查可有助于鉴别。

(2)心源性哮喘:患者多有高血压、冠心病、风湿病等心脏病史,突发气喘、端坐呼吸,伴有咳嗽、咳粉红色泡沫样痰,听诊双肺可闻及湿啰音和哮鸣音,左心界扩大,心率增快等体征。

(3)上气道阻塞性疾病:如支气管肺癌、支气管结核或异物气管吸入等疾病,均可出现咳嗽及喘息的症状,并有逐渐加重趋势,肺部听诊为吸气性哮鸣音,胸部 CT 可发现病变的存在。

```
┌─────────────────────────┐          ┌───┐
│ 是否存在典型的支气管哮喘症 │─────────│ 否 │──────────┐
│ 状（反复发作的喘息、气短， │          └───┘          │
│ 伴或不伴咳嗽、胸闷）       │                         │
└─────────────────────────┘                         │
            │                                        │
          ┌───┐                                      │
          │ 是 │                                      │
          └───┘                                      │
            ↓                                        ↓
┌─────────────────────────┐   ┌───┐    ┌─────────────────┐
│ 询问病史及查体，          │──│ 否 │───│ 是否为其他疾病   │
│ 是否支持支气管哮喘诊断    │   └───┘    └─────────────────┘
└─────────────────────────┘
            │
          ┌───┐
          │ 是 │
          └───┘
            ↓
┌─────────────────────────────┐
│ 肺功能检查/PEF，支气管舒张/激 │
│ 发试验，是否支持支气管哮喘诊断 │
└─────────────────────────────┘
```

┌───┐                    ┌─────────────────┐         ┌───┐
│ 否 │                    │ 择期肺功能等检    │         │ 否 │
└───┘                    │ 查，再次确认是    │         └───┘
┌───┐                    │ 否为支气管哮喘    │
│ 是 │                    └─────────────────┘
└───┘

┌───┐                          ┌───┐                   ┌───┐
│ 是 │                          │ 否 │                   │ 是 │
└───┘                          └───┘                   └───┘

┌──────────────┐    ┌──────────────────┐    ┌──────────────┐
│ 按支气管哮喘治疗 │    │ 针对最有可能的疾病进行 │    │ 治疗其他疾病   │
│                │    │ 经验性治疗或检查      │    │              │
└──────────────┘    └──────────────────┘    └──────────────┘

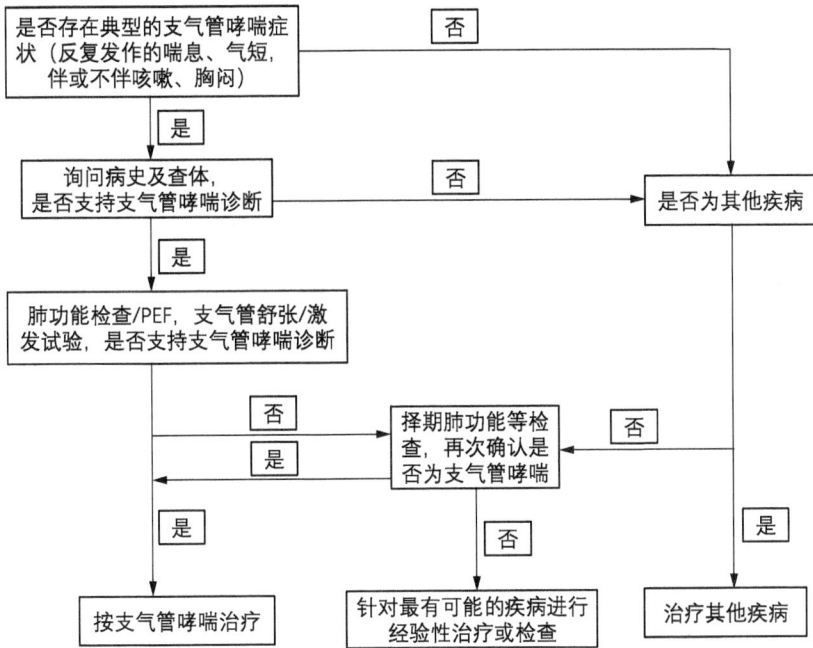

PEF 为呼气峰流速

图 1-1-4　支气管哮喘诊断流程图

（4）变态反应性支气管肺曲霉病：常有过敏史，胸部 CT 表现为双肺中央支气管扩张及黏液栓塞，烟曲霉特异性 IgE 水平升高等特点。

（5）弥漫性泛细支气管炎：是一种弥漫存在于两肺呼吸性细支气管的气道慢性炎症性疾病。受累部位主要为呼吸性细支气管以远的终末气道。临床表现主要为咳嗽、咳痰及活动后喘息，胸部 CT 表现为两肺弥漫性分布的颗粒样结节影伴树芽征。

（6）嗜酸性肉芽肿性多血管炎：主要表现为咳嗽及喘息，但是血中嗜酸性粒细胞增高明显，胸部 CT 表现为非固定浸润影，活检血管外大量嗜酸性粒细胞浸润。

【诊断难点及需要注意的问题】

（1）临床表型不典型：支气管哮喘典型症状为发作性呼气性呼吸困难，伴有哮鸣音，可同时伴有胸闷、咳嗽等症状，常在晨起或夜间发作或加重，持续时间数小时至数天不等，可自行缓解或使用药物后缓解，发作时可出现典型的体征：双肺弥漫性哮鸣音，呼气音延长；也有些危重患者支气管哮喘发作时呼吸音减弱,甚至消失,称为"沉默肺"。这些典型的患者很容易诊断及得到治疗。但很多患者开始没有支气管哮喘的典型症状,主要表现为反复咳嗽,持续多年甚至辗转多家医院不能明确诊断,直到由咳嗽型哮喘发展为典型哮喘才被诊断。

(2) 肺功能检查阳性率低:根据典型的支气管哮喘症状和体征 + 可变气流受限的检查[支气管舒张试验阳性或支气管激发试验阳性或平均每日呼气峰速(PEF)昼夜变异率>10%或呼气峰流速(PEF)周变异率>20%] + 排除其他疾病引起的上述症状,即可诊断为支气管哮喘。但是支气管哮喘多为夜间及凌晨发生,白天就诊时行肺功能检查可能为通气功能正常,如果临床仍怀疑支气管哮喘,为进一步明确诊断,可以行支气管激发试验来明确诊断或者给予诊断性治疗。

(3) 不典型表现和易误诊原因:咳嗽型哮喘易与慢性支气管炎、COPD 等混淆,可通过肺功能 + 支气管舒张试验或激发试验及呼出气一氧化氮测定(FENO)协助判断。

## 四、治疗分析

【治疗原则】

(1) 治疗目标:控制症状、预防发作,提高生活质量。

(2) 急性发作的治疗原则:去除诱因,使用支气管扩张剂,合理氧疗,适时足量全身使用糖皮质激素。

(3) 慢性持续期治疗:①药物治疗:a.控制类药-糖皮质激素、$\beta_2$受体激动剂、白三烯调节剂等,长期使用。b.缓解类药物,又称急救药物,按需使用,如吸入或口服短效 $\beta_2$ 受体激动剂等。②非药物治疗:脱离变应原、戒烟、运动、健康饮食等。

【治疗药物】

1. 缓解性药物

(1) 短效 $\beta_2$ 受体激动剂(SABA):代表药物为沙丁胺醇(salbutamol)和特布他林(terbutaline),2~3 分钟起效,维持 4~6 小时。

(2) 短效吸入型抗胆碱能药物(SAMA):可阻断节后迷走神经传出支,通过降低迷走神经张力而舒张支气管;减少黏液分泌,代表药物为异丙托溴铵。但是妊娠、青光眼、前列腺肥大患者需慎用。

(3) 短效茶碱:有舒张支气管平滑肌作用,并具有强心、利尿、扩张冠状动脉等作用,一般剂量为每天 6~10 mg/kg,但茶碱的"治疗窗"窄,应监测其血药浓度。

（4）全身用糖皮质激素：轻、中度哮喘发作者，给予泼尼松龙 30～50 mg/d 或等效的其他激素，重度哮喘发作患者或口服激素不能耐受者，静脉注射甲基泼尼松龙 80～160 mg/d，或氢化可的松 400～1 000 mg/d，疗程 5～7 天。

2. 控制性药物

（1）吸入型糖皮质激素（ICS）：ICS 是长期治疗哮喘的首选药物，ICS 是目前治疗持续性哮喘最有效的抗炎药物，为达到哮喘临床控制，与增加 ICS 剂量相比，首选在 ICS 基础上添加另一种控制药物（如 LABA）治疗。吸入激素的局部抗炎作用最强，目前吸入的 ICS 主要有布地奈德、丙酸氟替卡松、丙酸倍氯米松及环索奈德。

（2）白三烯调节剂：除吸入激素外，是唯一可单独应用的长效控制药，有产生轻度支气管舒张，减轻变应原、运动和 $SO_2$ 诱发的支气管痉挛等作用，并具有一定程度的抗炎作用，可减少中重度哮喘吸入激素剂量，用于不愿或不能吸入激素的患者，或合并鼻炎、阿司匹林过敏的患者。代表药物为孟鲁司特及扎鲁司特等。

（3）长效 $\beta_2$ 受体激动剂（LABA，不单独使用）：代表药物为福莫特罗（formoterol）及沙美特罗（salmeterol），维持时间均长达 8～12 小时，福莫特罗为速效兼长效，具有起效快的特点。

（4）生物靶向药物：抗 IgE 单克隆抗体（omalizumab）可应用于血清 IgE 水平增高的哮喘的治疗，如抗 IL-5 单克隆抗体、抗 IL-5 受体单克隆抗体和抗 IL-4 受体单克隆抗体等。目前主要使用于经过 ICS 和 LABA 联合治疗后症状仍未控制的严重哮喘患者。

### 五、诊治进展

目前全球有支气管哮喘患者约 3 亿人，而我国支气管哮喘患者占全球十分之一以上，其中，重度支气管哮喘占支气管哮喘总数的 3.7%，严重影响患者的生活质量，同时也给家庭和社会带来沉重的经济负担。全球约 70% 的重度支气管哮喘患者未被有效控制，同时轻度支气管哮喘患者控制情况也不容乐观。其中影响支气管哮喘治疗效果与预后的因素有很多，如依从性差、药物使用不当、吸烟、合并症等。

支气管哮喘是一种慢性炎症性疾病，炎症控制不佳导致症状加重，根据炎症特点将支气管哮喘进行分类,主要根据诱导痰细胞分类和计数,将哮喘分为嗜酸性粒细胞型、中性粒细胞型、混合细胞型及寡细胞型哮喘;或根据其病理生理特点,分为 Th2 型炎症哮喘和非 Th2 型炎症哮喘。

支气管哮喘药物治疗方面,除了传统用药外,目前一些新药物及正在研发的药物也给支气管哮喘患者带来新的希望,如:抗 IgE 治疗,TNF-a 封闭疗法,磷酸二酯酶抑制剂治疗,抗原特异性免疫治疗,新型吸入性长效支气管舒张剂和激素。同时,一些非药物治疗手段包括:支气管热成形术,适用于中、重度患者。是应用无线电波烧除支气管哮喘患者气道过多平滑肌的方法,从而减轻气道高反应性,最终缓解症状,控制支气管平滑肌痉挛。最新研究发现,CCL6 的人类同源物趋化因子 CCL15 和 CCL23 在支气管哮喘患者中升高,这些趋化因子是 CCR1 受体的内源性激动剂,而 CCR1 拮抗剂 BX471 可显著降低嗜酸性粒细胞分化和气道炎症,故阻断 CCR1 可能是治疗支气管哮喘嗜酸性粒细胞炎症的有效途径。

## 六、文献导读

[1] Levy M L, Bacharier L B, Bateman E, et al. Key recommendations for primary care from the 2022 Global Initiative for Asthma (GINA) update[J]. NPJ Prim Care Respir Med, 2023, 33(1): 7.

[2] Reddel H K, Bateman E D, Schatz M, et al. A practical guide to implementing SMART in asthma management[J]. J Allergy Clin Immunol Pract, 2022, 10: S31-S38.

[3] Asher M I, Rutter C E, Bissell K, et al. Worldwide trends in the burden of asthma symptoms in school-aged children: Global Asthma Network Phase I cross-sectional study [J]. Lancet, 2021, 398: 1569-1580.

[4] Barnes P J. Chemokine receptor CCR1: new target for asthma therapy[J]. J Trends Pharmacol Sci, 2022, 43(7): 539-541.

[5] 中华医学会呼吸病学分会哮喘学组.支气管哮喘防治指南(2020 年版)[J].中华结核和呼吸杂志,2020,43(12):1023-1048.

[6] Cloutier M M, Dixon A E, Krishnan J A, et al. Managing asthma in adolescents and adults: 2020 asthma guideline update from the national asthma education and prevention program[J]. JAMA, 2020, 324(22):2301-2317.

(汪群　韩淑华)

# 社区获得性肺炎

## 一、训练目标

1. 掌握社区获得性肺炎的定义、诊断标准、治疗原则及重症肺炎的诊断标准。

2. 熟悉肺炎的病因、发病机制和病理、临床表现,熟悉常见的鉴别诊断。

3. 了解肺炎的分类。

## 二、典型病例

**【病史】** 患者于某,男,38 岁,公司职员,因"发热伴咳嗽咳痰五天"入院。患者五天前受凉后出现发热,伴有畏寒,最高体温达 39℃,自服退热药可降温,后有反复;阵发性咳嗽,咳白色黏痰,每次痰量约 5 ml,易咳出,三天前自行口服"强力枇杷露 15 ml,tid,阿莫西林 2 片,tid"效果不佳。近两天咳嗽较前加重,伴有黄脓痰、量多、易咳出,同时伴感左侧胸痛,为持续性钝痛,深呼吸或咳嗽时可加重。病程中,患者自觉乏力,无夜间盗汗,无流涕、鼻塞、咽痛,无胸闷气喘,无恶心呕吐,无腹痛腹泻,遂就诊,门诊行胸部 CT 检查。发病以来患者神志清,精神欠佳,食欲稍差,睡眠可,大小便正常,体重未减轻。

既往体健,否认慢性病史、传染病史、手术及外伤史,否认烟酒史。

**【体格检查】** T 38.5℃, P 100 次/分, R 16 次/分, BP 120/70 mmHg。神志清,精神欠佳,咽充血,扁桃体未见明显肿大,双肺呼吸音粗,左下肺可闻及少许湿啰音,右肺未闻及明显干湿啰音。心律齐,各瓣膜区未闻及病理性杂音。腹软,无压痛及反跳痛,双下肢不肿。生理反射存在,病理反射未引出。

**【辅助检查】** 血常规:白细胞计数 $11.12×10^9/L$↑,血红蛋白 147 g/L,血小板计数 $230×10^9/L$,中性粒细胞比率 87%↑。胸部 CT 提示左下肺渗出及实变。

## 三、诊断分析

【病例特点】 ①患者中年男性,既往体健,否认基础疾病。②急性起病,有明确诱因,呼吸系统症状,自行口服药物效果不佳。③查体示 T 38.5℃,咽充血,双肺呼吸音粗,左肺可闻及湿啰音。④血常规提示白细胞及中性粒细胞升高,胸部 CT 提示左下肺感染。

【主要诊断】 左肺社区获得性肺炎

【诊断依据】 ①患者中年男性,既往体健,因"咳嗽咳痰一周,加重伴发热两天"入院。②患者发病前有受凉史,主要表现为发热、咳嗽咳痰,并逐渐加重,伴左胸痛。③查体:T 38.5℃,P 100 次/分,R 16 次/分,BP 120/70 mmHg。神志清,精神欠佳,咽充血,双肺呼吸音粗,左肺可闻及湿啰音。④辅助检查:血常规示:白细胞计数 $11.12×10^9$/L,血红蛋白 147 g/L,血小板计数 $230×10^9$/L,中性粒细胞比率 87%;胸部 CT 提示左下肺炎。

【诊断思路】 流程图如下(图 1-2-1)。

【鉴别诊断】

(1)肺结核:为肺部结核菌感染,多有全身中毒症状,如午后低热、乏力、纳差、盗汗、体重减轻等。影像学可见肺尖或下叶背段病变,密度不均,且可形成空洞或肺内播散,下呼吸道分泌物中可找到结核分枝杆菌,一般抗菌药物治疗不佳。

(2)急性支气管炎:可急性起病,可出现发热、咳嗽咳痰等临床表现,炎症指标可升高,但胸部影像学检查可表现正常或双肺纹理增多,无明显肺部改变,抗感染、止咳治疗有效。

(3)肺癌:多无急性起病和感染中毒症状,临床表现可有咳嗽咳痰、痰中带血、胸痛,伴发感染时也可出现发热,抗感染治疗后肺部病灶不消散或消散不彻底,必要时行气管镜、痰找脱落细胞等检查。

(4)肺栓塞:临床可表现咳嗽、胸痛、胸闷气喘、咯血等症状,一般多有深静脉血栓形成的危险因素,D-二聚体可升高,严重者伴有呼吸衰竭,通过 CT 肺动脉造影、放射性核素肺通气/灌注扫描等检查明确诊断。

(5)脓胸:胸痛伴有发热患者注意鉴别,往往合并或继发于肺部感染,抗感染效果不佳,胸部 CT 或彩超发现胸腔积液,穿刺引流可确诊。

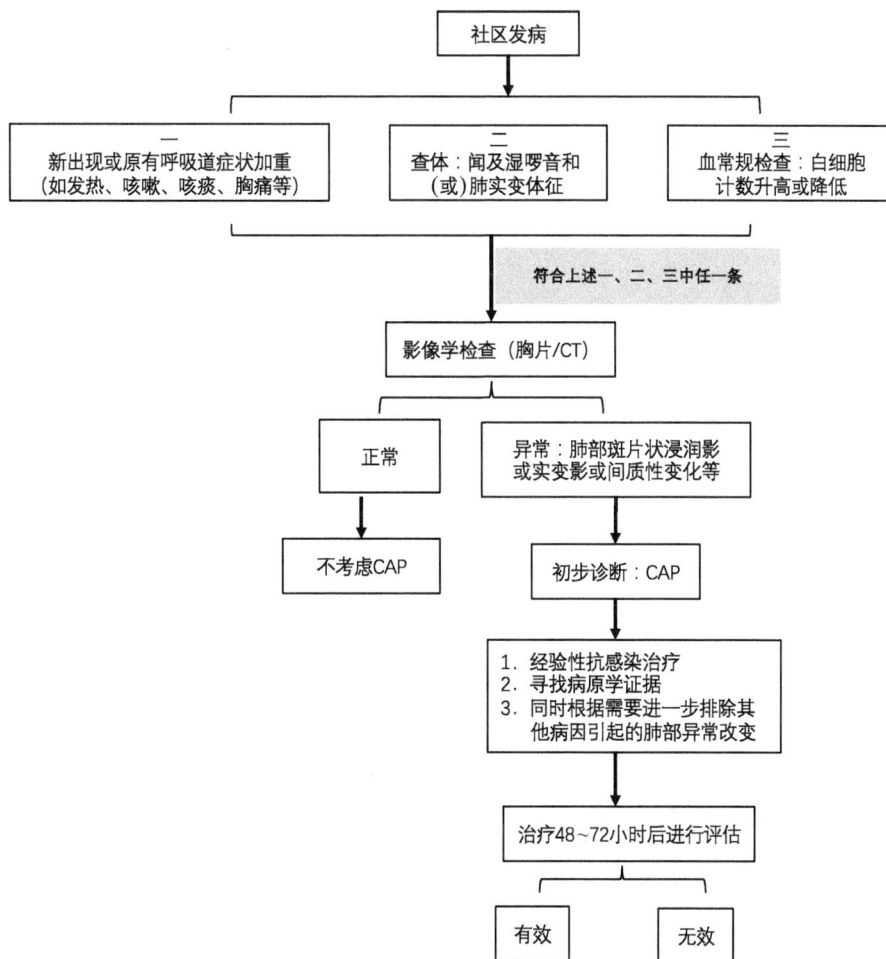

图 1-2-1　社区获得性肺炎诊断流程图

【诊断难点及需要注意的问题】

（1）鉴别诊断：肺炎的临床表现及影像学改变缺乏特异性。影像学表现为多发，累及双肺，伴有胸腔积液、阻塞性肺炎可能，初始抗感染效果不佳或者炎症不吸收者，要注意排查肺结核、肺癌及其他非感染性肺部病变等。

（2）肺炎分类：肺炎的病原学分类相对困难，社区获得性肺炎与院内获得性肺炎的常见病原体不同，发病地点不同有助于指导经验性治疗，但经验治疗失败时要尽可能明确病原体。

（3）肺炎治疗：一旦考虑肺炎应尽早启动抗感染治疗，在没有获得病原学结果时,应根据患者年龄、基础疾病、临床特点、实验室及影像学检查、疾病严重程度、既往用药及当地流行病学结果等综合分析,选择恰当抗感染药物。对于初始经验治疗失败或初诊即考虑特殊感染可能的,应尽早送检病原学,一旦治疗失败结合病原学结果调整抗生素方案。

## 四、治疗分析

**【治疗原则】**

(1)经验性抗感染治疗:呼吸喹诺酮及奥玛环素是 CAP 的首选,但要关注药物的副作用及特殊人群的禁忌证。未成年人可以考虑 β-内酰胺类联合大环内酯,近年随着国内支原体大环内酯耐药病例的增多,有治疗失败的可能。合并基础病的老年人、结构性肺病或者反复使用抗生素的人群,要充分评估病情,是否有必要覆盖耐药细菌。

(2)目标性抗感染治疗:尽可能明确病原学结果,根据药敏结果进行目标性治疗。

(3)对症支持治疗:补液、维持水电解质平衡、营养支持等。

## 五、诊治进展

CAP 病原体以细菌性、非典型病原体性常见,近年来病毒、真菌、耐药细菌在 CAP 中也逐渐增多,混合性感染也常见,但病原诊断依旧困难,病毒、非典型病原体通过传统病原学培养难以诊断。

传统方法包括病原培养及药敏鉴定、血清抗原、抗体检测等,但阳性率低无法满足临床的精准抗感染需求。新型呼吸道病原学诊断技术的应用有助于更快速、准确地诊断。主要分为两大类,一类是基于核酸扩增技术,如 PCR、RT-PCR、宏基因组测序等;另一类是非基于核酸扩增,如侧流免疫层析等。无论是传统检测技术还是新型检测技术,都各有利弊,临床医生应了解各个检测技术的优缺点,合理选择检测手段。

社区获得性肺炎的抗生素耐药日益引起关注,如何合理使用抗生素,避免或减少耐药性的发生迫在眉睫,研发新型抗生素也成为重点。此外,提高宿主免疫功能,减少传染性病原的传播也有重要意义。非抗生素疗法,如病原体直接靶向性疗法和宿主导向性疗法等,未来有望成为抗菌治疗的替代选择。

## 六、文献导读

［1］Metlay J P，Waterer G W，Long A C，et al. Diagnosis and treatment of adults with community-acquired pneumonia：an official clinical practice guideline of the American Thoracic Society and Infectious Diseases Society of America［J］. Am J Respir Crit Care Med，2019，200(7)：e45-e67.

［2］Musher D M，Thorner A R. Community-acquired pneumonia［J］. N Engl J Med，2014，371：1619-1628.

［3］Faner R，Sibila O，Agustí A，et al. The microbiome in respiratory medicine：current challenges and future perspectives［J］. Eur Respir J，2017，49：1602086.

［4］Gadsby N J，Musher D M. The microbial etiology of community-acquired pneumonia in adults：from classical bacteriology to host transcriptional signatures［J］. Clin Microbiol Rev，2022，35(4)：e0001522.

［5］中华医学会呼吸病学分会.中国成人社区获得性肺炎诊断和治疗指南(2016 年版)［J］.中华结核和呼吸杂志,2016,39(4)：253-279.

［6］刘又宁,陈民钧,赵铁梅,等.中国城市成人社区获得性肺炎 665 例病原学多中心调查［J］.中华结核和呼吸杂志,2006,29(1)：3-8.

［7］Hanson K E，Azar M M，Banerjee R，et al. Molecular testing for acute respiratory tract infections：clinical and diagnostic recommendations from the IDSA's diag-nostics committee［J］. Clin Infect Dis，2020，71：2744-2751.

（汪群　张蕾）

# 慢性阻塞性肺疾病

## 一、训练目标

1. 掌握慢性阻塞性肺疾病的诊断、治疗药物种类及方案选择。

2. 熟悉慢性阻塞性肺疾病稳定期的综合评估、急性加重期的药物治疗原则。

3. 了解慢性阻塞性肺疾病稳定期药物起始药物调整原则。

## 二、典型病例

【病史】 患者朱某,男,73岁,职员退休,因"反复咳嗽10年,活动后气喘3年,发热3天"入院。患者10年前无明显诱因出现咳嗽,多为阵发性,晨起或临睡前明显,伴咳痰,为白色浆液性痰或黏液痰,易咳出,多在秋冬季节或季节变化时发病,未引起重视,每年咳嗽咳痰持续3个月以上。近3年来出现活动后胸闷气喘,休息后可缓解,开始为爬楼至4层时有气喘,症状逐年加重。近6个月来走平路快时即感气喘,无明显心悸。3天前患者受凉后发热,最高体温38.7℃,伴咳嗽加重,咳脓性痰,气喘加重,痰液黏稠不易咳出,稍事活动即感气喘,无畏寒、寒战,无心前区疼痛,夜间可平卧,无夜间阵发性呼吸困难,无痰液分层现象,无盗汗、消瘦,无痰中带血丝或整口血痰,于当地卫生所查血常规提示中性粒细胞比值高,予以输液抗感染治疗(具体不详),效果不佳,来我院门诊就诊,为进一步诊治收住院。发病后患者一般状况尚可,饮食睡眠可,无纳差,大小便正常。

吸烟史50年,10支/日,未戒;否认手术外伤史;否认输血史;否认食物药物过敏史;否认家族遗传性疾病史。

【体格检查】 T 38.5℃,P 98次/分,R 24次/分,BP 134/77 mmHg,神志清楚,精神正常,口唇及末梢无发绀,全身皮肤巩膜无黄染,全身浅表淋巴结未触及,球结膜无水肿,颈静脉无怒张,桶状胸,双侧肋间隙增宽,双肺呼吸运动减弱,触觉语颤减弱,胸膜摩擦感未触及,双肺叩诊过清音,双肺呼吸音减弱,呼气期延长,双肺可闻及散在干啰音,无湿啰音,心率98次/分,律齐,A2>

P2,各瓣膜听诊区未闻及病理性杂音,腹软,无压痛、反跳痛,无杵状指(趾),双下肢无水肿。

【辅助检查】 胸部 CT 示两肺肺气肿伴肺大疱,两肺多发条索灶,双侧胸膜增厚。

【诊疗经过】 入院后完善血常规示白细胞计数 $12.53 \times 10^9 /L \uparrow$,中性粒细胞计数 $6.30 \times 10^9 /L \uparrow$,嗜酸性粒细胞计数 $0.14 \times 10^9 /L$;纤溶功能,肌钙蛋白,心肌酶谱及 BNP 未见明显异常,血气分析示 pH 7.36、$PO_2$ 75 mmHg、$PCO_2$ 42 mmHg、$HCO_3^-$ 26 mmoL/L,肺功能 + 支气管舒张试验检查,示 FEV1/FVC 51.2%,FEV1 实测值占预计值 60%,使用支气管舒张剂后实测值 FEV1 占预计值 63%,改善率 5.2%。心脏彩超:主动脉瓣钙化,EF 64.7%。治疗:给予左氧氟沙星 0.5 g 静脉滴注 qd;吸氧,2 L/min,布地奈德吸入溶液 1 mg + 异丙托溴铵吸入溶液 500 μg + 沙丁胺醇吸入溶液 1 000 μg 雾化吸入,q8h;生理盐水 100 ml + 甲泼尼龙 40 mg 静脉滴注 qd;氨溴索 30 mg 口服 tid,5 天后复查血常规:正常,胸部干啰音消失,患者体温正常,气喘明显缓解后出院。出院医嘱:乌美溴铵/维兰特罗吸入剂 62.5 μg/25 μg 吸入 qd,每月定期呼吸科门诊随诊取药维持吸入治疗,3 个月后门诊复查肺功能。

## 三、诊断分析

【病例特点】 ①老年男性,吸烟指数 500 年支;②慢性起病,表现为反复咳嗽咳痰 10 年,活动后气喘 3 年,加重伴发热 3 天;③查体:桶状胸,双侧肋间隙增宽,双肺呼吸运动减弱,触觉语颤减弱,胸膜摩擦感未触及,双肺叩诊过清音,双肺呼吸音减弱,呼气期延长,双肺可闻及散在干啰音;④肺功能:FEV1/FVC:51.2%,使用支气管舒张剂后实测值 FEV1 占预计值 63%,支气管舒张试验阴性;⑤无高血压及冠心病史,心脏彩超:EF 未见明显异常。

【初步诊断】 慢性阻塞性肺疾病急性加重期(GOLD2 级)B 组

【诊断依据】 ①病史:反复咳嗽咳痰 10 年,活动后气喘 3 年,加重伴发热 3 天,长期有吸烟史 >400 年支;②体征:桶状胸,双侧肋间隙增宽,双肺呼吸运动减弱,触觉语颤减弱,双肺叩诊过清音,双肺呼吸音减弱,呼气期延长,双肺可闻及散在干啰音;③辅助检查:胸部 CT 示两肺肺气肿伴肺大疱;④肺功能示:FEV1/FVC:51.2%,使用支气管舒张剂后实测值 FEV1 占预计值 63%,支气管舒张试验阴性;⑤血常规提示白细胞总数及中性粒细胞计数高于正常。

【诊断思路】 流程见图 1-3-1。

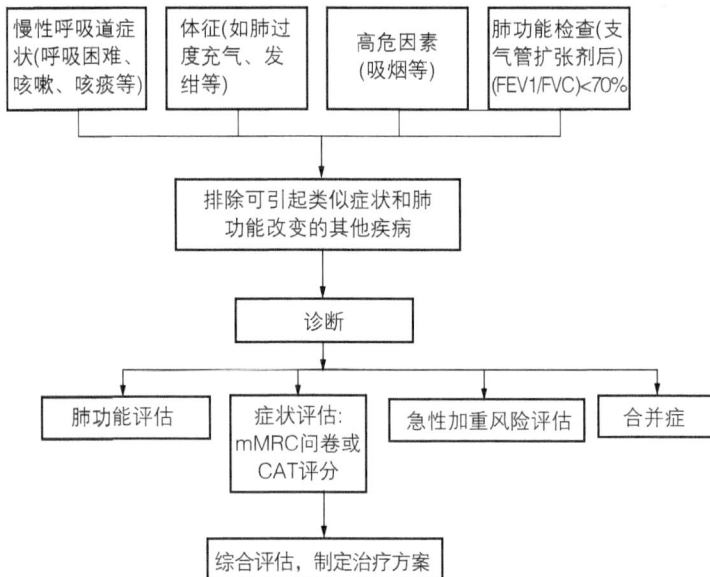

备注: Modifed British Medical Research Council(mMRC)问卷、慢阻肺测试问卷(CAT)

**图 1-3-1 慢性阻塞性肺疾病诊断流程图**

【鉴别诊断】

(1)心源性气喘：既往有冠心病、高血压、心脏瓣膜病病史,发作时可伴心前区压榨性疼痛,多为夜间平卧位时出现呼吸困难,端坐后缓解,发作时双肺可闻及对称湿啰音,心率快,伴口唇紫绀,行肌钙蛋白、心肌酶谱、BNP、心电图、心脏彩超等进一步检查予以鉴别。

(2)支气管哮喘：多为幼年或青年起病,无吸烟史,多有哮喘家族史,多伴有过敏性鼻炎或荨麻疹,为发作性气喘或干咳、胸闷,症状昼轻夜重,发作时听诊多有哮鸣音,吸入福莫特罗或沙丁胺醇支气管扩张剂可以缓解,血常规可见嗜酸性粒细胞增高。症状缓解期无活动受限,肺功能无异常或支气管舒张试验阳性。

(3)其他引起慢性咳嗽咳痰症状的疾病：如支气管扩张征、肺结核、特发性肺间质纤维化,症状上亦多有长期慢性的咳嗽咳痰,病程发展也可出现胸闷气喘,但胸部 CT 及肺功能检查可进一步鉴别。

【诊断要点及需要注意的问题】

(1)肺功能检查：有慢性咳嗽、咳痰或气喘症状或有害颗粒或气体暴露的患者需做肺功能检查,吸入支气管扩张剂后 FEV1/FVC<70%,可明确存在不完全可逆气流受限,确定 COPD 诊断。

(2) 慢阻肺稳定期的综合评估:一旦通过肺功能检查确诊慢阻肺,必须着重评估以下 4 个基本方面从而指导治疗:①气流受限的严重程度即肺吸入支气管扩张剂后 FEV1 占预计值的百分比(%pred)明确慢阻肺的严重程度,即 GOLD 分级,分为 1—4 级;②症状评分:当前症状的性质和严重程度即 mMRC 分级(0—4 级)或 CAT 评分;③急性加重风险评估:过去一年中、发生 2 次或以上急性加重,或一次及以上需要住院的急性加重为高风险;GOLD 2011 根据肺功能、症状、慢阻肺急性加重史对稳定期慢阻肺进行综合评估,提出 ABCD 分组方法,较之前仅依据肺功能分级有很大的进步。GOLD 2023 将 C、D 组合并为 E 组,将 ABCD 评估方法修订为 ABE 评估。

(3) 治疗药物选择:外周血嗜酸性粒细胞计数≥300 个/μl 是预估急性加重风险及吸入糖皮质激素的生物标志物,根据"持续性呼吸困难"和"慢阻肺急性加重"两个可治疗特征,在稳定期访视流程中选择吸入药物。

## 四、治疗分析

【治疗原则】

1. 急性加重期治疗

(1) 确定急性加重的原因:常见呼吸道细菌或病毒感染,评估病情的严重程度,决定门诊或住院治疗。

(2) 抗感染:慢阻肺急性加重可由多种原因引起,住院患者最常见的原因是呼吸道感染,如确定细菌感染,起始可给予经验性抗感染治疗,如喹诺酮类或头孢菌素类或青霉素类。

(3) 解痉平喘:喘息症状明显建议雾化吸入治疗,短效 β 受体激动剂(如沙丁胺醇)联合短效 M 胆碱能阻滞剂(如异丙托溴铵)联合糖皮质激素吸入溶液(如布地奈德)雾化吸入解痉平喘治疗。

(4) 低流量吸氧:发生低氧血症或呼吸衰竭予以鼻导管吸入氧浓度为 28%～30%。

(5) 糖皮质激素:住院患者给予口服泼尼松龙 30～40 mg/d,也可静脉滴注甲泼尼龙 40～80 mg/d,治疗时间不应超过 5～7 天。

(6) 应在出院前尽快开始使用长效支气管扩张剂(如噻托溴铵),或乌美溴铵维兰特罗吸入剂,或茚达特罗格隆溴铵,吸入治疗。

2. 稳定期的诊断评估与治疗(图1-3-2) 使用支气管舒张剂后的肺功能确诊慢阻肺,根据FEV1评估气流受限,进行肺功能分级(GOLD1-4级),再采用ABE综合评估:

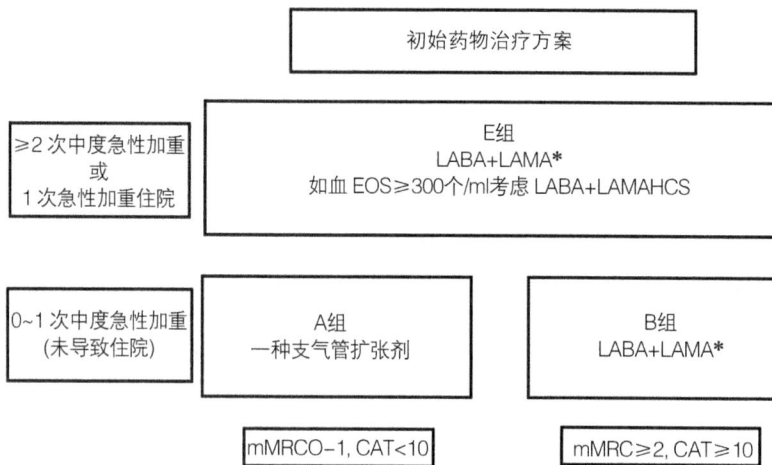

*单个吸入装置治疗可能比多个装置更方便和有效
注: EOS: 血嗜酸性粒细胞计数;mMRC:改良版英国医学研究委员会呼吸困难量表;
　　 CAT: 慢性阻塞性肺疾病评估测试

**图1-3-2　慢阻肺稳定期治疗**

3. 慢阻肺的管理循环(图1-3-3) 初始治疗后应该随访回顾患者的治疗反应,需要时调整药物治疗措施。

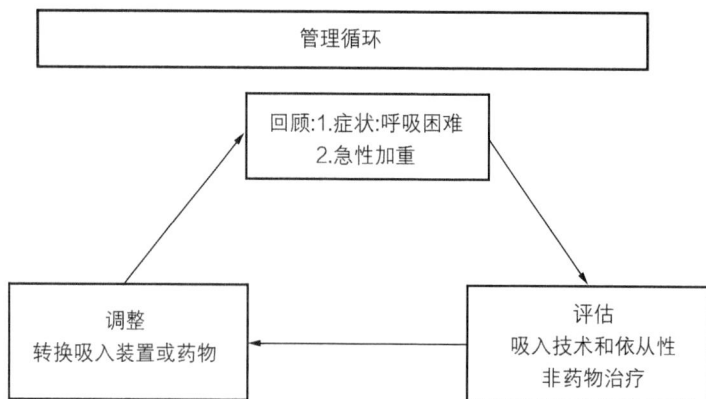

**图1-3-3　慢阻肺管理循环**

推荐治疗意见与诊断时的 GOLD 分级无关。近年来临床研究发现,外周血嗜酸性粒细胞作为生物标志物指导 ICS(inhaled corticosteroid,吸入性糖皮质激素)的使用,随访治疗路径根据患者接受治疗后的急性加重和呼吸困难的情况来调整治疗方案。

4. 随访治疗的药物推荐(图 1-3-4)

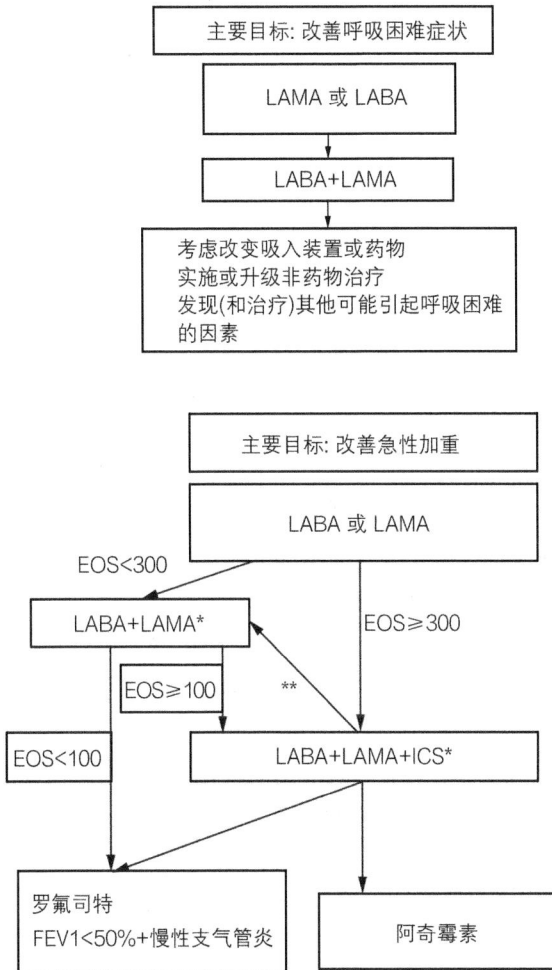

```
┌──────────────────────────────┐
│ 主要目标: 改善呼吸困难症状        │
└──────────────────────────────┘
          │
┌──────────────────────────────┐
│       LAMA 或 LABA            │
└──────────────────────────────┘
          │
┌──────────────────────────────┐
│       LABA+LAMA              │
└──────────────────────────────┘
          │
┌──────────────────────────────┐
│ 考虑改变吸入装置或药物            │
│ 实施或升级非药物治疗             │
│ 发现(和治疗)其他可能引起呼吸困难   │
│ 的因素                        │
└──────────────────────────────┘
```

```
┌──────────────────────────────┐
│ 主要目标: 改善急性加重           │
└──────────────────────────────┘
          │
┌──────────────────────────────┐
│       LABA 或 LAMA           │
└──────────────────────────────┘
   EOS<300          EOS≥300
┌──────────────┐
│  LABA+LAMA*  │
└──────────────┘
   EOS≥100    **
   EOS<100
┌──────────────┐  ┌──────────────────────┐
│              │  │   LABA+LAMA+ICS*      │
└──────────────┘  └──────────────────────┘
┌──────────────────────┐  ┌──────────────┐
│ 罗氟司特              │  │ 阿奇霉素      │
│ FEV1<50%+慢性支气管炎  │  └──────────────┘
└──────────────────────┘
```

EOS: 血嗜酸性粒细胞(细胞/ml)

*单个吸入装置可能比多个装置更方便和有效

**若发生肺炎,原适应证不恰当或 ICS 疗效不佳,考虑 ICS 降级治疗或使用其他ICS

**图 1-3-4 慢阻肺随访期药物治疗**

（1）如果起始治疗效果理想，维持起始治疗。

（2）如果不理想：

——考虑达成治疗目标最主要的可治疗特征（呼吸困难或急性加重）；

如果呼吸困难和急性加重都需要治疗，选择急性加重路径：

——评估疗效，调整和回顾。

**五、诊治进展**

GOLD 2023 将 COPD 定义为一种异质性肺部疾病，其特征为由于气道（支气管炎、细支气管炎）和/或肺泡（肺气肿）异常导致的慢性呼吸道症状（呼吸困难、咳嗽、咳痰和/或加重），这些异常导致持续性（通常为进行性）气流阻塞。

在发病机制及危险因素方面，GOLD 2023 首次写入 PRISm，即一秒率正常[吸入支气管舒张剂后第 1 秒用力呼气容积/用力肺活量（FEV1/FVC）≥0.7]但肺通气功能减损[吸入支气管舒张剂后第 1 秒用力呼气容积占预计值百分比（FEV1%）和/或用力肺活量占预计值百分比（FVC%）<80%]的人群，同时有肺结构性改变（例如肺气肿）和/或生理异常（例如过度充气、弥散功能降低、FEV1 快速下降）。PRISm 的患病率为 7.1%～20.3%，在当前和既往吸烟者中较高，与体重指数（BMI）过高和过低均相关，并且与全因死亡率的增加有关。同时，需要关注慢性支气管炎与慢阻肺的关系，以及黏液高分泌症状对疾病的影响。

在慢阻肺诊断和评估方面，对于无症状也没有危险因素的人群不推荐做肺功能筛查，而有症状或危险因素者做肺功能筛查有助于早期发现病例。FEV1 和 FVC 均可预测慢性呼吸系统疾病和其他慢性非传染病的全因死亡率（独立于吸烟），且肺功能异常可识别出肺癌风险增加的吸烟者亚组。在评估中，非常关键的一点是，GOLD 2023 将 C、D 组合并为 E 组，将 ABCD 评估方法修订为 ABE 评估，对于慢阻肺急性加重高风险人群不再按照症状程度进行区分。这种评估方法使临床医生对慢阻肺急性加重高风险人群的评估更简明了，同时也突出了慢阻肺急性加重高风险人群管理的重要性和紧迫性。另外，建议对有反复慢阻肺急性加重史、症状与气流受限严重程度不符、FEV1 低于预计值 45%同时伴有显著过度充气，或符合肺癌筛查标准的慢阻肺患者，应考虑胸部 CT 检查。

胸部 CT 在稳定期慢阻肺中的应用:近年来,CT 检查普及率越来越高,为慢阻肺存在的结构病理生理异常提供了大量信息。从临床角度来看,肺气肿的分布和严重程度可用于肺减容术或支气管内活瓣置入的辅助决策。气道异常、非肺气肿气体陷闭、冠状动脉钙化、肺动脉扩张、骨密度、纹理特征等定量 CT 参数与慢阻肺的众多临床结局相关。完善的定量 CT 参数体系将在慢阻肺的个体化诊疗及评估中逐渐发挥重要作用。

在慢阻肺预防和维持治疗方面,GOLD 2023 认可三联吸入制剂是唯一可降低慢阻肺死亡率的药物治疗方案。目前,越来越多的支气管镜介入术及外科手术运用于慢阻肺的治疗中。

## 六、文献导读

[1] 慢性阻塞性肺疾病诊治指南(2021 年修订版)[J].中华结核和呼吸杂志,2021,44(3):170-205.

[2] 葛均波,徐永健,王辰.内科学[M].9 版.北京:人民卫生出版社,2018.

[3] 慢性阻塞性肺疾病急性加重诊治中国专家共识(2023 年修订版)[J].国际呼吸杂志,2023,43(2):132-149.

[4] Agustí A. Global Initiative for Chronic Obstructive Lung Disease 2023 Report: GOLD executive summary[J]. Am J Respir Crit Care Med, 2023, 207: 819.

(胡悦　张梅)

# 肺 结 核

## 一、训练目标

1. 掌握肺结核的临床表现、分类、诊断要点、治疗原则。

2. 熟悉结核分枝杆菌的生物学特性、结核病的传播过程、病理学变化、鉴别诊断、常用抗结核药物。

3. 了解肺结核的流行病学、结核病的发生与发展、控制策略。

## 二、典型病例

【病史】 患者,女性,21岁,工人,因"发热伴乏力1个月"入院。患者于1个月前劳累后出现发热,体温波动在37.5～38.5℃,午后发热为主,伴乏力、食欲下降,偶有咳嗽、咳少量白痰,当地诊所先后予以"阿奇霉素、抗病毒颗粒"治疗1周,体温无明显下降,其后间断应用地塞米松(具体剂量不详),体温仍无明显下降,且咳嗽较前加重,无明显胸闷、气短及胸痛,就诊于当地人民医院,查血常规未见明显异常,胸部正位片提示肺部可疑阴影,考虑"肺部感染",予以"头孢曲松"抗感染1周,症状仍无好转,为求进一步治疗来我院就诊。自发病以来,精神、饮食欠佳,有盗汗、消瘦,无头晕、恶心、呕吐、咯血等,无胸闷、心悸及胸痛,大小便正常。

患者既往体健,否认"高血压、糖尿病"等慢性病史,否认"肝炎、结核"等传染性疾病病史;无重大手术外伤史及输血史;无食物药物过敏史;无家族性遗传性疾病史。

【体格检查】 T 38.6℃,P 110次/分,R 20次/分,BP 120/70 mmHg;神志清楚,消瘦,皮肤黏膜无黄染,头颈部及咽喉部未见异常,两肺呼吸音粗,未及干、湿啰音,心率110次/分,律齐,各瓣膜听诊区未闻及明显病理性杂音。腹未见异常,双下肢无水肿。生理反射存在,病理反射未引出。

【辅助检查】 血常规:WBC $9.35 \times 10^9$/L,Hb 108 g/L↓,余未见异常;肝肾功能、动脉血气分析正常;痰真菌涂片、伤寒及副伤寒试验及结核菌涂片均阴性;红细胞沉降率 39 mm/h↑;腰椎穿刺测颅压 100 mmHg,脑脊液检查正常;胸部正位片:可见双肺均匀分布粟粒样阴影(图 1-4-1);胸部 CT:双肺弥漫分布密度较高,边缘清晰的粟粒样结节,直径在 2～5 mm,大小均匀,分布均匀(图 1-4-2);彩超:肝胆胰脾双肾未见异常。

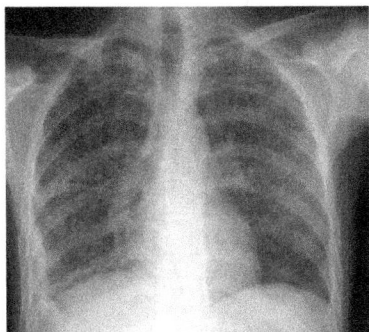

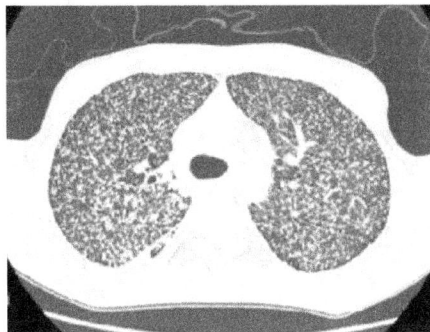

图 1-4-1　胸部 X 线提示双肺粟粒样阴影　　图 1-4-2　胸部 CT 提示双肺粟粒样结节

【诊疗经过】　入院后结合患者的影像及血常规等检查结果,考虑结核可能性大,给予结核相关检查,同时注意结核的相关鉴别诊断,PPD 试验阳性;血 TB-DNA $2.56×10^4$ 拷贝↑;结核抗体阳性,结合患者病史、体征、病原学结果,临床诊断为急性血行播散型肺结核,痰涂片阴性,初治。

治疗上予以异烟肼、利福平、吡嗪酰胺、乙胺丁醇联合抗结核强化治疗 2 个月,抗结核治疗 1 周患者体温恢复正常,强化治疗期间第 1 周复查血常规及肝肾功能均正常,服药 3 周复查血常规及肝肾功能均正常,强化治疗 2 个月复查胸部 CT 双肺粟粒样结节明显吸收,继续予以异烟肼联合利福平巩固治疗 4 个月,6 个月后门诊复查胸部 CT 双肺粟粒样结节基本吸收。

### 三、诊断分析

【病例特点】　①患者青年女性,既往体健;②亚急性起病,临床表现为午后低热伴乏力、纳差、咳嗽,无明显咳痰,外院抗感染、抗病毒治疗无好转;③肺部听诊闻及双肺呼吸音粗;④影像学提示双肺粟粒样阴影;⑤查 PPD 试验、血 TB-DNA、结核抗体均为阳性;⑥抗结核治疗后体温正常,2 个月复查胸部 CT 双肺粟粒样渗出吸收。

【主要诊断】　急性血行播散型肺结核,痰涂片阴性,初治。

【诊断依据】 ①病史：患者，青年女性，因"发热伴乏力 1 个月"入院；②查体：T 38.6℃，P 110 次/分，消瘦，精神一般，两肺呼吸音粗，未及干湿啰音；③辅助检查：影像学提示双肺粟粒样阴影；PPD 试验：阳性；血 TB-DNA：$2.56×10^4$ 拷贝↑；结核抗体：阳性。

【诊断思路】 肺结核的诊断程序：可疑症状病人的筛选→是否为肺结核→有无活动性→是否排菌→是否耐药→明确初、复治。流程图如图 1-4-3。

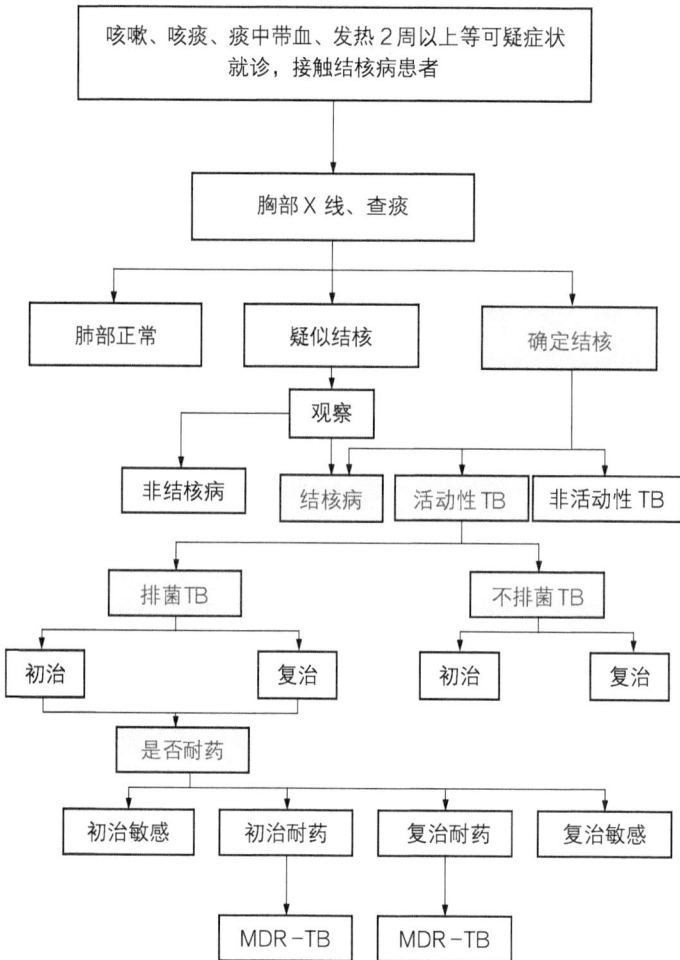

图 1-4-3　肺结核诊治流程图

【鉴别诊断】

（1）肺炎：主要与继发性肺结核鉴别。各种肺炎因病原体不同而临床特点各异,但大都起病急伴有发热、咳嗽、咳痰明显,胸片表现密度较淡且较均匀的片状或斑片状阴影,抗菌治疗后体温迅速下降,1～2 周左右阴影有明显吸收。

(2) 肺癌:多有长期吸烟史,表现为刺激性咳嗽、痰中带血、胸痛和消瘦等症状,胸部 X 线表现肺癌肿块常呈分叶状,有毛刺、切迹,癌组织坏死液化后,可形成偏心厚壁空洞。多次痰脱落细胞和结核分枝杆菌检查和病灶活体组织检查是鉴别的重要方法。

(3) 非结核分枝杆菌感染:非结核分枝杆菌(NTM)是指结核和麻风分枝杆菌以外的所有分枝杆菌,可引起各组织器官病变,其中 NTM 肺病临床和 X 线表现类似肺结核,鉴别诊断依据菌种鉴定。

【诊断难点及需要注意的问题】

(1) 临床表现不典型:肺结核大多起病慢,临床表现各不相同,轻重不等,有些患者早期没有明显症状和体征,仅在胸部影像学检查时发现,随着病变继续进展或合并其他疾病才出现相应症状和体征;咳嗽、咳痰≥2 周,或痰中带血或咯血为肺结核可疑症状,但 50%肺结核病患者症状不典型;20%肺结核病患者在体检中发现。多种疾病的影像学表现同肺结核类似,易误诊为其他疾病,延误治疗时机。

(2) 病原学检查阳性率低:病原学检查中痰涂片阳性率低,无法判断死菌还是活菌,无法区分是结核分枝杆菌还是肺结核分枝杆菌;分枝杆菌培养耗时长,需要 4～8 周,对实验室安全等级要求高;结核分枝杆菌分子 PCR 检测对实验室质控要求较高,无法区分死菌、活菌。这些都是肺结核易误诊的原因。

## 四、治疗分析

【治疗原则】 肺结核的治疗原则是早期、规律、全程、适量、联合,整个治疗方案分强化和巩固两个阶段。

【药物分类】

(1) 按作用效果、临床应用优先级与副作用大小分类:分为一线和二线抗结核药物,异烟肼、利福平、吡嗪酰胺、乙胺丁醇和链霉素等,因其疗效好、临床优先应用、副作用小归为一线抗结核药物,其余则归为二线抗结核药物。

(2) 按杀菌作用与抑菌作用分类:分为杀菌药和抑菌药,异烟肼和利福平为全杀菌药物,而吡嗪酰胺和链霉素则为半杀菌药物,其余抗结核药物为抑菌药。

(3) 按作用和功能分类：分为三类，即早期杀菌作用的药物如异烟肼，灭菌作用的药物如利福平，防止耐药性产生的药物如异烟肼和利福平等。

【治疗对象】

(1) 结核分枝杆菌病原学阳性的患者是治疗的主要对象，病原学阴性的活动性肺结核及肺外结核患者也要治疗：敏感肺结核、结核性胸膜炎(包裹性胸膜炎、结核性脓胸延长)、其他肺结核(血播、支气管内膜结核)或合并糖尿病、肺外结核等、异烟肼耐药利福平敏感结核、利福平耐药肺结核(二线敏感药，短程9~11个月，长程18~20个月)。

(2) 结核潜伏感染治疗对象：①与病原学阳性肺结核密切接触的5岁以下儿童结核潜伏感染；②艾滋病病毒感染者及艾滋病患者中的结核潜伏感染者，或感染检测未检出阳性但临床医生认为确有必要进行治疗的个体；③与活动性肺结核患者密切接触的学生等新近感染者；④其他：长期透析、移植患者、长期应用激素或其他免疫抑制剂的结核潜伏感染。

【统一标准化学治疗方案】

(1) 初治涂阳肺结核治疗方案含初治涂阴有空洞形成或血行播散型肺结核：

① 每日用药方案：a.强化期：异烟肼、利福平、吡嗪酰胺和乙胺丁醇，顿服，2个月；b.巩固期：异烟肼、利福平，顿服，4个月。简写为：2HRZE/4HR。

② 间歇用药方案：a.强化期：异烟肼、利福平、吡嗪酰胺和乙胺丁醇，隔日一次或者每周3次，2个月；b.巩固期：异烟肼、利福平，隔日一次或者每周3次，4个月。简写为 $2H_3R_3Z_3E_3/4H_3R_3$。

(2) 复治涂阳肺结核治疗方案

① 每日用药方案：a.强化期：异烟肼、利福平、吡嗪酰胺、链霉素和乙胺丁醇，每日一次，2个月；b.巩固期：异烟肼、利福平和乙胺丁醇，每日一次，4~6个月。简写为：2HRZSE/4~6HRE。

② 间歇用药方案：a.强化期：异烟肼、利福平、吡嗪酰胺、链霉素和乙胺丁醇，隔日一次或者每周3次，2个月；b.巩固期：异烟肼、利福平和乙胺丁醇，隔日一次或者每周3次，6个月。简写为 $2H_3R_3Z_3S_3E_3/6H_3R_3E_3$。

(3) 初治涂阴肺结核治疗方案

① 每日用药方案：a.强化期：异烟肼、利福平、吡嗪酰胺，每日一次，2个

月;b.巩固期：异烟肼、利福平,每日一次,4 个月。简写为：2HRZ/4HR。

② 间歇用药方案：a.强化期：异烟肼、利福平、吡嗪酰胺,隔日一次或者每周 3 次,2 个月;b.巩固期：异烟肼、利福平,隔日一次或者每周 3 次,4 个月。简写为 $2H_3R_3Z_3/4H_3R_3$。

**【肺结核归口治疗管理】** 肺结核的归口治疗管理主要包括以下几个方面：

(1) 转诊对象：结核病非定点医疗机构不需要住院治疗的肺结核患者或疑似肺结核治疗的肺结核患者,以及出院后仍需要治疗的肺结核患者均为转诊对象,需要集中到结核病防治专业机构进行诊断、治疗和管理。这有助于确保治疗的规范性和患者的长期管理。

定点医疗机构的非结核门诊和病房诊断的肺结核患者或疑似肺结核患者,以及现住址不在本辖区或不在本院进行后续治疗的结核病定点医疗机构,应及时将本院非结核门诊和病房诊断的肺结核患者或疑似肺结核患者的信息转至结核病定点门诊,并做好转诊记录。

(2) 转诊流程：当医务人员发现肺结核病患者时,应将患者转诊至结核病防治专业机构,开具三联转诊单。一份给患者到指定定点医院就诊、一份留存、一份送达定点医疗机构,并做好转诊记录。如患者需要在非定点医疗机构住院治疗,则在出院时转诊。如患者诊断为"利福平耐药",应转诊到当地耐多药结核病定点医院诊治。

患者转诊单填写不能漏项,特别是患者联系地址和电话须填写清楚;为患者提供定点医疗机构的地址和联系电话,必要时对特殊患者由专人陪护到定点医院就诊。

(3) 结核定点医疗机构：结核病定点医疗机构是由卫生行政部门指定的专门医疗机构负责本辖区结核病患者的诊断、治疗和管理的单位。结核病定点医疗机构的医务人员接受专业的培训,在结核病诊断治疗方面有着更丰富的经验,掌握最新的结核病诊断技术,可给出快速且准确的诊断结果,确保肺结核患者获得精准、有效的诊疗服务。结核病定点医疗机构会对传染性肺结核患者的密切接触者进行检查,尽早发现或排除结核病,降低对结核病患者家庭的危害。结核病定点医疗机构会对患者及其家属进行健康教育,提高其对结核病的认知,增强其战胜疾病的信心,提升患者治疗依从性,从而提高治疗效果。到县(区)结核病定点医疗机构就诊,才能享受到国家对结核病诊疗提供的相应的减免政策。

（4）技术规范：结核病防治机构医务人员需接受系统培训，并有专人负责管理，直至患者痊愈。治疗过程中，医务人员会进行面视下的督导化疗，确保患者坚持规律用药，完成规定疗程。

（5）住院治疗：对于急、危、重的肺结核患者，或者有严重并发症、合并症、药物毒副反应和耐多药等肺结核患者，需要住院治疗。未愈出院的患者将继续在结核病防治机构进行督导化疗。

## 五、诊治进展

2022年10月27日，WHO发表了《2022年全球结核病报告》，介绍了全球结核病疫情形势，文中指出结核病是仅次于新型冠状病毒感染的第二大致死性传染病，位列全球死因第13位。同时，它也是HIV感染者的"头号杀手"，还是与抗生素耐药相关的主要致死性传染病。2021年全世界新发结核病患者1 060万例，包括600万例成年男性、340万例成年女性，以及120万例儿童。2020～2021年，结核病发病率（每年每10万人口新发病例数）上升了3.6%，扭转了过去20年内每年下降约2%的趋势。

在诊断技术方面，相较过去，目前处于研发管线中的检测试验、产品或方法大大增加。其中，包括用于检测结核分枝杆菌及其耐药性的分子生物学诊断技术，用于检测结核感染的γ干扰素释放试验（interferon—gamma release assay，IGRA），基于生物标记物的结核病诊断技术，用于结核病筛查的数字胸片的计算机辅助检测（computer—aided detection，CAD）等技术。值得关注的是使用新型气溶胶捕获技术和基于人工智能的工具。

截止到2022年9月，有26种用于治疗结核病的药物处在临床试验阶段，包括17种新的化合物、2种已获得加速监管批准的药物、1种近期由美国食品药品监督管理局根据抗菌和抗真菌药物的有限人群途径批准的药物，以及6种重新用途的药物，其中贝达喹啉展示出更优的疗效。我国学者也评估了全口服超短程治疗方案在对氟喹诺酮类药物敏感的MDR-TB患者中的可行性。其他在研究的药物还包括德拉马尼、利奈唑胺、吡法齐明、舒达吡啶等，均处于临床研究阶段。

针对结核分枝杆菌潜伏感染人群的预防性化疗的临床研究也在进行中，主要针对耐药结核病患者的高危家庭密切接触者以及儿童、HIV感染者短期预防性治疗。

疫苗方面,目前全球结核病预防疫苗只有卡介苗,WHO也在全面评估新型结核病疫苗,将近有16种新型结核病疫苗在临床试验阶段,有望在预防结核病方面发挥作用。

## 六、文献导读

［1］ Bagcchi S. WHO's Global Tuberculosis Report 2022［J］. Lancet Microbe，2023，4
  （1）：e20.

［2］ Turkova A. Shorter Treatment for Nonsevere Tuberculosis in African and Indian Children
  ［J］. N Engl J Med，2022，386(10)：911-922.

［3］ Gebreselassie N. The case for assessing the full value of new tuberculosis vaccines［J］. Eur
  Respir J，2020，55(3)：1902414.

［4］ Weerasuriya C K. New tuberculosis vaccines：advances in clinical development and
  modelling［J］. J Intern Med，2020，288(6)：661-681.

［5］ Harris R C. Age-targeted tuberculosis vaccination in China and implications for vaccine
  development：a modelling study［J］. Lancet Glob Health，2019，7(2)：e209-e218.

［6］ Floyd K. Global tuberculosis targets and milestones set for 2016-2035：definition and
  rationale［J］. Int J Tuberc Lung Dis，2018，22(7)：723-730.

（许容容　韩淑华）

# 肺　　癌

## 一、训练目标

1. 掌握肺癌的临床表现、诊断、鉴别诊断及治疗。
2. 熟悉肺癌的病理分型、临床分期及治疗原则。
3. 熟悉早期肺癌的诊断及了解肺癌的诊治进展。

## 二、典型病例

【病史】　患者,男性,71 岁,因"间断咳嗽咳痰 3 年余,左侧胸背部疼痛 3 个月"入院。患者 3 年前无明显诱因下出现间断咳嗽,晨起明显,咳少量白痰,偶有痰中带血,鲜红色,每次量约 1 ml 左右,未予重视。3 个月前在上述症状基础上出现左侧胸背部疼痛,为持续性,深呼吸时加重,伴胸闷,活动后明显。于昨日至我院门诊就诊,查胸部 HRCT 提示左肺上叶占位伴邻近骨质破坏,肝脏占位,纵隔及左肺门、胃周及腹膜后多发肿大淋巴结。为求进一步诊治,门诊拟"左肺上叶占位性质待查"收入院。病程中,患者时有头晕头痛,精神稍萎靡,食欲、睡眠欠佳,大小便正常,近 3 个月来体重下降 9 kg。

【既往史】　"高血压病"病史 30 年,最高 160/100 mmHg,平素服用"硝苯地平 1 片/早、倍他乐克缓释片 1 片/早"血压控制尚可;"糖尿病"病史 10 年,口服"二甲双胍 2 片/早",血糖控制尚可,否认其他慢性疾病病史;2019 年左膝关节及左肩关节外伤史,保守治疗,恢复可,否认其他手术外伤史;否认输血史。否认有食物及药物过敏史;否认乙肝、结核等传染病史;有吸烟史 30 年,平均每日 20 支,无饮酒嗜好。

【体格检查】　T 36.3℃,P 101 次/分,R 20 次/分,BP 161/95 mmHg;神志清楚,精神稍萎,发育正常,营养中等,查体合作,回答切题;双侧瞳孔等大等圆,直径 3 mm,对光反射灵敏,眼球运动自如;头颈部查体未见异常;胸廓无畸形,双侧语音震颤对称,无胸膜摩擦感,左侧肩胛区压痛(+),右肺呼吸音清,左肺上叶呼吸音稍低,未闻及干、湿啰音,心脏及腹部查体未见异常,双下肢无水肿,生理反射存在,病理反射未引出。

【实验室检查】 血常规:白细胞计数 $5.42 \times 10^9/L$,中性粒细胞比率 89.5% ↑,中性粒细胞计数 $4.85 \times 10^9/L$,淋巴细胞比率 7.6% ↓,淋巴细胞计数 $0.41 \times 10^9/L$,红细胞计数 $4.14 \times 10^9/L$,血红蛋白 112 g/L ↓,血小板计数 $234 \times 10^9/L$;纤溶功能:纤维蛋白原 4.8 g/L ↑,余正常;肝肾功能电解质:白蛋白 37.9 g/L ↓,乳酸脱氢酶 275 U/L ↑,葡萄糖 16.79 mmol/L ↑,余正常;超敏 C 反应蛋白:80.2 mg/L ↑;红细胞沉降率:106 mm/h ↑;尿常规、粪便常规、痰培养、抗核抗体 13 项 + ANCA、血气分析及甲状腺功能全套均正常;糖化血红蛋白:6.9% ↑;病毒八项:乙肝核心抗体 8.19 s/co ↑;乙肝 e 抗体 0.11 s/co ↓;男性肿瘤标志物筛查组套:癌胚抗原 9.42 ng/ml ↑,细胞角蛋白 19 片段 32.1 ng/ml ↑,神经元特异性烯醇化酶 29.2 ng/ml ↑,余正常;胸腹盆增强 CT:左肺上叶占位伴邻近骨质破坏,纵隔及左肺门、胃周、肝门部及腹腔腹膜后多发肿大淋巴结,考虑肺癌伴多发转移(图 1-5-1、图 1-5-2);肝脏多发占位,符合转移瘤。头颅 MR 增强:脑内多发环形强化灶,结合病史,考虑转移(图 1-5-3)。全身骨扫描:左侧第 2、3 后肋异常放射性浓聚,结合病史考虑骨转移瘤(图 1-5-4)。

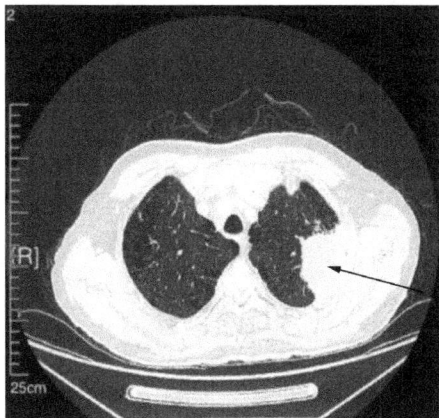

图 1-5-1 增强 CT 左肺上叶占位肺窗

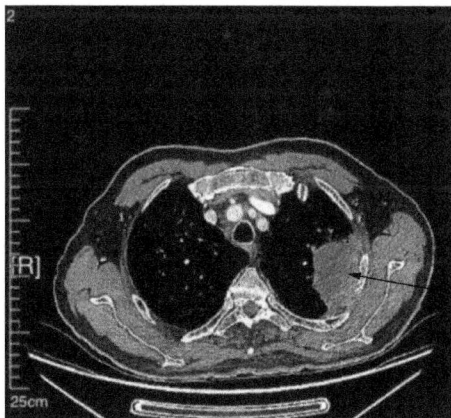

图 1-5-2 增强 CT 左肺上叶占位纵隔窗

【诊疗经过】 入院后予低盐及糖尿病饮食,止咳平喘等对症治疗。住院后完善腹部及盆腔增强 CT,考虑肺癌伴多发转移。头颅 MR 增强:脑内多发

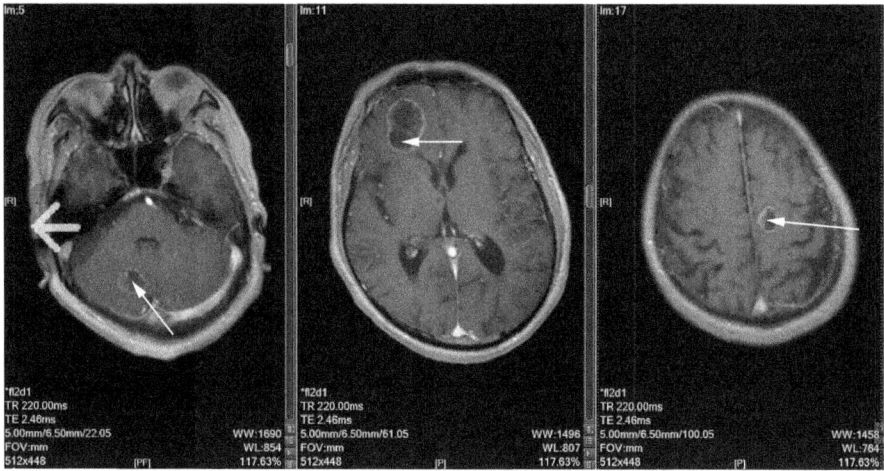

图 1-5-3　颅脑增强 MRI 提示颅内多发转移病灶

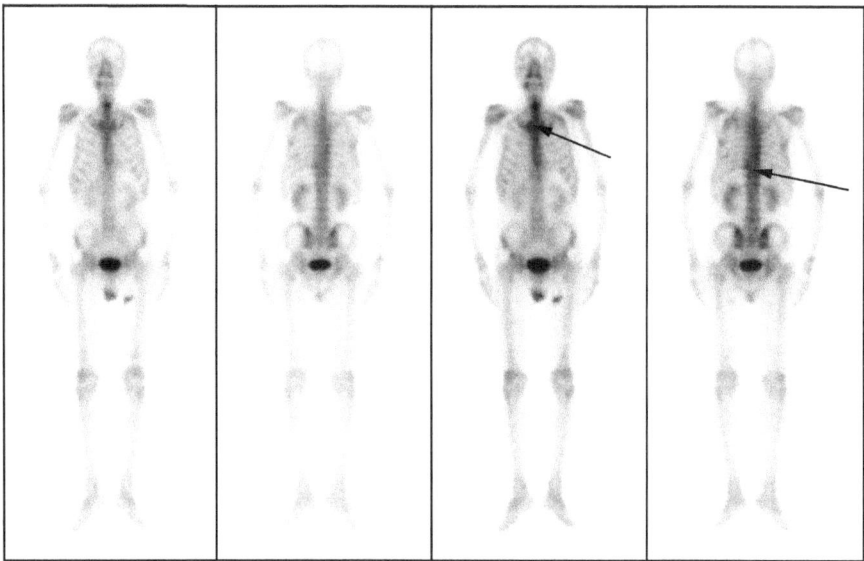

图 1-5-4　全身骨扫描结果

环形强化灶,结合病史,考虑转移;全身骨扫描:左侧第 2、3 后肋异常放射性浓聚,结合病史考虑骨转移瘤,患者目前诊断:肺癌多发转移;糖尿病;高血压病。

目前存在的问题：

（1）如何获得病理进一步明确肺癌的诊断及病理分型？

临床上获取肺部病理组织的主要方式是经支气管镜或 CT 引导下经皮肺穿刺，这两种检测手段在临床中解决的是不同需求的问题。支气管镜活检像做胃镜一样，用软制的管子从口咽部逐渐放到主支气管、分支气管处，通过直接观察发现位于气管内的肿瘤或者通过携带的超声探头探查到位于气管外较近处的肿瘤进行穿刺活检。它适合靠近中央的肿瘤，也就是离气管比较近的肿瘤或气管内的肿瘤。但它的缺点是支气管镜穿刺活检取材的针比较细，通常取得的组织标本量相对较少。CT 引导下活检是经皮肤穿刺由外向内进行，适合一些位于肺周边的肿瘤，技术好的医生也可以把这个技术延伸到较深的部位。与纤维支气管镜相比，它最大的优势是观察肿瘤清晰、穿刺准确，并且可以取得大量的组织标本。

结合胸部 CT，该患者的病变靠近周边，更适合 CT 引导下经皮肺穿刺，排除禁忌后予行 CT 引导下经皮肺穿刺活检术，病理（左肺上叶经皮肺穿刺活检标本）：中—低分化鳞状细胞癌伴坏死。ALK 免疫组化：肿瘤细胞（－）（图 1-5-5）；PD-L1：TPS 计分肿瘤细胞大约 75% 表达阳性。

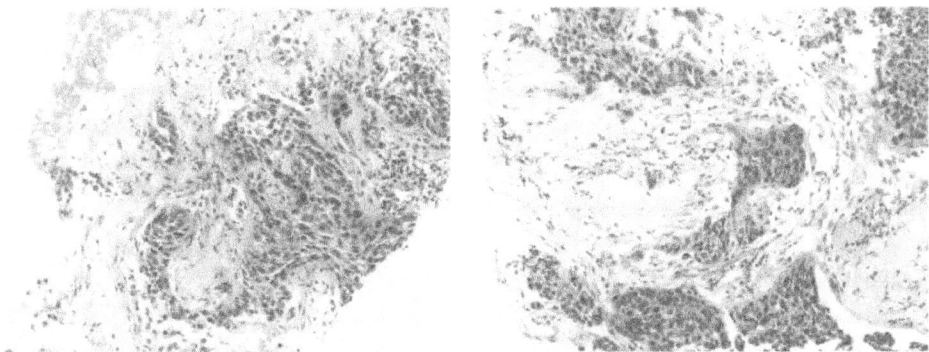

彩图扫码

**图 1-5-5　左肺 CT 引导下经皮肺穿刺活检病理**

（2）患者明确诊断左肺鳞癌伴颅脑、骨转移，治疗上应如何选择方案？

肺鳞癌治疗建议行基因检测，明确是否存在驱动基因阳性，有选择靶向治疗的机会。应向家属交代因基因检测是自费，同时基因检测阳性率不到5%，家属暂拒绝行基因检测，按驱动基因阴性选择治疗，即化疗联合免疫治疗，转移性鳞状非小细胞肺癌一线治疗帕博利珠单抗联合卡铂和紫杉醇或白蛋白结合型紫杉醇,经与患者、家属沟通制定治疗方案为白蛋白结合型紫杉醇+卡铂联合帕博利珠单抗,每3周一次,4周期后改为帕博利珠单抗维持治疗。

### 三、诊断分析

【病例特点】 ①患者老年男性,既往有高血压、糖尿病病史,有吸烟史30余年。②慢性起病,间断咳嗽咳痰3年余,左侧胸背部疼痛3个月。③体格检查:左侧肩胛区压痛(+),左肺上叶呼吸音稍低。④胸部CT提示左肺上叶占位伴邻近骨质破坏,纵隔及左肺门、胃周、肝门部及腹腔腹膜后多发肿大淋巴结,考虑肺癌伴多发转移;肝脏多发占位,符合转移瘤;颅脑磁共振提示脑内多发环形强化灶;全身骨扫描:左侧第2、3后肋异常放射性浓聚,结合病史考虑骨转移瘤;查血肿瘤指标显示癌胚抗原、细胞角蛋白19片段及神经元特异性烯醇化酶均增高。⑤CT引导下肺穿刺活检病理提示肺鳞癌。

【主要诊断】 左肺鳞癌ⅣB期(cT4N2M1c,伴颅内多发转移、肝脏多发转移、肋骨转移,ALK阴性,PD-L1表达75%);高血压病2级(极高危);2型糖尿病

【诊断依据】 ①病史:患者因"间断咳嗽咳痰3年余,左侧胸背部疼痛3个月"入院。②体征:左侧肩胛区压痛(+),左肺上叶呼吸音稍低。③胸腹盆增强CT提示左肺癌伴淋巴结、肝脏转移;颅脑磁共振提示脑内多发环形强化灶;全身骨扫描:左侧第2、3后肋异常放射性浓聚,结合病史考虑骨转移瘤。④入院后行CT引导下经皮肺穿刺活检术,术后病理提示:左肺上叶经皮肺穿刺活检标本:中、低分化鳞状细胞癌伴坏死。ALK免疫组化:肿瘤细胞(一);PL-L1:TPS计分肿瘤细胞大约75%表达阳性。

【诊断思路】 肺癌的诊断主要依靠病理学检查,临床上需要采取各种方法(如气管镜、肺穿刺、胸腔积液脱落细胞检查、淋巴结穿刺活检、痰脱落细胞检查等)获取组织病理来确诊肺癌类型,同时行全身病情评估以明确疾病转移状态(诊断流程见图1-5-6),治疗上主要采取综合治疗的原则,同时强调精准治疗以及多学科诊疗模式,根据肺癌分期、组织学类型、基因突变情况制定个体化治疗方案(治疗流程图见图1-5-7)。

【鉴别诊断】

(1)肺结核球:多见于年轻患者,病灶多见于结核好发部位,如肺上叶

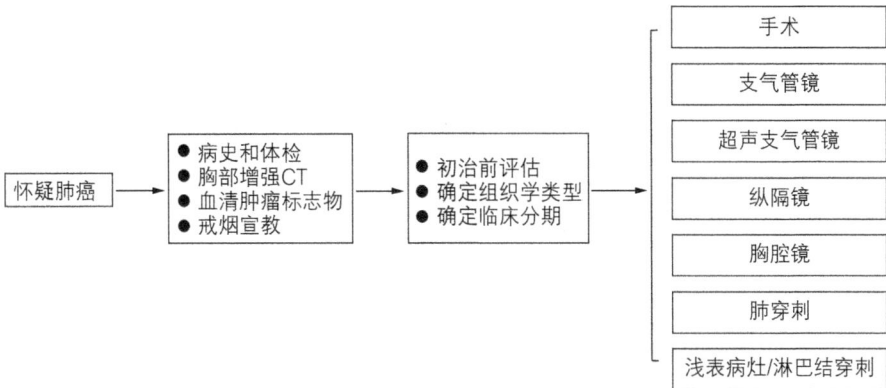

图 1-5-6　肺癌诊断流程图

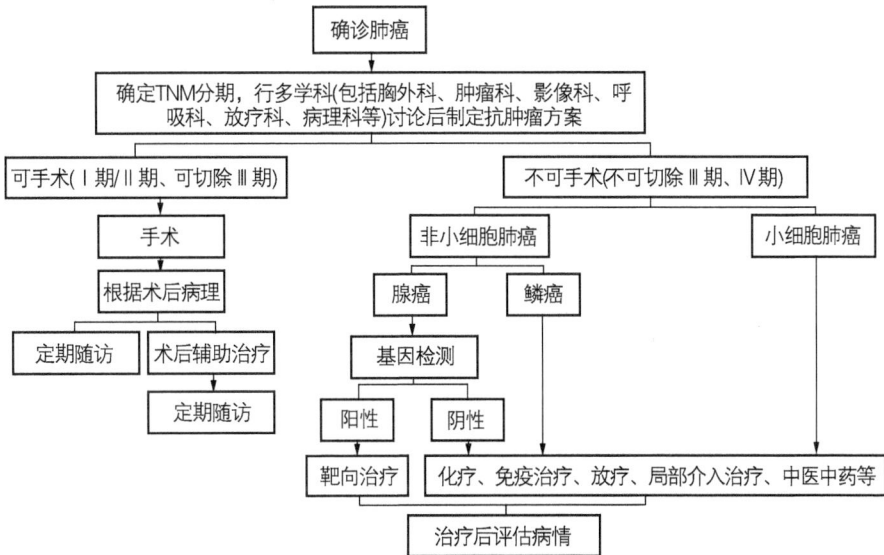

TNM：T，原发肿瘤；N，区域淋巴结；M，远处转移

图 1-5-7　肺癌治疗流程图

尖后段和下叶背段,一般无症状,病灶边界清楚,密度高,可有包裹,有时含钙化点,周围有纤维结节灶病灶,多年不变,确诊有赖于病原学及病理学检查。

（2）肺炎:大多起病较急,有咳嗽、咳痰、发热等呼吸道症状,胸部 CT 或者胸片肺部可有炎性渗出灶,有效的抗感染治疗后肺部病灶可逐渐吸收,大部分肺炎在 1～2 个月内可完全吸收。

（3）肺部良性肿瘤：很多肺部良性肿瘤在影像学上与恶性肿瘤相似，但肺部良性肿瘤大多生长缓慢，长时间随访变化不大，确诊有赖于病理学检查。

（4）非感染性病变：机化性肺炎或结缔组织病累及肺，影像上与肺癌也会很相似，要结合病人的临床表现及肺组织病理等检查进一步明确诊断。

【诊断难点及需要注意的问题】

（1）肺癌起病隐匿，临床症状缺乏特异性：肺癌早期临床症状不典型，可无症状或者仅有刺激性干咳，患者就诊时易误诊为上呼吸道感染或者急性气管支气管炎，若无进一步筛查胸部 X 线或者 CT 检查，往往延误诊断和治疗；胸部正位片是胸部的前后重叠成像，靠近心脏和膈肌部位的病灶以及小病灶会显示不清晰，而胸部 CT 是断层扫描，相当于把胸部切成一片一片地来进行观察，微小病灶容易发生，而且可以进行三维成像，有助于病变的早期发现和诊断。根据肺结节诊治中国专家共识（2024 年版）鉴于早期肺癌患者平均年龄在 50 岁左右，建议将肺癌筛查年龄降至 40 岁，且具有下述任一危险因素者：①吸烟指数≥400；②环境或高危职业暴露史（如石棉、铍、铀、氡等接触者）；③合并慢阻肺、弥漫性肺纤维化或曾患肺结核者；④曾患恶性肿瘤或有肺癌家族史者，尤其一级亲属家族史。推荐每年采用胸部 LDCT 对肺癌高危人群进行筛查。上述肺癌高危人群定义能够最大限度地加强我国肺癌二级预防的"早发现"，提高我国肺癌 5 年生存率。

（2）肺癌影像学表现不典型：由于肺癌与肺炎、结核等疾病在影像学上表现相似，易误诊为肺炎、结核等感染性疾病；临床上要结合肿瘤标志及感染相关指标进行综合分析。

（3）肺癌的肺外表现多样化：有肺癌患者就诊的主要原因是肺癌的肺外症状，如头晕、肢体疼痛等就诊于其他科室，忽略原发病灶位于肺部，也是肺癌容易被误诊的原因。

（4）合并其他基础疾病：COPD、肺结核等是肺癌的高危因素，这一部分患者多有吸烟史，因此也是肺癌的高发人群，因此，当既往有 COPD、肺结核病史的患者，出现无诱因的症状加重，需要警惕新发肺癌的可能，避免误诊和漏诊。

（5）年轻患者患肺癌的比例逐年增加：40 岁以下、无吸烟史患者的肺癌发病率有增加趋势逐渐增多，需要对高危人群进行肺癌筛查。

## 四、治疗分析

【治疗原则】　肺癌目前主要分为非小细胞肺癌和小细胞肺癌,其中非小细胞肺癌主要分为肺腺癌和肺鳞癌,需依据肿瘤病理类型、分期、基因状态、患者体力评分及治疗意愿等方面评估治疗方案。

1. 非小细胞肺癌(non-small cell lung cancer,NSCLC)

（1）局限性病变

① 手术:对于可耐受手术的Ⅰa、Ⅰb、Ⅱa、Ⅱb期NSCLC,首选手术;Ⅲa期患者若年龄、心肺功能和位置合适,也可手术,术前化疗(新辅助化疗)降级后也能够手术。

② 根治性放疗:Ⅲ期患者以及不能手术的Ⅰ、Ⅱ期患者均可考虑根治性放疗。

③ 根治性综合治疗:可选择放疗联合手术,新辅助化疗加手术或者新辅助放化疗加手术。

（2）播散性病变

① 化疗:若患者体力评分允许,且器官功能可耐受,可予以化疗。

② 放疗:若患者原发肿瘤阻塞气管,引起阻塞性肺炎或上腔静脉阻塞等症状,可考虑放疗;对于颅脑转移及脊髓压迫者,也可予以放疗联合地塞米松治疗。

③ 靶向治疗:肿瘤分子靶向治疗是晚期NSCLC患者重要的治疗方式,对于肺腺癌患者,常规性肺癌相关靶向基因检测,肺鳞癌基因突变率较低,对于一小部分肺鳞癌患者,也可以行基因检测明确驱动基因,常见的基因突变包括EGFR、ALK、ROS1等位点,对于晚期NSCLC,靶向治疗已成为驱动基因阳性患者的一线治疗方案。

④ 免疫治疗:目前免疫治疗已被NCCN指南推荐为NSCLC肺癌患者一线治疗方案,在晚期NSCLC基因驱动阴性的患者中的应用逐渐增加,甚至有一部分驱动基因阳性的晚期NSCLC患者也可接受免疫治疗,建议在NSCLC患者中常规检查PD-L1表达水平以预判患者对免疫治疗的应答水平。

⑤ 肺癌的介入治疗:若患者肿瘤位于气管腔内,可考虑经纤维支气管镜下介入治疗切除肿瘤组织,包括冷冻、激光、热消融、电灼烧、硬质支气管镜铲

切等,上述治疗手段为肺癌的局部治疗提供了思路;另外,目前也有中心开展经皮热消融术治疗早期肺癌以及肿瘤负荷较大的肺癌患者。

2. 小细胞肺癌(small cell lung cancer,SCLC)

(1) 局限期 SCLC(LS-SCLC)的初始治疗

① 适合手术的患者:行肺叶切除术 + 肺门、纵隔淋巴结清扫术;术后辅助化疗、纵隔淋巴结放疗或者预防性脑放疗。

② 不适合手术的患者:立体定向放射治疗;化疗 + 同步/序贯放疗。

③ 一般情况差者:最佳支持治疗,包括营养支持治疗、晚期镇痛、安宁医疗等。

(2) 广泛期(ES-SCLC)的初始治疗

① 无脑转移患者:化疗(含铂双药)+ 免疫治疗;胸部放疗。

② 有脑转移患者:化疗(含铂双药)+ 免疫治疗 + 全脑放疗。

③ 一般情况差者:最佳支持治疗。

## 五、诊治进展

随着肺癌致癌驱动基因的相继确定,国内外多项临床研究显示明靶向治疗药物改善携带驱动基因阳性的 NSCLC 患者的预后,延长生存期及提高生活质量。肺癌的分型也由过去单纯的病理组织学分类,进一步细分为基于驱动基因的分子亚型,基因检测变得越来越重要,成为肺癌精准治疗的前提。表皮生长因子受体(epidermal growth factor receptor,EGFR)基因敏感突变、间变性淋巴瘤激酶(anaplastic lymphomakinase,ALK)融合或 c-ros 癌基因 1(c-ros oncogene 1,ROS1)融合的晚期 NSCLC 靶向治疗的疗效与分子分型的关系已经在临床实践中得到充分证实,NCCN 指南将 EGFR、ALK、ROS1 等作为病理学分子检测的Ⅰ级推荐。随着基因检测技术发展,越来越多的罕见基因变异也被检测到并在临床上得到应用。

对于确诊为 EGFR 基因突变阳性的早中期(ⅡA、ⅡB、ⅢA 期)肺癌患者,ADAURA 研究显示辅助靶向治疗的获益,为早、中期肺癌患者带来了长期高质量生存,提高了治愈率。对于驱动基因阳性不可手术的晚期(ⅢB、ⅢC 及Ⅳ期)肺癌患者靶向治疗让肺癌转化为慢性病管理成为可能。

对于驱动基因阴性的Ⅲ期不可手术 NSCLC 患者既往的标准治疗方案为含铂双药为基础的同步放化疗,但获益有限,PACIFIC 临床研究显示针对此类患者在同步放疗后予以 PD-L1 抑制剂度伐利尤单抗巩固治疗,可达到持续生存获益。让Ⅲ期不可切除 NSCLC 患者治愈成为可能。对于晚期无驱动基因的非鳞癌 NSCLC,贝伐珠单抗联合化疗显示出明显的生存获益,此外,以程序性死亡受体 1(programmed cell death-1,PD-1)或程序性死亡受体-配体(programmed cell death-ligand 1,PD-L1)抑制剂为主的免疫治疗取得历史性突破,免疫单药在 PD-L1 高表达人群中疗效显著。多种含免疫联合治疗策略在探索中。

局限期小细胞肺癌(LS-SCLC)主要以同步放化疗为主,广泛期小细胞肺癌(ES-SCLC)则以化疗为主的综合治疗,但并未明显改善 SCLC 患者生存率。免疫检查抑制剂的应用,给小细胞肺癌的治疗带来了生存获益,ADRIATIC Ⅲ期临床显示 LS-SCLC 3 年生存率为 57%,CASPIAN Ⅲ期临床显示 ES-SCLC 3 年总生存率达到 17.6%。近年来,靶向治疗发展迅速,但在 SCLC 方面,尚无获批的靶向治疗药物。随着免疫治疗的快速发展,为 SCLC 患者提供了更多治疗的可能性。

虽然目前治疗手段多,但是在临床应用过程中不能忽略靶向及免疫等疗法所带来的毒性反应,比如 CAR-T 细胞免疫疗法可能会引起肿瘤溶解综合征和 CAR-T 相关脑病综合征。尤其是免疫细胞疗法的疗效和安全性值得更多的临床研究探讨。未来可能存在不同的免疫抑制剂、靶向药物及 ADC 药物等的不同联合,让肺癌患者带来更多生存获益。

## 六、文献导读

[1] Ganti A, et al. Small Cell Lung Cancer, Version 2. 2022, NCCN Clinical Practice Guidelines in Oncology[J]. J Natl Compr Canc Netw,2021,19(12):1441-1464.

[2] 周彩存,等.中国非小细胞肺癌免疫检查点抑制剂治疗专家共识(2020 年版)[J].中国肺癌杂志,2021,24(4):217-235.

[3] Ettinger D S, et al. NCCN Guidelines Insights:Non-Small Cell Lung Cancer(2020)[J]. J Natl Compr Canc Netw, 2019,17(12):1464-1472.

[4] 中华医学会肿瘤学分会与中华医学会杂志社.中华医学会肺癌临床诊疗指南(2022 版)[J].中华医学杂志,2022,102(23):1706-1740.

[5] Wood D E, et al. NCCN Guidelines(R) Insights:Lung Cancer Screening (2022)[J]. J Natl Compr Canc Netw, 2022,20(7):754-764.

[6] 中华医学会肿瘤学分会与中华医学会杂志社.中华医学会肺癌临床诊疗指南(2023 版)

［J］.中华肿瘤杂志,2023，45(7)：539-574.

［7］Ettinger D S，et al. NCCN Guidelines（R）Insights：Non-Small Cell Lung Cancer，Version 2.2023. J Natl Compr Canc Netw，2023，21(4)：340-350.

［8］中华医学会呼吸病学分会,中国肺癌防治联盟专家组.肺结节诊治中国专家共识(2024版)［J］.中华结核和呼吸杂志,2024,47(8):716-729.

（许容容　韩淑华）

# 肺 栓 塞

## 一、训练目标

1. 掌握肺栓塞确诊标准、肺栓塞的危险分层、肺栓塞的治疗原则。
2. 熟悉肺栓塞发生的危险因素，肺栓塞危险分层的评估指标。
3. 了解 CTEPH(慢性血栓栓塞性肺动脉高压)的定义。

## 二、典型病例

【病史】 患者陈某，男，61 岁，因"发作性呼吸困难伴胸痛 6 小时"入院。患者 6 小时前下床活动后，突发呼吸困难伴胸痛，为前胸部闷痛，无肩背部放射痛，间断感胸闷、气喘，休息后无缓解，无咳嗽、咳痰，无咯血，无畏寒、发热，来我院就诊。病程中患者饮食、睡眠差，大小便正常。

既往有"皮肌炎"病史 15 年，长期口服"甲泼尼龙"治疗；有"冠心病"病史 6 年，平素口服"单硝酸异山梨酯"治疗；有"股骨头坏死"病史 8 年，平素口服"强骨胶囊、福善美"治疗。1 个月前于我院行"经尿道输尿管镜左输尿管结石钬激光碎石取石术 + 左侧输尿管支架置入术"，术后卧床，10 天前行"输尿管支架取出术"。否认"高血压、糖尿病"等病史，否认吸烟饮酒史，否认食物药物过敏史，否认输血史，否认家族遗传性疾病史。

【体格检查】 T 36.3℃，P 82 次/分，R 18 次/分，BP 128/85 mmHg，神志清，精神可，营养良好，发育正常，全身皮肤巩膜无黄染，全身浅表淋巴结未触及肿大。口唇无发绀，胸廓无畸形，双肺呼吸运动正常对称、语音震颤正常对称、胸膜摩擦感未触及，双肺叩诊清音，两肺呼吸音粗，两下肺可及少许湿啰音，未闻及胸膜摩擦音，心率 82 次/分，律齐，P2＞A2，各瓣膜听诊区未及病理性杂音，腹软，无压痛、反跳痛，肝脾肋下未及，双下肢可及轻度对称性凹陷性水肿。

【辅助检查】 胸部 CT(图 1-6-1)示两肺间质纤维化伴少许渗出，右肺上叶少许实变，左肺上叶肺大疱形成，右肺上叶尖段支气管扩张，两侧胸膜增厚。

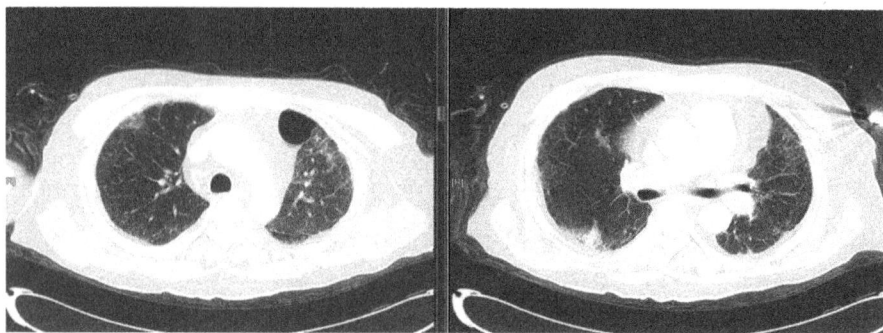

图 1-6-1　胸部 CT

【诊疗经过】　入院后完善血气分析示：pH 7.435，$PCO_2$ 39 mmHg，$PO_2$ 121.5 mmHg↑，$SpO_2$ 99%（吸氧 2 L/min）；血常规示白细胞计数 13.88× $10^9$/L↑，中性粒细胞计数 9.92×$10^9$/L，中性粒细胞比率 71.5%，肌钙蛋白及心肌酶谱、BNP 均正常，D-二聚体 3 245 $\mu g$/L↑，CRP 10.5 mg/L↑。心电图示：窦性心动过速。肺动脉 CTA 示：左右肺动脉及两侧肺动脉二、三级分支多发急性栓塞（图 1-6-2）。双下肢彩超示双下肢肌间静脉血栓；心脏彩超：RA 5.2 cm×4.2 cm↑，RV 2.9 cm↑，PG = 56 mmHg↑，EF 0.69，右心房、右心室扩大，中-重度肺动脉高压，左室舒张功能减低，右心功能减低。

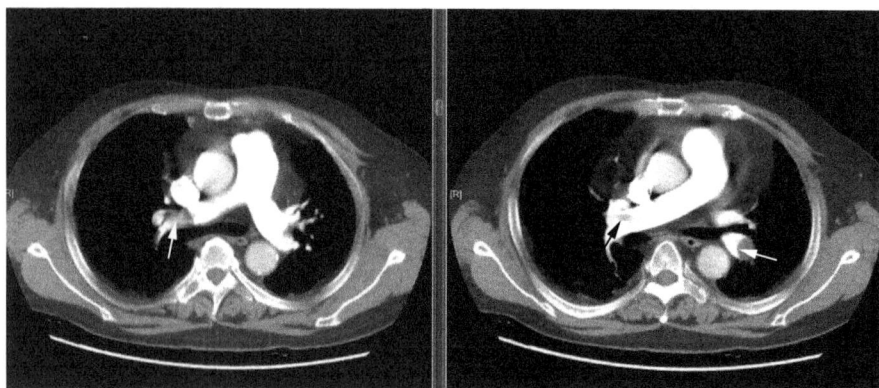

图 1-6-2　肺动脉 CTA

入院后密切监测生命体征，给予低流量吸氧 2 L/min，每日予"依诺肝素注射液"6 000 IU q12 h 皮下注射，同时继续予"甲泼尼龙片"5 mg qd 口服控制皮肌炎。抗凝治疗后,患者呼吸困难症状逐渐好转。10天后复查肺动脉 CTA 示右肺动脉及左上肺动脉未见血栓,左下肺动脉血栓减少、减小,予出院。嘱患者出院后继续口服"利伐沙班"20 mg qd,注意复查血常规及纤溶功能,并密切观察有无牙龈出血、鼻出血、黑便、皮肤瘀点瘀斑等现象,一个月后复查肺动脉 CTA 及双下肢静脉彩超,如有异常及时来院复诊。

### 三、诊断分析

【病例特点】 ①患者老年男性,既往有"皮肌炎"病史,1个月前行外科手术,术后卧床;②急性起病,临床表现为呼吸困难伴胸痛6小时;③查体 P2＞A2,双下肢轻度对称性凹陷性水肿;④肺动脉 CTA 示左右肺动脉及两侧肺动脉二、三级分支多发急性栓塞;⑤心脏彩超:RA 5.2 cm×4.2 cm↑,RV 2.9 cm↑,PG＝56 mmHg↑,EF 0.69,右心房、右心室扩大,中-重度肺动脉高压;⑥低分子肝素抗凝治疗后症状好转,复查肺动脉 CTA 示血栓较前减少、减小。

【主要诊断】 ①肺血栓栓塞症(中危);②双下肢肌间静脉血栓;③冠心病;④皮肌炎;⑤股骨头坏死;⑥经尿道输尿管镜左输尿管结石钬激光碎石取石术＋左侧输尿管支架置入术＋输尿管支架取出术后。

【诊断依据】 ①病史:患者既往有皮肌炎病史,长期口服激素,1个月前有外科手术史,后卧床,突发呼吸困难6小时;②体征:P2＞A2,双下肢轻度对称性凹陷性水肿;③辅助检查:D-二聚体 3 245 μg/L,双下肢彩超示双下肢肌间静脉血栓,心超示右心房、右心室扩大,中-重度肺动脉高压,左室舒张功能减低,右心功能减低;④肺动脉 CTA 示左右肺动脉及两侧肺动脉二、三级分支多发急性栓塞。

【诊断思路】 流程图如图 1-6-3 所示。

【呼吸困难伴胸痛的鉴别诊断】

(1)冠心病急性冠脉综合征(ACS):ACS 患者可表现为胸闷、心绞痛样胸痛,心电图有典型心肌缺血样改变,往往有"高血压、糖尿病"等慢性病史。冠脉造影可进一步鉴别,出现心肌梗死时心电图和心肌酶水平有相应的特征性动态变化。

(2)气胸:自发性气胸发作时往往有呼吸困难,合并胸痛,以及低氧血症,自发性气胸患者往往表现为撕裂样胸痛,锐痛为主,并且大部分情况下与呼吸

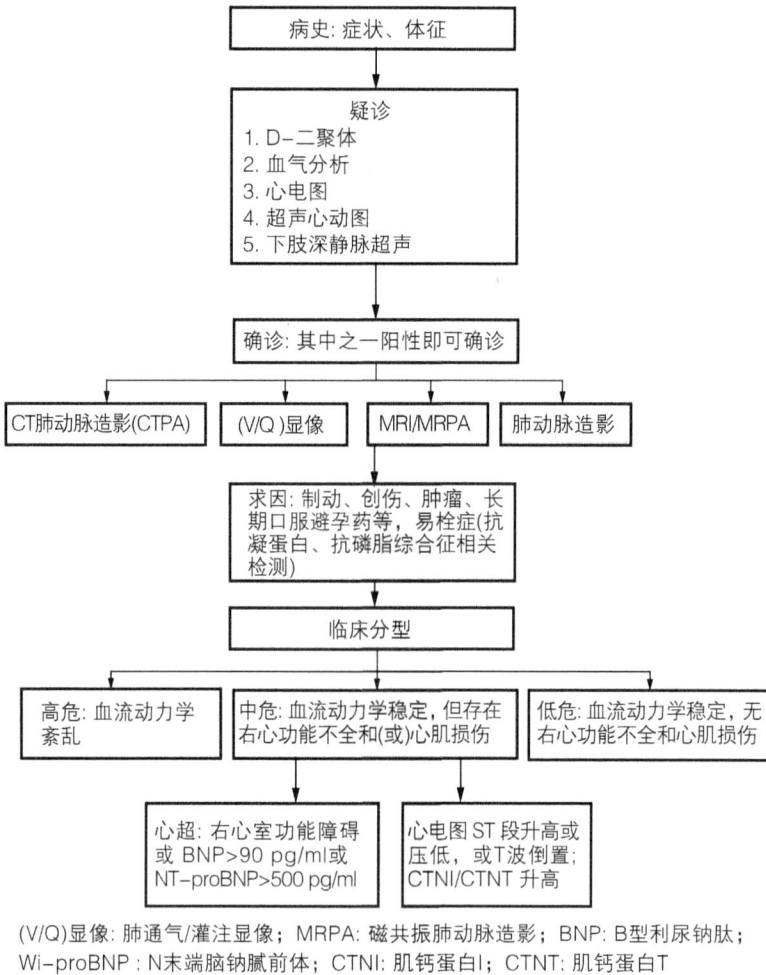

（V/Q)显像：肺通气/灌注显像；MRPA：磁共振肺动脉造影；BNP：B型利尿钠肽；
Wi-proBNP：N末端脑钠膦前体；CTNI：肌钙蛋白I；CTNT：肌钙蛋白T

**图 1-6-3　急性肺动脉栓塞诊断流程图**

运动有关。胸部平片或者胸部 CT 平扫即可诊断。

（3）主动脉夹层：肺血栓栓塞症表现为胸痛时，需与主动脉夹层相鉴别。主动脉夹层多有高血压病史、部分有家族史（比如"马方综合征"患者），发作时呈撕裂样疼痛等特点，往往有双上肢肢体血压压差过大（超过 20 mmHg），胸部 CTA 造影检查可进一步明确。

【诊断难点】

肺栓塞的诊断可归结为 3 句话：明确肺栓诊断，寻找栓子来源，筛查致栓因素。

（1）肺栓塞的诊断和识别（明确肺栓诊断）

① "胸痛、咯血、呼吸困难"是经典的肺栓塞三联征象，如患者出现不明原因的呼吸困难、胸痛、咯血、晕厥、休克，特别是伴有单侧或不对称性下肢肿胀、疼痛，应完善以下检查：血浆 D-二聚体、动脉血气分析、心电图、超声心动图、下肢深静脉检查及 X 线胸片等。

② 对疑诊病例进一步明确诊断，包括以下 4 项，其中一项阳性即可明确诊断。a. CT 肺动脉造影术（CTPA）是肺血栓栓塞症的一线确诊手段，CTPA 能够准确发现段以上肺动脉内的血栓；b. 放射性核素肺通气/血流灌注（V/Q）显像是肺血栓栓塞症的重要检查方法；c. 磁共振成像和磁共振肺动脉造影（MRI/MRPA）：对肺段以下水平的肺血栓栓塞症诊断价值有限；d. 肺动脉造影：是肺血栓栓塞症诊断的"金标准"，但其为一种有创性检查。

（2）肺血栓栓塞症的成因（寻找栓子来源）：没有深静脉血栓（DVT）就没有肺动脉栓塞（PTE），故明确 PTE 诊断后，应该积极主动的检查 DVT 是否存在，常见的检查手段包括双下肢静脉超声检查、下肢 CT 造影等。

（3）PTE 危险因素的寻找（筛查致栓因素）：主要包括易栓倾向和获得性危险因素。①易栓倾向包括：因子 Vleiden、凝血酶原 20210A 基因突变、抗凝血酶Ⅲ缺乏、蛋白 C 缺乏、蛋白 S 缺乏、ADRB2 和 LPL 基因多态性等。②获得性危险因素包括：长期制动、创伤、肿瘤、大手术、长期口服避孕药等。对不明原因的肺血栓栓塞症患者，应对隐源性肿瘤进行筛查（表 1-6-1）。

表 1-6-1　肺血栓栓塞症的高危因素

| 遗传性危险因素 | 获得性危险因素 | | |
| --- | --- | --- | --- |
| | 血液高凝状态 | 血管内皮损伤 | 静脉血液瘀滞 |
| 抗凝血酶缺乏 | 高凝 | 手术 | 瘫痪 |
| 蛋白 S 缺乏 | 恶性肿瘤 | 创伤/骨折 | 长途旅行 |
| 蛋白 C 缺乏 | 抗磷脂抗体综合征 | 中心静脉插管或起搏器 | 急性内科疾病住院 |
| V 因子 Leiden 突变（活性蛋白 C 抵抗） | 口腔避孕药 | 吸烟 | 居家养老护理 |
| 凝血酶原 20210A 基因变异（常见） | 妊娠/产褥期 | 高同型半胱氨酸血症 | |

续表

| 遗传性危险因素 | 获得性危险因素 | | |
|---|---|---|---|
| | 血液高凝状态 | 血管内皮损伤 | 静脉血液瘀滞 |
| Ⅷ因子缺乏 | 静脉血栓个人史/家族史 | 肿瘤静脉内化疗 | |
| 纤溶酶原缺乏 | 肥胖 | | |
| 纤溶酶原不良血症 | 炎症性肠炎 | | |
| 血栓调节蛋白异常 | 肝素诱导血小板减少症 | | |
| 纤溶酶原激活物抑制因子过量 | 肾病综合征 | | |
| 非"O"血型 | 真性红细胞增多症<br>巨球蛋白血症<br>植入人工假体 | | |

【需要注意的问题】

（1）肺血栓栓塞症的临床分型：急性肺血栓栓塞症分为：

① 高危（大面积）：临床上主要以休克和低血压为主要表现。此型患者病情变化快，预后差，病死率高，需要积极予以治疗。

② 中危（次大面积）：血流动力学稳定，但存在右心功能不全和（或）心肌损伤。

③ 低危（非大面积）：血流动力学稳定，无右心功能不全和心肌损伤。

（2）慢性肺血栓栓塞性肺动脉高压：常表现为呼吸困难、乏力、运动耐量下降，后期出现心力衰竭；影像学检查证实肺动脉阻塞，经常呈多部位、较广泛的阻塞；常伴深静脉血栓的存在；右心导管检查示静息肺动脉平均压＞25 mmHg；超声心动图检查示右心室壁增厚，符合慢性肺源性心脏病的诊断。

## 四、治疗分析

【治疗原则】 根据危险分层采取不同的管理策略，主要包括血流动力学和呼吸支持、抗凝治疗、再灌注治疗等。

（1）一般支持治疗：对高度疑诊或确诊急性 PTE 患者，应严密监测呼吸、心率、血压、心电图及血气的变化，并给予积极的呼吸与循环支持。

（2）抗凝治疗

① 急性期的抗凝治疗：胃肠外抗凝药物（肝素、低分子肝素、磺达肝癸钠、

阿加曲班、比伐卢定)和口服抗凝药物[华法林和 DOACs(直接口服抗凝药物)];临床高度可疑急性 PTE,在等待诊断结果过程中,建议开始应用胃肠外抗凝治疗,一旦确诊急性 PTE,如果没有抗凝禁忌,推荐尽早启动抗凝治疗。

② 抗凝疗程:至少 3 个月。

(3)急性肺栓塞的溶栓治疗:常用的溶栓药物有尿激酶、链激酶和 rt-PA。急性高危 PTE,如无溶栓禁忌,推荐溶栓治疗;急性非高危 PTE 患者,不推荐常规溶栓治疗。

(4)急性 PTE 的介入治疗:急性 PTE 介入治疗的目的是清除阻塞肺动脉的栓子,以利于恢复右心功能并改善症状和生存率。急性高危 PTE 或伴临床恶化的中危 PTE,若有肺动脉主干或主要分支血栓,并存在高出血风险或溶栓禁忌,或经溶栓或积极的内科治疗无效,在具备介入专业技术和条件的情况下,可行经皮导管介入治疗。

(5)急性 PTE 的手术治疗:急性高危 PTE,若有肺动脉主干或主要分支血栓,如存在溶栓禁忌、溶栓治疗或介入治疗失败、其他内科治疗无效,在具备外科专业技术和条件的情况下,可考虑行肺动脉血栓切除术。

【关键措施】

(1)急性期的胃肠外抗凝药物选择:一旦确诊急性 PTE,如果没有抗凝禁忌,推荐尽早启动抗凝治疗。

(2)综合评估出血风险:接受抗凝治疗的患者,目前尚无明确的方法评估出血风险,表 1-6-2 中危险因素可能增加抗凝治疗患者的出血风险。

表 1-6-2　抗凝治疗中的出血高危因素

| 患者自身因素 | 合并症或并发症 | 治疗相关因素 |
| --- | --- | --- |
| 年龄>75 岁 | 恶性肿瘤 | 抗血小板治疗中 |
| 既往出血史 | 转移性肿瘤 | 抗凝药物控制不佳 |
| 既往卒中史 | 肾功能不全 | 非甾体抗炎药物使用 |
| 近期手术史 | 肝功能不全 | |
| 频繁跌倒 | 血小板减少 | |
| 嗜酒 | 糖尿病 | |
| | 贫血 | |

(3)抗凝治疗的疗程:抗凝治疗的标准疗程为至少 3 个月。部分患者在

3个月的抗凝治疗后,血栓危险因素持续存在,为降低其复发率,需要继续进行抗凝治疗。延长抗凝疗程会增加出血风险,需要在出血和复发之间寻求风险和获益的最佳平衡点。

### 五、诊治进展

肺栓塞是栓子堵塞肺动脉主干及其分支,导致相应肺组织供血中断、肺循环障碍而引起的临床病理生理综合征,肺栓塞是最危险的静脉血栓栓塞形式,是继急性冠脉综合征和中风之后第三大常见心血管疾病。

近期国外经验显示,通过成立多学科肺栓塞救治团队(PERT)使严重肺栓塞患者及时得到最佳治疗,可有效提高救治效率、改善临床结局。PERT中心,应尽可能由首诊医师完成危险分层等初始评估。对于中高危或高危肺栓塞、疑诊肺栓塞导致的心搏骤停、右心移行血栓或肺动脉骑跨血栓等患者,应由PERT值班医师立即启动诊断性或治疗性PERT。PERT使得高危或中高危患者的评估更加规范,救治效率提升,受高级别治疗(导管介入、外科取栓和ECMO等)的患者比率升高,并能够减少死亡和出血等不良事件。多学科诊断与治疗,减少了致死风险,提高了救治效果。

### 六、文献导读

[1] 急性肺栓塞多学科团队救治中国专家共识[J].中华心血管病杂志,2022,50(1):25-35.

[2] 中华医学会呼吸病学分会肺栓塞与肺血管病学组,中国医师协会呼吸医师分会肺栓塞与肺血管病工作委员会,全国肺栓塞与肺血管病防治协作组.肺血栓栓塞症诊治与预防指南[J].中华医学杂志,2018,98(14):1060-1087.

[3] Konstantinides S V, Meyer G. The 2019 ESC Guidelines on the Diagnosis and Management of Acute Pulmonary Embolism[J]. Eur Heart J, 2019, 40(42): 3453-3455.

[4] Pulmonary embolism[J]. Nat Rev Dis Primers, 2018, 4:18031.

[5] 高危及中高危肺血栓栓塞症的溶栓治疗研究进展[J].中华结核和呼吸杂志,2023,46(7):720-725.

[6] 王辰,高占成.内科学呼吸与危重症医学分册[M].北京:人民卫生出版社,2018.

[7] Anderson F A, Spencer F A. Risk Factors for Venous Thromboembolism[J]. Circulation, 2003,107(1): 19-116.

（胡悦　丁明）

# 二　循环系统疾病

# 慢性心力衰竭

## 一、训练目标

1. 掌握慢性心力衰竭的临床表现、诊断和治疗原则。
2. 熟悉慢性心力衰竭的常见危险因素和临床分型。
3. 了解慢性心力衰竭的最新治疗进展。

## 二、典型病例

【病史】 患者王某,男性,55 岁,因"胸闷 1 个月"入院。患者 1 个月前劳累后出现胸闷、呼吸困难,活动耐量下降,无胸痛、心悸,无畏寒、发热,无恶心、呕吐,无晕厥、发绀,持续数十分钟,休息后缓解,未予重视。但症状反复发作并进行性加重,轻度活动后胸闷、呼吸困难会明显加重,并出现夜间阵发性呼吸困难、端坐呼吸,伴有下肢水肿、上腹胀、纳差、乏力,有轻度咳嗽、咳少量白色泡沫样痰,无头晕、头痛,无意识障碍,无进食呛咳,无尿泡沫增多。门诊就诊,查心电图示窦性心动过速、完全性左束支传导阻滞;心脏彩超示双心房及左心室扩大,左心室舒张末内径(LVEDD)6.8 cm,左心功能明显减低,左心室射血分数(LVEF)22%,二尖瓣、三尖瓣中度反流,肺动脉高压。门诊拟"心力衰竭"收入院。病程中,患者精神稍差,体力下降,饮食睡眠差,小便稍偏少,大便干燥,体重近 1 月增长 5 kg。

既往有高血压病史两年,最高血压 180/100 mmHg,平素口服"缬沙坦 80 mg/日",自述血压控制在 130/80 mmHg 左右,但近 1 个月来血压升高,波动在 150/100 mmHg 左右。否认冠心病、心脏瓣膜病、先天性心脏病病史,否认慢性阻塞性肺疾病、支气管扩张、气胸病史,否认糖尿病、甲状腺功能减退症、自身免疫性疾病、肿瘤病史。否认肝炎、结核等传染病病史,否认手术史、外伤史及输血史。否认食物药物过敏史。否认毒物接触史。无吸烟史,有饮酒史 20 余年,每周 2~3 次,每次 3~4 两,已戒酒 1 个月。否认家族性遗传病史。

【体格检查】 T 36.4℃，P 95 次/分，RR 25 次/分，BP 152/105 mmHg，$SpO_2$ 96%，体重 70 kg，身高 172 cm，BMI 23.7。神清，精神一般，发育正常，营养良好，半卧位。皮肤无苍白、发绀、黄染，无瘀点、瘀斑。全身浅表淋巴结未扪及肿大。眼睑无水肿，无鼻翼扇动。颈软，气管居中，甲状腺无肿大，颈静脉充盈。胸廓无畸形，双下肺呼吸音减低，两肺中下部可闻及少量细湿啰音。心前区无隆起，心尖冲动位于第五肋间左锁骨中线外 2～3 cm，心尖冲动减弱，未触及震颤及心包摩擦感，心界向左下明显扩大，心率 95 次/分，律齐，心音减弱，心尖区闻及舒张早期奔马律，二尖瓣听诊区可闻及收缩期 3/6 级吹风样杂音，未闻及心包叩击音和心包摩擦音，无奇脉、水冲脉，周围血管征阴性。腹软，无压痛、反跳痛，肝颈静脉回流征阳性，肝肾区无叩痛，肠鸣音 3 次/分，移动性浊音阴性。双下肢中度对称性凹陷性水肿。生理反射存在，病理反射未引出。

【辅助检查】 入院后实验室检查。血常规：白细胞计数 $5.73×10^9$/L，血红蛋白 155 g/L，血小板 $180×10^9$/L。纤溶功能：凝血酶原时间 12.5 s，活化部分凝血活酶时间 28.9 s，D-二聚体 869 μg/L↑。肝肾功能、电解质：谷丙转氨酶 26 U/L，谷草转氨酶 33 U/L，白蛋白 37.5 g/L↓，总胆红素 23 μmol/L，直接胆红素 10 μmol/L↑，肌酐 92 μmol/L，尿素氮 6.0 mmol/L，钾 3.39 mmol/L↓，钠 141.2 mmol/L，葡萄糖 4.82 mmol/L，尿酸 389 μmol/L。血脂示总胆固醇 3.62 mmol/L，低密度脂蛋白胆固醇 2.09 mmol/L，高密度脂蛋白胆固醇 1.15 mmol/L，载脂蛋白 A1 0.91 g/L↓，载脂蛋白 B 0.75 g/L，甘油三酯 0.88 mmol/L。B 型利尿钠肽（BNP）869 pg/ml↑。可溶性生长刺激表达基因 2 蛋白 42.6 ng/ml↑。肌钙蛋白 I<0.001 ng/ml，肌酸激酶同工酶（CK-MB）3.7 ng/ml，肌红蛋白 103 ng/ml。甲状腺功能、抗核抗体谱、肌酸激酶、肿瘤指标、尿常规、粪便常规、粪便隐血均未见异常。

入院前心电图示窦性心动过速、完全性左束支传导阻滞。入院后症状减轻后复查心电图示窦性心律、完全性左束支传导阻滞，左心房肥大（图 2-1-1）。动态心电图示窦性心律，室性早搏（1 579 个），房性早搏（576 个），短阵房性心动过速（3 阵，最长 5 个心搏），平均心率 85 次/分。入院前心脏彩超示双心房及左心室扩大，左室后壁略增厚，左心功能明显减低，二尖瓣、三尖瓣中度反流，左室侧壁及心尖部肌小梁增多，少量心包积液，肺动脉高压，LVEDD 6.8 cm，LVEF 22%（Simpson 法），右心室（RV）2.8 cm，左心房（LA）5.4 cm，右心房(RA)4.3 cm×4.7 cm,室间隔(IVS)0.9 cm,左心室后壁(LVPW)1.2 cm,估测肺动脉收缩压67 mmHg。心脏核磁平扫+延迟钆增强显像示右房及左房、左室增大,左心收缩功能减低,左室壁增厚,左室间隔壁心肌肌壁间延迟强化,提示心肌纤维化,心包积液,双侧胸腔积液,右侧稍著;左心室壁(不含乳头肌)心肌质量287 g,左室舒张末期容积349 ml,左室收缩末期容积291 ml,左心射血分数17%,每搏输出量59 ml,心室壁运动幅度减低。冠状动脉CTA+胸部平扫示冠脉未见明显异常,两侧胸腔积液伴邻近肺组织膨胀不全,心包积液,胆囊多发结石。

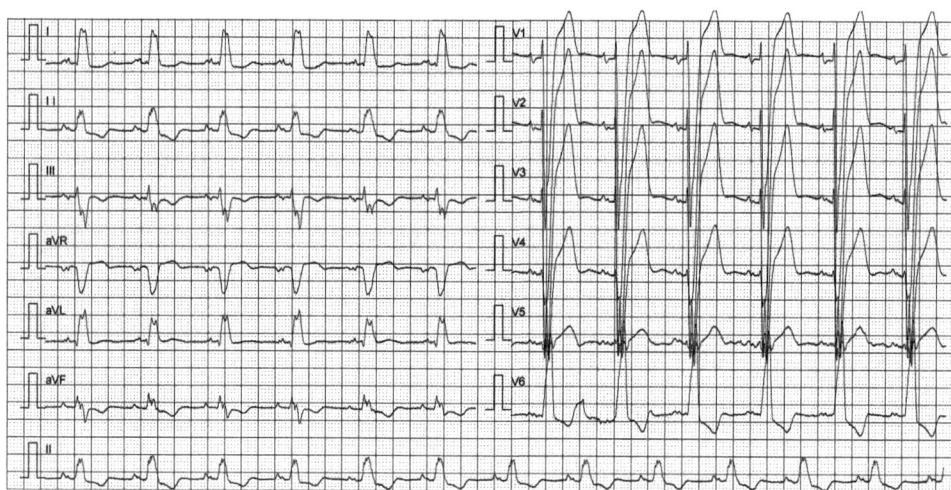

图 2-1-1  入院后心电图

心电图提示窦性心律,完全性左束支传导阻滞,左心房肥大。P波规律出现,P波形态表明激动来自窦房结(P波在Ⅰ、Ⅱ、aVF、V4~V6导联直立,在aVR导联倒置),提示窦性心律。P波增宽,时限0.132 s(>0.12 s);P波呈双峰型,两峰间距>0.04 s(Ⅰ、Ⅱ、aVL、V3~V6导联明显);PR段缩短,P波时间(0.132 s)/PR段时间(0.046 s)=2.9(>1.6);V1导联上P波呈先正而后出现深宽的负向波,P波终末电势(Ptf,V1负向P波的时间乘以负向P波振幅,绝对值)≥0.04 mm·s,均提示左心房肥大。QRS增宽,QRS波群时间174 ms;V1、V2导联呈rS波,其r波小,S波明显加深增宽;Ⅰ、aVL、V5、V6导联R波增宽,部分顶峰粗钝、有切迹;V5、V6导联R峰时间>60 ms;ST-T方向多与QRS波群主波方向相反,仅在QRS波群为正向(R波为主)的导联上可见直立的 T 波,提示完全性左束支传导阻滞。

【诊疗经过】

入院后予沙库巴曲缬沙坦钠 50 mg bid,螺内酯 20 mg bid,琥珀酸美托洛尔缓释片 23.75 mg/d,恩格列净 10 mg/d,盐酸伊伐布雷定 2.50 mg bid,芪苈强心胶囊 1.2 g tid 治疗,同时予呋塞米 20 mg/d,重组人利尿钠肽静脉泵入、口服补钾等治疗。患者胸闷、呼吸困难缓解,夜间可平卧,纳差、乏力、下肢水肿、咳嗽改善,血压控制在 110/65 mmHg 左右,心率控制在 65 次/分左右,稳定出院后继续口服药物,戒酒,并规律随访进行药物的滴定。

出院后 3 个月复查,患者活动后仍感轻度胸闷,无夜间阵发性呼吸困难,无端坐呼吸,无下肢水肿。心脏彩超示左心室扩大,左心功能明显减低,二尖瓣、三尖瓣轻度反流,LVEDD 6.8 cm,LVEF 22%(Simpson 法),RV 2.3 cm,LA 4.6 cm,RA 3.1 cm,IVS 1.09 cm,LVPW 1.17 cm。建议行心脏再同步治疗除颤器(CRT-D)植入术,患者暂未同意手术,继续沙库巴曲缬沙坦钠、螺内酯、琥珀酸美托洛尔缓释片、恩格列净、伊伐布雷定、芪苈强心胶囊、呋塞米,并加用维利西呱 2.5 mg/d。

半年后患者再次出现胸闷明显加重,活动耐量明显下降,轻度活动后呼吸困难,夜间阵发性呼吸困难,端坐呼吸,伴下肢水肿、上腹胀、纳差、乏力,再次住院。查 BNP 2 390 pg/ml↑,可溶性生长刺激表达基因 2 蛋白 149.2 ng/ml↑。肝肾功能电解质示谷丙转氨酶 156U/L↑,谷草转氨酶 273 U/L↑,葡萄糖 4.95 mmol/L,尿素氮 11.0 mmol/L↑,肌酐 134 $\mu$mol/L↑,尿酸 689 $\mu$mol/L↑,钾 4.37 mmol/L。纤溶功能示凝血酶原时间 15.2 s↑,国际标准化比值 1.42↑,纤维蛋白(原)降解产物 7.90 mg/L↑,D-二聚体 2 054 $\mu$g/L↑。血常规示白细胞计数 $7.21 \times 10^9$/L,血红蛋白 169 g/L,血小板 $204 \times 10^9$/L。超敏 C 反应蛋白 11.71 mg/L↑。降钙素原 0.08 ng/ml。糖化血红蛋白 A1c 5.73%。尿常规是尿蛋白弱阳性。心电图示窦性心律,完全性左束支传导阻滞,左心房肥大。胸部 CT 示心脏增大,心包少量积液,右侧胸腔积液伴前缘膨胀不全肺组织。心脏彩超(图 2-1-2)示左心扩大(左室尤著),左心功能重度减低,左室壁广泛节段运动减低,右室壁大部运动减低,右心收缩功能减低,二尖瓣中度反流,三尖瓣轻度反流,肺动脉压略高,微量心包积液,左室占位,附壁血栓形成可能性大;LVEDD 7.2 cm,LVEF 22.6%,RV 2.8 cm,LA 4.7 cm,RA 3.6 cm,IVS1.1 cm,LVPW1.15 cm;估测肺动脉收缩压 31 mmHg。左室腔内探及大小分别约 17 mm×19 mm×51 mm、12 mm×25 mm 不规则团块分别附着于左室前壁、前间壁中间段,团块位置固定,无变形度,附着面广泛;室间隔运动与余左室壁不同步,左室后壁基底段与中间段,左室侧壁基底段,右室游离壁基底段运动与收缩幅度正常,余左室壁各节段及右室游离壁大部分室壁运动幅度与收缩增厚率均减低。

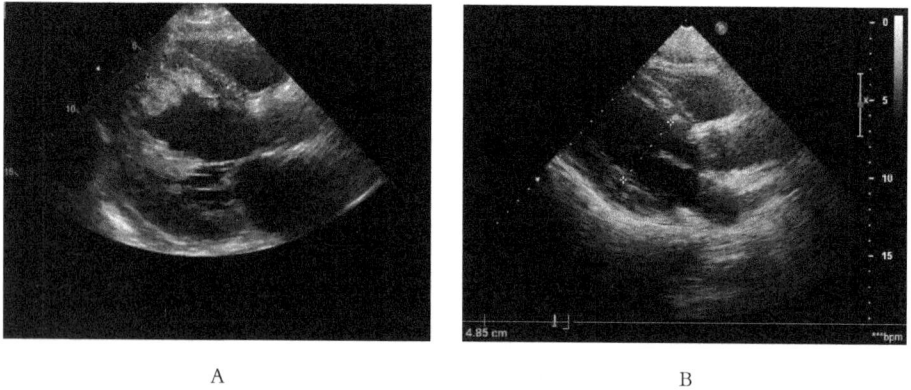

A                                                       B

**图 2-1-2  心脏彩超**

A:左心扩大,左室占位,附壁血栓形成可能性大。B:左心室大小恢复正常,左室占位消失。

住院期间继续沙库巴曲缬沙坦钠、螺内酯、琥珀酸美托洛尔缓释片、恩格列净、伊伐布雷定、芪苈强心胶囊、呋塞米、维利西呱治疗,加用地高辛 0.125 mg/d,多烯磷脂酰胆碱胶囊 456 mg tid,低分子肝素 + 华法林(后改为利伐沙班)抗凝,并临时予重组人脑利钠肽静脉泵入、左西孟旦泵入治疗。患者呼吸困难、下肢水肿症状逐步减轻。治疗半月后患者突发左上腹疼痛,查腹部 CT 脾脏新发低密度影,5.0 cm×2.5 cm、胆囊壁钙化,胆囊多发结石。腹部彩超示脾脏囊实性团块,3.18 cm×2.52 cm,胆囊多发结石。考虑心室血栓溶解过程中脱落引起脾梗死,继续抗凝治疗,并予头孢唑肟钠、甲硝唑抗感染治疗,患者腹痛缓解,复查彩超示脾脏囊实性团块,2.99 cm×3.04 cm,胆囊多发结石。患者脾脏未继发脾脓肿、脾破裂,脾梗死趋于稳定。抗凝治疗 20 天后复查心脏彩超示左心房、左心室扩大,左心功能减低,二尖瓣轻中度反流,三尖瓣轻度反流,左心室血栓消失,LVEDD7.8 cm,LVEF 21%(Simpson 法),RV 2.8 cm,LA 4.6 cm,RA 3.5 cm,IVS 1.1 cm,LVPW 1.16 cm。复查肝肾功能均恢复正常,纤溶功能示 D-二聚体 698 pg/L↑,纤维蛋白(原)降解产物<2.5 mg/L。

继而行 CRT-D 植入术(图 2-1-3)。术后心电图示窦性心律,双心室起搏(图 2-1-4)。出院后继续药物治疗。

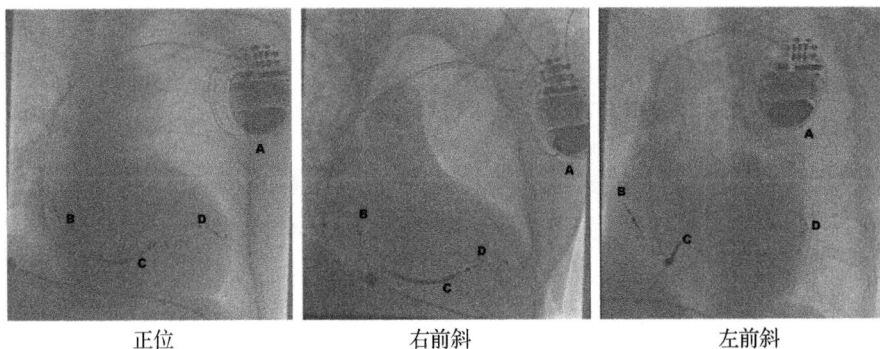

正位        右前斜        左前斜

CRT-D:心脏再同步治疗除颤器;A:CRT-D 脉冲发生器;B:右心房电极;C:右心室除颤电极; D:左心室电极,电极头端放置在左心室心外膜冠状静脉的侧静脉内。

**图 2-1-3　CRT-D 植入术**

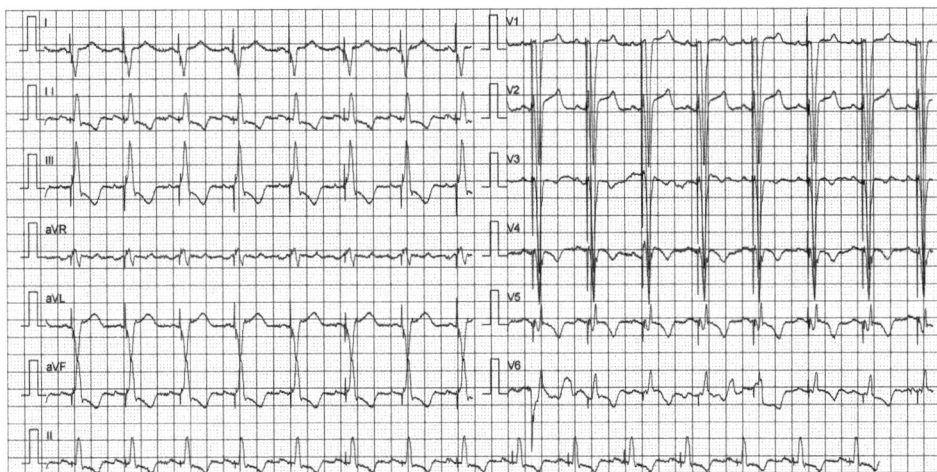

心电图提示窦性心律,双心室起搏。P 波规律出现,P 波形态表明激动来自窦房结(P 波在 Ⅰ、Ⅱ、aVF、V4~V6 导联直立,在 aVR 导联倒置)。QRS 波群时间 132 ms,较术前明显缩短;QRS 波前可见两个间隔极短的起搏钉,QRS 波形态介于右心室起搏和左心室心外膜起搏两种形态之间。PR 间期短于术前心电图(起搏器设置较短的 PR 间期,让心室除极完全由双室起搏激动、恢复心脏同步性,从而不会发生自身下传导致完全性左束支传导阻滞引起的心脏失同步)。CRT-D:心脏再同步治疗除颤器。

**图 2-1-4　CRT-D 术后心电图**

术后 3 个月复诊,患者无不适,无胸闷、呼吸困难,活动耐量正常,无夜间阵发性呼吸困难、端坐呼吸,无下肢水肿、上腹胀,饮食睡眠正常,大小便正常。

复查心脏彩超(图 2B)示左心房扩大,左室壁增厚,二尖瓣、三尖瓣轻度反流、左室舒张功能减低,LVEDD 4.85 cm,LVEF 56%(Simpson 法),RV 2.7 cm,LA 3.9 cm,RA 3.3 cm,IVS 1.24 cm,LVPW 1.12 cm,E/A<1。患者心衰症状完全缓解,左心室大小及收缩功能也均恢复正常。

### 三、诊断分析

【病例特点】 ①患者中年男性,全心衰症状,慢性病程,反复急性发作,表现为胸闷、呼吸困难,活动耐量明显下降,夜间阵发性呼吸困难,端坐呼吸,伴有下肢水肿、上腹胀;②既往有高血压病、饮酒史;③查体见全心衰体征,如颈静脉充盈,双下肺呼吸音减低,两肺中下部闻及少量细湿啰音,心界向左下明显扩大,心音减弱,心尖区闻及舒张早期奔马律,二尖瓣听诊区可闻及收缩期3/6 级吹风样杂音,肝颈静脉回流征阳性,双下肢中度对称性凹陷性水肿;④辅助检查:BNP 升高,急性发作更明显;合并急性肝肾功能损伤、电解质紊乱、胸腔积液;心电图示完全性左束支传导阻滞;心脏彩超示双心房及左心室扩大,左心功能明显减低,二尖瓣、三尖瓣中度反流,肺动脉高压;病程中出现左心室血栓,并有栓塞的临床表现;心脏核磁示右房及左房、左室增大,左心收缩功能减低,左室间隔壁心肌肌壁间心肌纤维化。

【主要诊断】 ①扩张型心肌病、完全性左束支传导阻滞、室性早搏、慢性心力衰竭急性加重、NYHA Ⅲ级、肺动脉高压、二尖瓣中度反流、三尖瓣中度反流、左心室血栓;②高血压病 3 级(很高危组);③脾脏梗死;④双侧胸腔积液;⑤急性肝功能不全;⑥急性肾功能不全、高尿酸血症;⑦低钾血症;⑧胆囊结石。

【诊断依据】 ①患者中年男性,反复胸闷发作,活动耐量明显下降,急性发作时夜间阵发性呼吸困难,端坐呼吸,伴有下肢水肿、上腹胀、纳差、乏力;②既往有高血压病史,最高 180/100 mmHg;③查体示颈静脉充盈,双下肺呼吸音减低,两肺中下部可闻及少量细湿啰音;心前区无隆起,心尖冲动位于第五肋间左锁骨中线外 2～3 cm,心尖冲动减弱,心界向左下明显扩大,心率95 次/分,律齐,心音减弱,心尖区闻及舒张早期奔马律,二尖瓣听诊区可闻及收缩期 3/6 级吹风样杂音,肝颈静脉回流征阳性;双下肢中度对称性凹陷性水肿;④辅助检查:心电图示窦性心律、完全性左束支传导阻滞,左心房肥大;心脏彩超示双心房及左心室扩大,左心功能明显减低,LVEDD 6.8 cm,

LVEF 22%,二尖瓣、三尖瓣中度反流,肺动脉高压;心脏核磁示右房及左房、左室增大,左心收缩功能减低,左室壁增厚,左室间隔壁心肌肌壁间延迟强化,提示心肌纤维化,心包积液,双侧胸腔积液;BNP 869 pg/ml↑;钾 3.39 mmol/L↓;⑤急性发作时复查 BNP 2 390 pg/ml↑;谷丙转氨酶 156 U/L↑,谷草转氨酶 273 U/L↑,尿素氮 11.0 mmol/L↑,肌酐 134 μmol/L↑,尿酸 689 μmol/L↑;心脏彩超示新出现左室占位,附壁血栓形成可能性大;病程中突发左上腹疼痛,腹部 CT 脾脏新发低密度影,彩超示脾脏囊实性团块。

【诊断思路】 慢性心衰诊断流程简图见图 2-1-5。心衰的病因和危险因素包括冠心病、高血压、心脏瓣膜病、心律失常、各种心肌病(如扩张型心肌病、肥厚型心肌病等)、先天性心脏病、感染性疾病、药物毒性、自身免疫性疾病、心肌浸润性病变、心包疾病、心内膜疾病、内分泌代谢疾病等。心衰的常见症状为劳力性呼吸困难、夜间阵发性呼吸困难、端坐呼吸、活动耐量下降、咳嗽、咳痰、咯血、乏力、疲倦,也可表现为腹胀、纳差、头晕、心悸等。心衰的常见体征为心脏扩大、心脏杂音、第三心音奔马律、心率增快、肺部湿啰音、胸腔积液、水

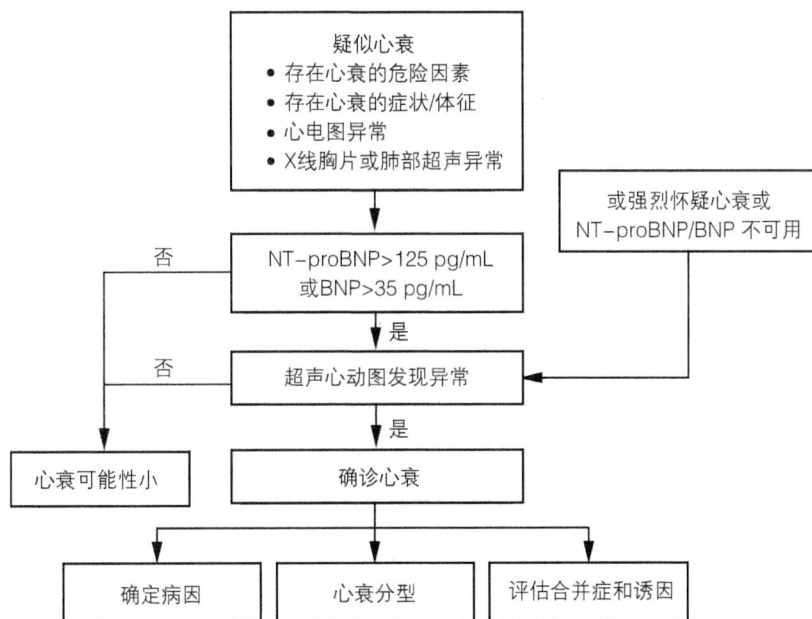

BNP:B 型利钠肽;NT-proBNP:N 末端 B 型利尿钠肽原。

图 2-1-5 慢性心力衰竭简要诊断流程

肿、颈静脉充盈怒张、肝颈静脉反流征阳性、发绀、肝大等。本例患者具有心衰的危险因素(高血压、完全性左束支传导阻滞),具有典型的心衰的症状及体征,BNP升高,心脏超声也发现心脏扩大、心脏功能下降,可以确诊心衰。本例病史上排除了药物毒性,检查排除了冠心病、先天性心脏病、自身免疫性疾病、浸润性病变、心包疾病等病因。本例患者二尖瓣反流是心脏扩大的结果而非最初病因,心功能改善后二尖瓣反流改善。本例患者虽然根据左室扩大伴收缩功能障碍的特征诊断扩张型心肌病,但从治疗反应及心功能恢复后心肌增厚的情况分析,左束支传导阻滞及高血压也可能是本例患者的主要病因。

心衰按发生的部位分类,心衰分为左心衰竭、右心衰竭和全心衰竭。根据LVEF的不同和治疗后的变化,心衰分为射血分数降低的心衰(HFrEF)、射血分数改善的心衰(HFimpEF)、射血分数轻度降低的心衰(HFmrEF)和射血分数保留的心衰(HFpEF)(表2-1-1)。本例患者为全心衰竭,且为HFrEF。

表2-1-1　心力衰竭的分类和诊断标准

| 分类 | | 诊断标准 | | |
|---|---|---|---|---|
| | | 1 | 2 | 3 |
| HFrEF | HFrEF | 症状±体征 | LVEF≤40% | — |
| | HFimpEF | 病史 | 既往 LVEF≤40%,治疗后随访 LVEF>40% 并较基线增加≥10% | 存在心脏结构(如左心房增大、左心室肥大)或左心室充盈受损的超声心动图证据 |
| HFmrEF | | 症状±体征 | LVEF 41%～49% | — |
| HFpEF | | 症状±体征 | LVEF≥50% | 存在左心室结构或舒张功能障碍的客观证据,以及与之相符合的左心室舒张功能障碍/左心室充盈压升高 |

HFrEF:射血分数降低的心衰;HFimpEF:射血分数改善的心衰;HFmrEF:射血分数轻度降低的心衰;HFpEF:射血分数保留的心衰;LVEF:左心室射血分数。左心室舒张功能障碍/左心室充盈压升高:血浆利尿钠肽升高[窦性心律:B 型利尿钠肽(BNP)>35 ng/L 和(或)N 末端 B 型利尿钠肽原(NT-proBNP)>125 ng/L;心房颤动:BNP≥105 ng/L 或 NT-proBNP≥365 ng/L],静息或者负荷下超声心动图或心导管检查的结果异常[运动过程中超声心动图测得二尖瓣舒张早期血流速度与组织多普勒环舒张早期运动速度比值(E/e')>14。有创血流动力学检查,静息状态下肺毛细血管楔压(PCWP)≥15 mmHg 或左心室舒张末期压力≥16 mmHg,或负荷状态下 PCWP≥25 mmHg]。

【鉴别诊断】

（1）左心衰的鉴别诊断：左心衰主要表现为呼吸困难，需与肺部疾病引起的呼吸困难相鉴别。①支气管哮喘以两肺哮鸣音为主，可有少许湿啰音。而心源性哮喘是由于严重心衰伴发的支气管痉挛，出现哮鸣音。血浆 BNP 或 NT-proBNP 水平的显著升高有助于鉴别诊断。②慢性阻塞性肺病出现呼吸困难时常伴有咳嗽、咳痰等症状，肺部湿啰音部位固定，可出现哮鸣音，咳痰后喘息可减轻；急性心源性哮喘患者通常出现端坐呼吸、咳粉红色泡沫样痰、满肺底部水泡音，既往心脏病史有助于鉴别。

（2）右心衰的鉴别诊断：右心衰和/或全心衰引起外周水肿、肝大、腹水和胸腔积液，应与急性心包炎或慢性缩窄性心包炎、肾源性水肿、门脉性肝硬化以及下肢静脉瓣疾病引起的水肿相鉴别。①急性心包炎或慢性缩窄性心包炎与右心衰的外周水肿鉴别时，需借助于心脏超声。急性心包炎心影扩大可呈烧瓶样，心界范围随体位变化。慢性缩窄性心包炎心影通常不大，超声检查心包增厚、右心室不扩大有助于鉴别。②肾源性水肿和门脉性肝硬化通常无颈静脉怒张或肝颈静脉回流征的表现，既往病史和辅助检查有助于鉴别。③老年人单纯下肢水肿多为下肢深部静脉瓣疾病，平卧时无颈静脉怒张，下肢静脉彩超检查有助于鉴别。

【诊断难点及需要注意的问题】

（1）临床早期识别并诊断心衰：心衰的主要诊断依据是：①心衰的典型症状：休息或活动时呼吸困难、乏力、踝部水肿等；②心衰的典型体征：呼吸急促、肺部啰音、心动过速、颈静脉充盈、肝大、外周水肿等；③心脏结构和功能的客观证据：心脏扩大、超声检查心功能异常、血浆 BNP 或 NT-proBNP 升高。临床诊断应包括心脏病的病因、病理解剖、病理生理、心律及心功能分级等诊断。在疾病早期，虽然已出现心脏扩大、收缩功能等损害，但尚无典型心力衰竭的临床表现，此阶段容易被漏诊或误诊。为明确诊断需完善心电图、心脏彩超、BNP 或 NT-proBNP 检查，并积极进行早期干预治疗。

（2）迅速识别急性心衰的致死性的急性病因和/或诱因：可简称为 CHAMPRICT，包括急性冠脉综合征（C）、高血压危象（H）、严重心律失常（A）、急性机械性病因（M）、急性肺栓塞（P）、急性肾衰竭（R）、急性感染（I）、急性心肌炎（C）及急性心包填塞（T），并启动相应的紧急治疗措施。

（3）BNP/NT-proBNP 受多重因素影响：除心衰外，多种心血管因素（房颤、心肌缺血、心肌肥厚、心包疾病、心肌炎、心脏手术、电复律、心肌毒性损伤等)和非心血管因素(高龄、肾功能不全、女性、体重、贫血、肺栓塞、肺高压、重症感染、严重烧伤、卒中和睡眠呼吸暂停低通气综合征等)均会导致利尿钠肽水平增高,尤为常见的是房颤、高龄和肾功能不全。肥胖者则降低。血管紧张素受体脑啡肽酶抑制剂(ARNI)使减少血中 BNP 降解,而对 NT-proBNP 无影响。

## 四、治疗分析

**【治疗原则】**

主要包括:病因治疗,去除心衰的基本病因和诱因;缓解症状,改善患者心功能状态;调整代偿机制,降低神经-体液-细胞因子活性,防止和延缓心室重构。治疗措施主要包括一般治疗、病因治疗、药物治疗及非药物治疗。

(1)一般治疗:监测体重,调整生活方式,戒烟戒酒,肥胖患者应酌情减轻体重。明显消瘦的心脏恶病质者,应给予营养支持。失代偿期的患者需卧床休息,被动运动以预防深部静脉血栓形成。临床情况改稳定后进行适当的运动康复训练。NYHA 心功能Ⅲ/Ⅳ级、慢性心衰急性发作伴有容量负荷过重且无低钠血症的患者应限盐。轻度或稳定期心衰患者并不需要严格限盐。

(2)病因治疗

① 基本病因治疗:如治疗高血压及其靶器官损害,冠心病通过经皮冠状动脉介入治疗或旁路手术改善心肌缺血,心脏瓣膜病行瓣膜置换手术,先天性心血管畸形矫正手术,药物或手术控制房颤、室早、房扑、心动过缓等心律失常,治疗心肌炎和心肌病,控制糖尿病和血脂异常等。

② 去除心衰诱因:针对常见诱因如心律失常、感染、贫血和电解质紊乱等的治疗。

(3)药物治疗

① 对于 HFrEF,重要的治疗药物为肾素-血管紧张素系统抑制剂(RASI,包括 ARNI、ACEI、ARB)、β 受体阻滞剂、钠-葡萄糖共转运蛋白 2 抑制剂(SGLT2i)、醛固酮受体拮抗剂(MRA)、可溶性鸟苷酸环化酶(sGC)刺激剂、选择性特异性窦房结 If 电流抑制剂等。对于 HFrEF、纽约心功能分级Ⅱ~Ⅲ级患者,推荐使用 ARNI 如沙库巴曲缬沙坦;若不可行则选择 ACEI;若患者不能

耐受 ACEI 或有潜在不良反应,则选择 ARB。对于能够耐受 ACEI 或 ARB 的慢性症状性 HFrEF、心功能分级Ⅱ～Ⅲ级患者,建议使用 ARNI 替代 ACEI 或 ARB 以进一步改善预后。在β受体阻滞剂选择上,推荐比索洛尔、卡维地洛和缓释型琥珀酸美托洛尔。对于有症状的慢性 HFrEF 患者,无论是否合并 2 型糖尿病,SGLT2i 均被推荐使用,比如达格列净、恩格列净。MRA 如螺内酯、依普利酮,被推荐用于 HFrEF、心功能Ⅱ～Ⅲ级、eGFR>30 mL/(min·1.73 m²)、血清钾<5.0 mmol/L 的患者。对于有症状的 HFrEF 患者,近期发生过心衰加重事件,推荐在标准治疗基础上尽早加用 sGC 刺激剂维立西呱,以降低心血管死亡和心衰住院风险。β受体阻滞剂已达到目标剂量或最大耐受剂量或不耐受,心率仍≥70 次/分的有症状的窦性心律 HFrEF 患者可加用选择性特异性窦房结 If 电流抑制剂伊伐布雷定。

对于存在液体潴留的患者,推荐使用利尿剂。上述药物治疗后仍持续有症状的 HFrEF 患者,可加用洋地黄类药物。经标准抗心衰治疗的 HFrEF 患者,联合应用中药芪苈强心胶囊有助于改善预后。

本例患者为 HFrEF,给予了沙库巴曲缬沙坦、缓释型琥珀酸美托洛尔、螺内酯、恩格列净、伊伐布雷定芪苈强心胶囊治疗,后加用维立西呱、地高辛治疗。并给予利尿剂改善症状。急性发作时还临时加用了重组人脑利钠肽以及正性肌力药物左西孟旦。

② 对于 HFmrEF 的患者,应首先根据需要选择 SGLT2i 和利尿剂进行治疗;ARNI、ACEI、ARB、MRA 和β受体阻滞剂为次级推荐。由于 LVEF 可能会随时间变化,因此 HFmrEF 患者应定期评估 LVEF。

③ 对于 HFpEF 患者,治疗主要使用利尿剂和 SGLT2i,SGLT2i 可能有助于降低心衰住院率和心血管死亡率;其他推荐药物包括 MRA 和 ARNI,特别是 LVEF 处于 HFpEF 范围下限的患者。HFpEF 需要针对心血管基础疾病、合并症和心血管疾病危险因素采取综合性治疗手段。

(4)慢性 HFrEF 患者的非药物治疗

① 心脏再同步化治疗(CRT):慢性 HFrEF 患者 QRS 波增宽的会引起心脏失同步,导致药物治疗效果不佳。CRT 可纠正心衰患者的心脏失同步,进而改善心衰。目前主要包括应用右心室导线及冠状静脉电极导线进行的双心室起搏以及传导系统起搏(包括左束支起搏和房室束起搏)。对已接受最佳药物治疗 3 个月以上,仍持续存在心衰症状的 NYHA 分级Ⅱ～Ⅳ级、LVEF≤

35%、QRS 间期＞130 ms 的患者,可考虑 CRT 治疗。本例患者心电图示完全性左束支传导阻滞,QRS 波增宽明显,存在心脏失同步,药物治疗效果不佳,进行了 CRT 双心室起搏治疗,明显改善了心脏功能。

② 植入型心律转复除颤器(ICD):中重度心衰患者心脏性猝死高。对于优化药物治疗 3 个月以上、LVEF 仍≤35%、NYHA Ⅱ～Ⅲ级者,心肌梗死 40天后及血运重建 90 天后,优化药物治疗后 LVEF≤30%、NYHA Ⅰ级者,心搏骤停抢救后幸存者,伴血流动力学不稳定的持续性室性心动过速的心衰患者,均推荐植入 ICD 进行猝死预防。本例患者优化药物治疗 3 个月以上、LVEF仍≤35%且有心衰症状,猝死风险高,植入 ICD 进行猝死预防,因同时有 CRT指征,遂植入 CRT-D。

③ 心脏收缩力调节器(CCM):CCM 可以通过在心室绝对不应期进行非兴奋性的电刺激增强心肌收缩力。对 LVEF 在 25%～45%、NYHA 心功能Ⅲ级且 QRS＜130 ms、药物治疗无效的慢性心衰患者,可考虑植入 CCM 改善患者生活质量。

④ 左室辅助装置(LVAD):可用于终末期心衰病人的替代治疗,也可用于拟行心脏移植的患者的过渡治疗。

⑤ 心脏移植:心脏移植是终末期心衰的治疗方式,但需进行详尽的术前评估。

**五、诊治进展**

心力衰竭是心血管疾病的最后战场。心衰药物、器械治疗及管理策略均有进展迅猛。通过《2021 ESC 急慢性心力衰竭诊断与治疗指南》及其 2023 年更新版,我国《国家心力衰竭指南(2023)》版(精简版)、《中国心力衰竭诊断和治疗指南(2024 版)》,可以了解近年来心衰治疗的进展。

对临床确诊为慢性心衰的患者,药物选择上应首先考虑:心衰病因、诱因和合并症治疗、利尿剂、SGLT2i。SGLT2i 对 HFrEF、HFmrEF 和 HFpEF 的心衰均能改善预后。再根据 LVEF 分类使用其他的药物治疗:HFrEF 患者给予ARNI/ACEI/ARB、β受体阻滞剂、MRA、伊伐布雷定、维立西呱、地高辛等;HFmrEF 患者除利尿剂、SGLT2i 外,可采用 HFrEF 治疗药物;HFpEF 患者除利尿剂、SGLT2i 外,仍需针对病因、心血管及非心血管合并症治疗。

对于急性心衰来说,应根据用药指征合理选择药物及起始剂量,推荐不同机制的药物联合起始治疗。建议在出院前及因心力衰竭住院后六周内随访期间启动循证药物治疗并快速滴定,滴定至各自的目标剂量或最大耐受剂量。早期强化管理可减少心衰再入院率和死亡率。在随访期间,应注意患者症状和体征、血压、心率、NT-proBNP、钾浓度和肾小球滤过率(eGFR),及时调整药物方案。

糖尿病和慢性肾脏疾病是心衰合并疾病关注的重点之一,建议:①2 型糖尿病和慢性肾病患者使用 SGLT2i,以降低心衰住院或死亡的风险。②选择第三代强效非甾体高选择性盐皮质激素受体拮抗剂-非奈利酮用于 2 型糖尿病和慢性肾脏病患者,以降低心衰住院或心血管死亡的风险。

慢性心衰患者应监测全血细胞计数、血清铁蛋白浓度和转铁蛋白饱和度,对于症状性 HFrEF 和 HFmrEF 合并铁缺乏患者予以静脉补充铁剂,如羧基麦芽糖酐铁或去异麦芽糖酐铁,以提高生活质量并降低心衰住院风险。

心衰合并症方面,对于 HFrEF 合并房颤患者,若高度怀疑为心律失常性心肌病,推荐导管消融;应重视频发室性早搏(PVC)诱导/加重心肌病(PVC诱导心肌病),怀疑 PVC 诱导心肌病且主要为单形性 PVC 者,建议导管消融。心衰合并重度主动脉瓣狭窄患者推荐行主动脉瓣介入治疗术,包括经导管主动脉瓣植入术或外科主动脉瓣置换术,以改善症状,降低死亡率。

在心衰器械应用方面,除了传统的 ICD、CRT、左束支起搏、CCM 等重要手段,近年来,房间隔造瘘术,经皮二尖瓣、主动脉瓣、三尖瓣的手术治疗,都取得了较大进展。另外,除了短期的左室辅助治疗(主动脉内球囊反搏、体外膜氧合器、Impella 以及 TandemHeart 等),中长期使用的 LVAD(俗称人工心脏)的应用已逐渐普及,为心衰患者带来新的希望。

## 六、文献导读

[ 1 ] McDonagh T A, Metra M, Adamo M, et al. 2021 ESC Guidelines for the diagnosis and treatment of acute and chronic heart failure[J]. Eur Heart J, 2021, 42: 3599-3726.

[ 2 ] McDonagh T A, Metra M, Adamo M, et al. 2023 Focused Update of the 2021 ESC Guidelines for the diagnosis and treatment of acute and chronic heart failure[J]. European Heart Journal, 2023, 44(37): 3627-3639.

[ 3 ] 国家心血管病中心,国家心血管病专家委员会心力衰竭专业委员会,中国医师协会心力衰竭专业委员会,等. 国家心力衰竭指南 2023(精简版)[J]. 中国循环杂志,2023,38

(12):1207-1238.

[4] 中华医学会心血管病学分会,中国医师协会心血管内科医师分会,中国医师协会心力衰竭专业委员会,等.中国心力衰竭诊断和治疗指南 2024.中华心血管病杂志,2024,52(3):235-275.

（金虹　朱孔博　黄丹）

# 心 房 颤 动

## 一、训练目标

1. 掌握心房颤动的心电图诊断和体格检查。
2. 熟悉心房颤动的常见危险因素和综合管理。
3. 了解心房颤动的分类和卒中风险评估。

## 二、典型病例

【病史】 患者李某,男,67 岁,农民,因"发作性心悸 2 个月,加重 1 小时"入院。患者 2 个月前劳累后出现心悸发作,感心跳加速且不整齐,伴胸闷,无明显胸痛,无恶心、呕吐,无头晕、乏力、晕厥,持续 10 分钟后心悸症状自行缓解。2 个月来心悸反复发作,症状同前,多于劳累、情绪激动时发作,每周均有发作,每次发作持续数分钟至半小时,可自行缓解。症状缓解后曾于外院行心电图检查示窦性心律、正常心电图,心率 68 次/分,未予治疗。1 小时前患者情绪激动后再次出现心悸发作,伴胸闷、头昏,感乏力、恶心,无呕吐、头痛,无畏寒、发热、胸痛,无腹痛、腹泻,症状持续不能缓解,为进一步诊治,来我院就诊,门诊查心电图示心房颤动伴心室率过速,门诊拟"心律失常 阵发性心房颤动"收入院。病程中,患者无消瘦、多汗,无食欲亢进、腹泻,无肌肉萎缩、周期性瘫痪,无咳嗽、咳痰,无夜间打鼾、憋醒,无白天困倦、瞌睡,无性格改变(如烦躁、易怒、焦虑多疑),饮食睡眠可,大小便正常,体重无明显改变。

既往有"高血压病"病史 5 年,血压最高 180/100 mmHg,口服"苯磺酸氨氯地平 5 mg/d",自述血压控制在 140/95 mmHg 左右,无发作性血压升高及头痛;"2 型糖尿病"病史 1 年,口服"二甲双胍缓释片 500 mg,bid",空腹血糖控制在 8.0 mmol/L 左右;否认冠心病、心脏瓣膜病、先天性心脏病、心力衰竭病史,否认甲状腺功能亢进、慢性阻塞性肺疾病、自身免疫性疾病、肿瘤病史。否认肝炎、结核等传染病病史,否认手术史、外伤史及输血史,否认食物药物过敏史。吸烟史 20 余年,5 支/日,未戒烟;有饮酒史 20 余年,每周 2～3 次,每次 2～3 两,未戒酒。否认家族性遗传病史。

【体格检查】 T 36.4℃,P 105 次/分,R 20 次/分,BP 122/65 mmHg,$SpO_2$ 99%,体重 80 kg,身高 172 cm,BMI 27.0。神清,精神稍差,皮肤无苍白、发绀、黄染,无皮下出血。浅表淋巴结无肿大。眼球无突出,甲状腺无肿大,颈静脉无怒张。胸廓无畸形,双肺呼吸音清,未闻及干湿啰音。心尖搏动位于第五肋间左锁骨中线内 0.5 cm,未触及震颤,心界不大,心率 117 次/分,心律绝对不齐,第一心音强弱不等,各瓣膜区未闻及病理性杂音,无心包摩擦音,脉搏短绌。全腹软,无压痛反跳痛,肝脾未触及,未触及包块。双下肢无明显水肿。生理反射存在,病理反射未引出。

【辅助检查】 入院后实验室检查。血常规示血红蛋白 157 g/L,血小板 $183 \times 10^9$/L,白细胞计数 $7.04 \times 10^9$/L。粪便常规正常,隐血阴性。肝功能示谷丙转氨酶 18 U/L,谷草转氨酶 19 U/L,白蛋白 43 g/L,总胆红素 13.8 $\mu$mol/L。肾功能电解质示肌酐 103 $\mu$mol/L,尿素氮 4.6 mmol/L,钾 4.18 mmol/L,钠 142 mmol/L,葡萄糖 8.2 mmol/L↑。血脂示总胆固醇 3.59 mmol/L,低密度脂蛋白胆固醇 1.57 mmol/L,高密度脂蛋白胆固醇 0.78 mmol/L↓,载脂蛋白 $A_1$ 1.08 g/L,载脂蛋白 B 0.78 g/L,甘油三酯 2.13 mmol/L。纤溶功能示凝血酶原时间 11.2 s,活化部分凝血活酶时间 31.6 s,D-二聚体 226 $\mu$g/L。氨基末端 B 型钠肽前体(NT-proBNP)960 pg/ml↑。糖化血红蛋白 A1c 7.52%↑。肌钙蛋白 I、甲状腺功能、尿常规、血儿茶酚胺、肿瘤指标未见异常。

入院前心电图(图 2-2-1):心房颤动伴心室率过速,心室率 106 次/分。入院后心脏彩超:左心房扩大,升主动脉略增宽,室间隔略增厚,二尖瓣轻度反流,左心房 40 mm,右心房 40 mm,左心室舒张末内径 45 mm,左室射血分数(LVEF)73%,室间隔 12 mm,左室后壁 11 mm,E/A<1。经食道超声示二尖瓣轻度反流,左心耳及左心房未见血栓。胸部 CT + 冠状动脉 CTA + 左心房肺静脉 CTA 提示左心房、左心耳及肺静脉未见明显血栓,左心房体积 108 ml,冠状动脉管腔未见明显狭窄。动态心电图(房颤复律后检查)示窦性心律,房性早搏(1 630 个),短阵房性心动过速(6 阵,最长 4 个心搏),室性早搏(9 个),总心搏 98 752 次,平均心率 69 次/分,最慢 49 次/分,最快 107 次/分。睡眠呼吸监测未见异常。

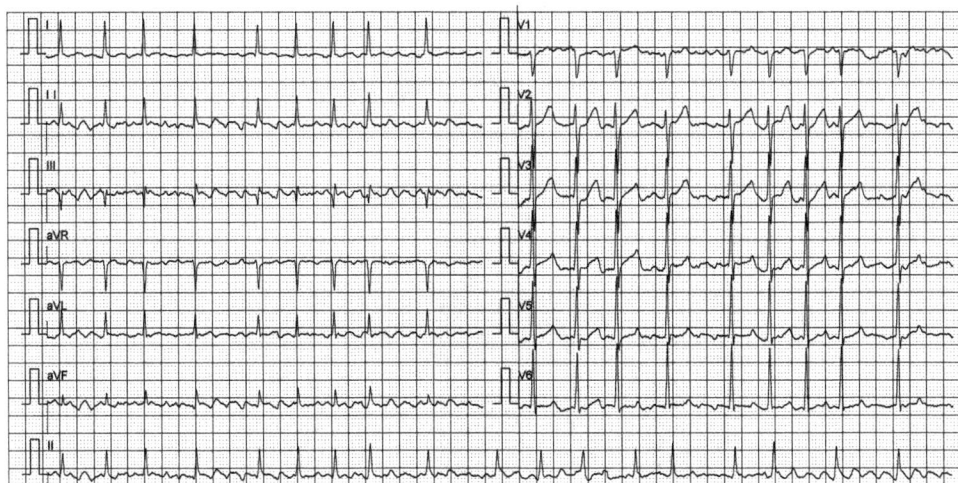

心电图提示心房颤动伴心室率过速。正常 P 波消失，代之以大小不等、形态各异的颤动波（f 波），频率在 350～600 次/分；心律绝对不齐，心室率 106 次/分。

**图 2-2-1　入院前心电图**

【诊疗经过】　入院后评估血栓栓塞风险评估，CHA$_2$DS$_2$-VASc-60 评分 4 分，予利伐沙班 20 mg/d 抗凝治疗。予普罗帕酮抗心律失常治疗，房颤转复窦性心律（图 2-2-2）。患者恢复窦律后血压升至 140/90 mmHg 左右，予苯磺

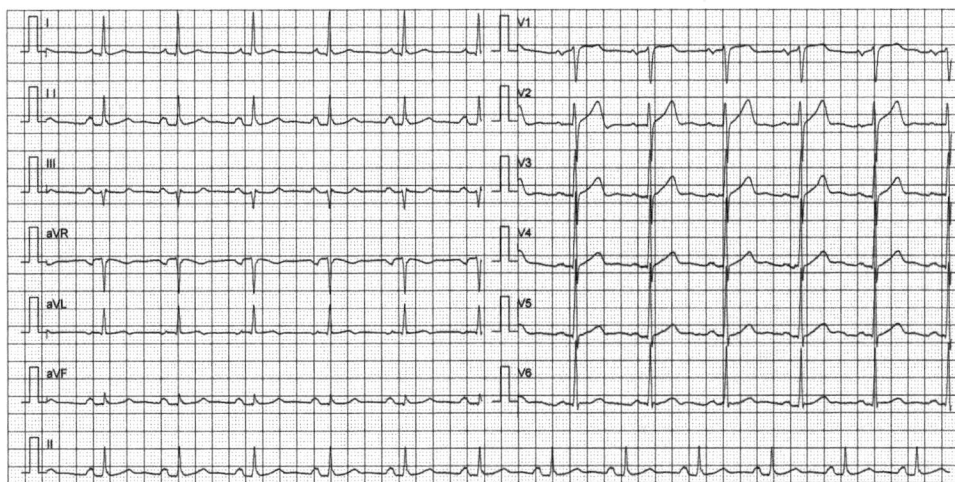

心电图提示窦性心律，正常心电图。P 波规律出现，P 波形态表明激动来自窦房结（P 波在 Ⅰ、Ⅱ、aVF、V$_4$～V$_6$ 导联直立，在 aVR 导联倒置），心率 69 次/分。

**图 2-2-2　复律后心电图**

酸氨氯地平片 5 mg/d、沙库巴曲缬沙坦 200 mg/d 降压治疗,血压控制在 125/70 mmHg 左右。监测空腹血糖 8 mmol/L 左右,餐后 12 mmol/L 左右,继续二甲双胍缓释片,并加用达格列净 10 mg/d 降糖治疗,空腹血糖逐步降至 6～7 mmol/L。嘱戒烟、戒酒、低盐低脂糖尿病饮食、控制体重。但患者仍有心悸发作,遂行经导管房颤射频消融术,术中行双侧肺静脉前庭消融治疗实现肺静脉电隔离(图 2-2-3)。

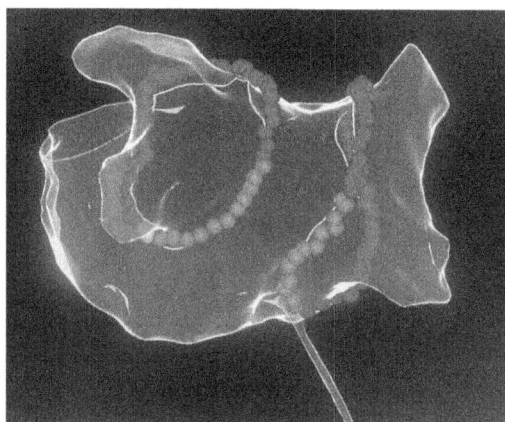

彩图扫码

图中显示左心房三维模型及消融部位(后前位),其中红色及粉红色圆球为逐点消融的部位。术中通过星型磁电双定位高精密度标测导管构建左心房三维模型,采用 56 孔微孔冷盐水灌注压力消融导管对双侧肺静脉前庭消融,功率 50 W,压力 5～20 g,肺静脉前庭前壁消融指数 480～500,底部及顶部消融指数 420～450,后壁消融指数 360～380。单圈消融后左心房电位不能传入肺静脉,肺静脉内起搏无法传出,实现消融线双向阻滞,即实现肺静脉电隔离。

**图 2-2-3　经导管房颤射频消融术**

术后 3、6、12 个月随访,停用普罗帕酮情况下患者未再出现心悸发作。患者已戒烟、戒酒,并调整饮食结构、康复锻炼、控制体重,12 个月随访时体重已控制在 70 kg 左右(BMI 23.7 左右)。患者进行家庭血压监测示血压波动在 125/75 mmHg 左右。血糖稳定,糖化血红蛋白 A1c 波动在 6.5% 左右。反复行动态心电图检查未见房颤发作。

### 三、诊断分析

【病例特点】　①病史:患者老年男性,反复心悸发作;②既往高血压、糖尿病、吸烟、饮酒史;③查体:心脏听诊第一心音强弱不等,心律绝对不齐,脉搏短绌;④辅助检查:心悸发作时心电图示心房颤动伴心室率过速,症状缓解时心电图示窦性心律。

【主要诊断】 ①心律失常 阵发性心房颤动;②高血压病 3 级(很高危组);③2 型糖尿病;④超重。

【诊断依据】 ①患者老年男性,发作性心悸 2 个月,加重 1 小时,心悸发作时感心跳加速且不整齐,伴胸闷,心悸症状可自行缓解,但反复发作;②既往有高血压病、2 型糖尿病、吸烟、饮酒史;③P 105 次/分,BP 122/65 mmHg,体重 80 kg,身高 172 cm,BMI 27.0,心率 117 次/分,心律绝对不齐,第一心音强弱不等,脉搏短绌;④辅助检查:心悸发作时心电图示心房颤动伴心室率过速;心脏彩超:左心房扩大,升主动脉略增宽,室间隔略增厚,二尖瓣轻度反流,左心房 40 mm,右心房 40 mm,左心室舒张末内径 45 mm,LVEF 73%,室间隔 12 mm,左室后壁 11 mm,E/A<1;NT-proBNP 960 pg/ml↑;糖化血红蛋白 A1c 7.52%↑;心悸症状缓解后心电图示窦性心律。

【诊断思路】 房颤的诊断主要依赖于心电图。单导联心电图(≥30 s)或 12 导联心电图(≥10 s)显示 P 波消失,代之以大小、形态及时限均不规则的颤动波(f 波)、RR 间期绝对不规则即可诊断为房颤。本例患者心悸发作时行 12 导联心电图检查结果明确可诊断房颤。

诊断房颤后需要对房颤进行分类。目前根据房颤发作的持续时间,以及转复并长期维持窦性心律的难易程度和治疗策略选择,将房颤分为阵发性房颤、持续性房颤、持久性房颤和永久性房颤(表 2-2-1)。本例患者房颤持续时间短于 7 天,诊断阵发性房颤。

表 2-2-1 房颤的分类

| 临床分类 | 定义 |
| --- | --- |
| 阵发性房颤 | 房颤持续时间短于 7 天(包括房颤自行终止或干预终止) |
| 持续性房颤 | 房颤持续时间 7 天及以上 |
| 持久性房颤 | 房颤持续时间超过 1 年 |
| 永久性房颤 | 转复并维持窦性心律可能性小,房颤持续 10~20 年以上,心电图显示近乎直线的极细小 f 波;或心脏磁共振成像显示左心房纤维化面积占左心房面积的 30%以上 |

所有房颤患者需要进行房颤危险因素及合并症筛查,并进行血栓及出血危险因素评估。初诊房颤患者应进行详细的病史采集及体格检查,并进行血

常规、肝肾功能、血电解质、凝血功能、甲状腺功能、B 型脑钠肽（BNP）或 NT-proBNP 及合并疾病的相关检查比如睡眠呼吸监测、冠脉 CTA 等。动态心电图有助于诊断房颤、评估房颤负荷、房颤心室率以及有无其他心律失常（如窦房结功能障碍、房扑等）。胸部 X 线检查评估肺部疾病。经胸超声心动图评估心脏结构、房室大小、瓣膜、心脏功能等。经食管超声心动图是监测左心房血栓的金标准。左心房肺静脉 CTA 可明确左心房、左心耳和肺静脉解剖特征，也可用于左心房血栓的筛查。心脏磁共振成像可评估心房纤维化程度、各心腔结构、功能、左心房血栓。

增加房颤发生风险的因素包括年龄增加、原发疾病（包括高血压、冠心病、心脏瓣膜病、先天性心脏病、心肌病、糖尿病、甲状腺功能亢进、睡眠呼吸暂停综合征、慢性阻塞性肺疾病、自身免疫性疾病和肿瘤等），严重疾病状态（如重症感染、电解质紊乱等），不健康生活方式（如超重/肥胖、饮酒、吸烟、体力活动过量/不足等），外科手术及遗传等。本例患者存在的房颤危险因素包括老年、高血压、糖尿病、超重、吸烟、饮酒。

$CHA_2DS_2$-VASc-60 评分可用于中国房颤血栓栓塞风险评估（表 2-2-2）。本例患者年龄 67 岁且合并高血压、糖尿病，$CHA_2DS_2$-VASc-60 评分 4 分。

表 2-2-2　$CHA_2DS_2$-VASc-60 评分

| 项目 | 危险因素 | 说明 | 分值 |
|---|---|---|---|
| C | 充血性心衰 | 包括 HFrEF、HFmrEF、HFpEF 及左心室收缩功能障碍（LVEF 小于 40%） | 1 |
| H | 高血压 | 高血压病史，或目前血压≥140/90 mmHg | 1 |
| $A_2$ | 年龄≥65 岁 | 亚洲房颤患者≥65 岁 | 2 |
| D | 糖尿病 | 包括 1 型和 2 型糖尿病，病程越长，卒中风险越高 | 1 |
| $S_2$ | 卒中 | 既往卒中、短暂性脑缺血发作或体循环栓塞，包括缺血性和出血性卒中 | 2 |
| V | 血管疾病 | 包括影像证实的冠心病或心肌梗死病史、外周动脉疾病（外周动脉狭窄≥50%或行血运重建）、主动脉斑块 | 1 |
| A | 年龄 60~64 岁 | 亚洲房颤患者 60~64 岁 | 1 |
| Sc | 性别（女性） | 卒中风险的修正因素，但不是独立危险因素 | 1 |

注：心衰：心力衰竭；HFrEF：射血分数降低的心衰；HFmrEF：射血分数轻度降低的心衰；HFpEF：射血分数保留的心衰；LVEF：左心室射血分数。

【鉴别诊断】　本例患者的主要症状为发作性心悸。心悸是一种心脏跳动的不适感或心慌感,发作时心率可快、可慢、可乱,心率及心律正常时也可有心悸的症状。心悸病因复杂,可以是生理性的,也可以是全身疾病的表现,还可是心脏本身病变所致。剧烈运动、过度紧张、饮酒、喝浓茶或咖啡、使用提高心率的药物、妊娠均可引起生理性心脏搏动增强导致心悸。甲亢、贫血、发热、低血糖、嗜铬细胞瘤、焦虑、抑郁等也可引起心悸。各种原因引起的左心室肥大、心力衰竭可出现心悸症状。窦性心动过速、阵发性室上性心动过速、室性心动过速等可表现为心悸;病态窦房结综合征、二度或三度房室传导阻滞等心动过缓可也可引起心悸;房性早搏、室性早搏、房扑、房颤等发作时心律不规则或有间歇,心悸发作时有时会有停跳感,此时患者的心悸症状往往与阵发性室上性心动过速发作时心悸突发突止、心律规则的加速不同。

房颤的心电图也需与各类快速型心律失常相鉴别。阵发性室上性心动过速节律快而规则,频率一般 160～250 次/分,QRS 波形态一般正常,伴有室内差异性传导或束支传导阻滞时 QRS 波可增宽,P' 波不易辨认。心房扑动正常 P 波消失,代之以连续的锯齿状扑动波(F 波),无等电位线,波幅大小一致,频率 240～340 次/分,以固定房室比例下传[(2～4):1]时心室率规则,但房室下传比例不恒定时心室率则不规则,容易被误认为房颤。频发房性早搏、短阵房性心动过速时,提前出现的 P' 波与窦性 P 波不同,心室率可以变得极不规则,但与房颤不同的是此时心电图仍有窦性 P 波。房颤发作时 QRS 波一般不增宽,但当两个 QRS 波间距较近时可以出现房颤伴差异性传导,易出现一个增宽的 QRS 波,需与室性早搏鉴别。房颤伴束支传导阻滞,同时合并快速心室率时,可表现为宽 QRS 心动过速,酷似室性心动过速,应仔细辨认房颤波以及不规则的 RR 间期。预激综合征合并房颤时心电图通过旁路的心室去极化异常导致宽 QRS 波、节律不规则,且心室率可瞬时加快,甚至可诱发室颤;由于预激程度(经旁路下传引起心室除极范围)不同,QRS 形态可见细微的逐拍变化;与多形性室速不同的是房颤伴预激心电轴较稳定;一些患者的心电图可出现宽、窄 QRS 波共存的情况,部分激动通过旁路传输产生特征性 δ 波引起宽 QRS 波,其他激动通过房室结传导产生窄 QRS 波。

【诊断难点及需要注意的问题】 房颤的症状及严重程度在个体间差别很大,导致房颤的早期诊断较为困难。房颤最常见的症状为心悸,可伴有活动耐力下降、胸部不适,部分患者可出现头晕、焦虑、发作时尿量增加、尿频等症状。房颤心室率过快时,可出现心绞痛症状。房颤发作终止时出现长 R-R 间期可引起晕厥,此外房颤合并晕厥还见于严重栓塞事件、主动脉瓣狭窄、肥厚型心肌病、心室率极快导致血流动力学不稳定等。部分房颤患者无症状,仅体检时偶然发现,或者已经出现房颤严重并发症比如血栓栓塞或心衰时才被发现,可能是因为房颤本身的症状较轻或不特异而逐渐耐受。

房颤的诊断对于许多患者很简单,12 导联心电图就可以诊断房颤,这在持续性房颤中很容易实现。但阵发性房颤需要在房颤发作时行心电图检查才能明确诊断,而对无症状、症状不特异的房颤患者则尤为困难。除主动就诊外,应进行房颤筛查。房颤心电模式筛查包括普通 12 导联心电图、动态心电图、心脏置入式电子装置、可穿戴式或手持式心电记录仪等。年龄≥65 岁的人群,在就医时可通过脉搏触诊或心电图进行房颤的机会性筛查,而对于年龄≥70 岁的人群,可通过定期或连续心电监测进行房颤的系统性筛查。植入了心脏置入式电子装置患者常规程控时应评估心房高频事件并明确房颤诊断。未诊断房颤的急性缺血性卒中或短暂性脑缺血发作患者可考虑在 1 年内每 3 个月进行 1 次房颤筛查,每次至少 7 天,累计超 28 天的心电监测。

### 四、治疗分析

【治疗原则】 主要包括:①房颤的危险因素和合并疾病的管理;②房颤的卒中预防;③房颤节律控制;④房颤心室率控制。

【关键措施】

(1) 卒中预防治疗:房颤治疗的重要环节为预防房颤引起的血栓栓塞事件。治疗涉及:①中重度二尖瓣狭窄及机械瓣置换术后的瓣膜性心脏病房颤患者均应使用华法林抗凝治疗;②对非瓣膜病房颤患者应用 $CHA_2DS_2$-VASc-60 卒中评分进行血栓栓塞危险因素评估;③$CHA_2DS_2$-VASc-60 评分≥3 分的女性或≥2 分的男性非瓣膜病房颤患者应抗凝治疗;④$CHA_2DS_2$-VASc-60 评分为 1 分的男性或 2 分的女性非瓣膜病房颤患者,在结合临床净获益和患者的意愿后应考虑抗凝治疗;⑤$CHA_2DS_2$-VASc-60 评分 0~1 分的男性或 0~2 分的女性房颤患者应至少每年重新评估一次血栓栓塞风险;⑥非瓣膜病房颤患者在抗凝药物选择中,如无新型抗凝口服药(NOAC)的禁忌,首选 NOAC 如利伐沙班、艾多沙班、阿哌沙班、达比加群,也可选用华法林抗凝;⑦应用华法林抗凝时,应密切监测国际标准化比值(INR),尽可能使 INR 在 2.0~3.0 的时间维持在较高水平。本例患者为非瓣膜病房颤,$CHA_2DS_2$-

VASc-60 评分 4 分,有抗凝指征,无抗凝禁忌,且无 NOAC 禁忌,予利伐沙班抗凝治疗。

对于有抗凝指征的非瓣膜性房颤患者,如有以下情况可行经皮左心耳封堵术预防血栓栓塞事件:①存在长期抗凝绝对禁忌证:血小板 $<50\times10^9/L$,病因不可纠正的致命性/致残性出血(如淀粉样脑血管病或不能纠正的血管畸形导致的反复颅内出血、椎管内出血,血管发育不良导致的严重消化系统/呼吸系统/泌尿生殖系统出血),不明原因的严重贫血,遗传性出血性毛细血管扩张症等出血性疾病;②存在长期抗凝相对禁忌证:如终末期慢性肾脏病、部分出血倾向增加的恶性肿瘤、慢性细菌性心内膜炎等;③长期规范抗凝治疗的基础上仍发生血栓栓塞或卒中事件:需排除明确脑血管狭窄相关卒中。对于接受心脏外科手术的血栓栓塞高风险房颤患者,可考虑同时行外科左心耳结扎/切除术。

(2)节律控制:房颤的节律控制是指通过应用抗心律失常药物、直流电转复、导管消融或外科手术恢复窦性心律并进行长期维持。安全有效的节律控制是房颤治疗的最理想策略。早期节律控制可有效减少房颤相关症状及心房重构,预防高危人群的房颤相关死亡、心衰、卒中。房颤应早期诊断,并早期进行节律控制。

① 抗心律失常药物:抗心律失常药物具有中等程度的有效性。用于房颤转复的药物有Ⅰc类(普罗帕酮)和Ⅲ类(胺碘酮、伊布利特)。维持窦性心律的长期抗心律失常药物节律有Ⅰc类(普罗帕酮、氟卡尼)和Ⅲ类(胺碘酮、决奈达隆、索他洛尔、多非利特)。长期应用抗心律失常药物需首先关注安全性和必要性。无器质性心脏病、左心室收缩功能正常者可用普罗帕酮。决奈达隆可应用于无严重心衰的非永久性房颤患者。胺碘酮最有效但副作用最多,可用于其他药物无效或有禁忌证情况下,但使用前应先考虑其毒副作用。本例患者无器质性心脏病、心衰,使用普罗帕酮成功转复房颤,但普罗帕酮并未能维持窦性心律,仍有房颤发作。

② 直流电转复:因房颤发作引起血流动力学不稳定(症状明显的低血压、晕厥、急性肺水肿或心源性休克等)的患者,应立即同步直流电复律。本例患者入院时房颤发作,但血流动力学稳定,未行电复律。

③ 房颤的导管消融:相比抗心律失常药物,导管消融可显著减少房颤复发和心血管患者住院率,提高生活质量。导管消融是有症状的阵发性房颤患

者的一线治疗方案。导管消融还能改善合并射血分数降低的心衰(HFrEF)房颤患者的预后。对于合并射血分数保留的心衰(HFpEF)房颤患者,导管消融也能改善症状。对于诊断1年内合并心血管危险因素的房颤患者,包括持续性房颤与无症状房颤,均应考虑行导管消融以改善预后。对合并中重度功能性二尖瓣和(或)三尖瓣反流房颤患者行房颤导管消融,恢复窦性心律后显著降低了二尖瓣和(或)三尖瓣反流程度。肺静脉电隔离应作为所有房颤导管消融的基础。持续性房颤应考虑行左房斜静脉(Marshall)无水酒精消融提高成功率。在消融能量来源方面,肺静脉隔离可选择射频消融、冷冻球囊消融和脉冲电场消融。本例患者为有症状的阵发性房颤,进行了房颤导管消融治疗,采用射频消融进行了肺静脉电隔离。

④ 房颤的外科治疗:在因其他心脏病需行外科手术时如合并房颤,应考虑同期行房颤外科治疗。单纯以治疗房颤为目的的房颤外科治疗可考虑用于既往多次导管消融失败并且复发风险高的持续性或持久性房颤患者。外科治疗包括迷宫Ⅲ型、迷宫Ⅳ型、胸腔镜下心外膜消融以及内外科联合消融手术等。

(3) 心率控制:房颤患者初始心室率控制目标可设定为静息心率<110次/分。若患者症状仍持续,则可更严格地控制心室率(静息心率≤80次/分,中等强度运动时心率<110次/分)。根据患者病史、症状、LVEF和血流动力学特点选择药物。HFrEF房颤患者应使用β受体阻滞剂控制心室率,控制不满意或不能使用时考虑使用洋地黄。非HFrEF房颤患者应使用β受体阻滞剂或非二氢吡啶类钙通道阻滞剂(如地尔硫䓬、维拉帕米)控制心室率。胺碘酮作为药物控制心室率的最后一项选择,使用应注意副作用。永久性房颤患者如充分的药物治疗仍不能良好地控制心室率,症状严重,或伴心衰,且导管消融没有维持窦性心律可能的,应考虑行房室结消融联合双心室起搏治疗(植入心脏再同步化治疗起搏器)或左束支区域起搏。

(4) 房颤的综合管理 长期综合管理房颤患者,包括抗凝、节律和室率控制,以及危险因素控制和合并症治疗等,最大限度地提高生活质量和改善预后。房颤患者应改善生活方式如控制体重、合理运动、减少饮酒、戒烟等。血压应严格控制,合并糖尿病的房颤患者应考虑使用钠葡萄糖协同转运蛋白2抑制剂(SGLT-2i)降低主要不良心血管事件风险,减少导管消融术后复发。对房颤患者要在社会心理等方面给予支持,减轻焦虑,提供高质量个体化患者教育。本例患者戒烟、戒酒,并调整饮食结构、康复锻炼、控制体重,血压控制稳定,加用达格列净后血糖控制良好。

## 五、诊治进展

《2024 年 ESC 心房颤动管理指南》强调了基于 AF-CARE 路径以患者为中心的房颤综合管理,包括了共病和风险因素管理(C),预防卒中和血栓栓塞(A),心率和节律控制以缓解症状(R),评估和动态再评估(E)。共病和风险因素管理着重强调了包括疾病(高血压、心力衰竭、2 型糖尿病、肥胖、睡眠呼吸暂停)及生活方式(运动、过量饮酒)共七个因素控制对房颤的影响。对房颤患者管理需进行定期和反复的评估,这包括对抗凝治疗、室率控制和节律控制策略的定期评估。强调房颤管理的整体性和以患者为中心的管理模式,以及患者、家庭成员、护理人员和医疗专业人员之间共享治疗决策的重要性。患者教育和自我管理在提高治疗依从性和改善预后方面具有重要作用。

《2024 年 ESC 心房颤动管理指南》房颤卒中风险评分将原有的 $CHA_2DS_2$-VASc 评分中去掉了性别一项(Sc),改为 $CHA_2DS_2$-VA 评分。因为女性性别是一个依赖年龄的卒中风险修正因素,而不是一个单独的风险因素。而性别的纳入使得临床实践更加复杂,所以推荐 $CHA_2DS_2$-VA 评分用于指导抗凝治疗决策。对于 $CHA_2DS_2$-VA 评分为 2 分或以上的患者推荐抗凝;对于 $CHA_2DS_2$-VA 评分为 1 分的患者应抗凝,并采取以患者为中心的多学科共同制定的管理方式。在出血风险评估方面,指南放弃了采用 HAS-BLED 等特定评分进行指导的策略,而是主张评估可纠正的出血危险因素(如血压控制、酒精摄入、抗血小板药物和抗凝药物的规范应用等)来进行抗凝决策。

2023 年《心房颤动诊断和治疗中国指南》房颤卒中风险评估采用 $CHA_2DS_2$-VASc-60 评分,其突出的特点是年龄 60~64 岁 1 分,年龄≥65 岁 2 分。这是因为亚洲房颤患者卒中风险增加的年龄阈值更低。年龄超过 50 岁的亚洲房颤患者已出现卒中风险增加趋势。无其他卒中危险因素的 55~59 岁亚洲房颤患者与合并一个危险因素患者的卒中风险相似,而无其他卒中危险因素的 65~74 岁患者与合并 2 个危险因素患者的卒中风险相似。并且年龄＞55 岁的亚洲房颤患者服用抗凝药可显著获益。是否会将 55~59 岁列为需抗凝治疗的更低的年龄阈值也依赖于未来新的研究证据。

导管消融目前已是节律控制的主要策略之一,可以改善症状、减少复发和减缓房颤进展。经导管房颤消融技术在消融策略和手术器械方面均得到快速发展,其在维持窦性心律方面比抗心律失常药物更有效,已作为改善房颤症状的一线治疗方案。随着导管消融技术不断进步和发展,越来越多的循证医学证据支持房颤早期节律控制优先。

## 六、文献导读

［1］Isabelle C Van Gelder，Michiel Rienstra，Karina V Bunting，et al. 2024 ESC Guidelines for the management of atrial fibrillation developed in collaboration with the European Association for Cardio-Thoracic Surgery（EACTS）［J］. Eur Heart J，2024，45（36）：3314-3414.

［2］中华医学会心血管病学分会,中国生物医学工程学会心律分会.心房颤动诊断和治疗中国指南［J].中华心血管病杂志,2023,51(6):572-618.

［3］葛均波,王建安.内科学.心血管内科分册［M].北京:人民卫生出版社,2022.

（朱孔博　黄丹）

# 冠状动脉粥样硬化性心脏病

## 一、训练目标

1. 掌握慢性心肌缺血综合征(稳定型心绞痛、隐匿型冠心病、缺血性心肌病)分型、诊断及防治原则。
2. 熟悉心绞痛的治疗原则和方法。
3. 了解动脉粥样硬化的机制、临床表现和防治。

## 二、典型病例

【病史】 患者,男性,67 岁,因"反复胸闷、心悸 10 年余,再发 5 天"入院。患者入院前 10 年,无明显诱因下出现胸闷、心悸症状,位于胸骨中下段,每次持续 3~5 分钟,休息后可自行缓解,无胸痛,无恶心、呕吐,无黑蒙、晕厥。就诊外院,建议行冠状动脉造影检查,患者拒绝。此后上述症状时有发生,患者未予以重视,未行特殊治疗。入院前 5 天,患者上述症状再发,性质同前,为求进一步诊治就诊于我院,遂拟"冠心病 心绞痛?"收住入院。病程中,患者饮食、睡眠可,大小便如常,近期体重无明显增减。

患者既往"高血压病"病史 20 年余,最高血压 170/110 mmHg,口服药物"缬沙坦、苯磺酸氨氯地平"降压治疗,自诉血压控制尚可;否认"糖尿病、脑梗死"等慢性病病史;否认"肝炎、结核、伤寒"等传染病病史;否认外伤及输血史;有"头孢"过敏史;否认食物花粉过敏史;否认家族遗传性疾病史。

【体格检查】 T 36.2℃,P 74 次/分,R 18 次/分,BP 130/65 mmHg。神志清,精神尚可,颈静脉无怒张,两肺呼吸音清,未及明显干湿啰音。心前区无隆起,心尖冲动位于第五肋间左锁骨中线内侧 0.5 cm 处,未触及震颤,心脏相对浊音界无增大,心率 74 次/分,律齐,各瓣膜听诊区未闻及病理性杂音。腹平软,全腹无压痛及反跳痛,肝脾肋下未及,肝肾区无叩痛,双下肢无水肿。生理反射存在,病理反射未引出。

【辅助检查】 血、尿、粪三大常规,心梗定量,氨基末端脑钠肽前体(N-terminal pro B-type natriuretic peptide,NT-proBNP),纤溶功能,甲状腺功能,糖化血红蛋白,男性肿瘤标志物检查未见明显异常;电解质以及生化检查示:钾 3.26 mmol/L ↓,钙 2.02 mmol/L ↓,总蛋白 56.0 g/L ↓,白蛋白 39.4 g/L ↓,球蛋白 16.6 g/L ↓,白球比 2.37。心电图:①窦性心律,②左前分支传导阻滞,③不完全性右束支传导阻滞,④T 波异常。心脏彩超:升主动脉略增宽、三尖瓣轻度反流、左室舒张功能减低;EF 61%。胸部 HRCT 平扫示:①右肺上叶后段小结节灶,左肺上叶下舌段钙化灶,两肺少许条索灶;②升主动脉稍增宽,动脉粥样硬化;请结合临床并随诊。

【诊疗经过】 入院后予以拜阿司匹林肠溶片抗血小板聚集,倍他乐克缓释片控制心室率,瑞舒伐他汀(可定)片调脂,缬沙坦、苯磺酸氨氯地平控制血压等治疗。为明确诊断,经患者同意后行冠状动脉造影提示:右冠状动脉斑块浸润,近段 50%狭窄。术后予以拜阿司匹林肠溶片 100 mg qd 口服,阿托伐他汀钙片 20 mg qd 口服,琥珀酸美托洛尔缓释片 23.75 mg qd 口服。经治疗后,患者胸闷、心悸症状好转,予以出院,定期门诊随诊。

## 三、诊断分析

【病例特点】

(1) 患者老年男性,慢性病程,入院前 10 年间反复于无明显诱因下出现胸闷、心悸症状,位于胸骨中下段,每次持续 3～5 分钟,休息后可自行缓解。

(2) 既往"高血压病"病史 20 年余。

(3) 心电图:①窦性心律;②左前分支传导阻滞;③不完全性右束支传导阻滞;④T 波异常。行冠状动脉造影提示:右冠状动脉斑块浸润,近段 50%狭窄。

【主要诊断】 ①冠心病、心绞痛、心功能Ⅱ级;②高血压病 3 级(极高危);③肺结节。

【诊断依据】

(1) 病史:患者,67 岁男性,主因"反复胸闷、心悸 10 年余,再发 5 天"入院。入院前 10 年无明显诱因下出现胸闷、心悸症状,位于胸骨中下段,每次持续 3～5 分钟,休息后可自行缓解。上述症状时有发生,性质同前。

（2）既往有"高血压病"病史 20 年余，目前口服药物"缬沙坦、苯磺酸氨氯地平"降压治疗，自诉血压控制尚可。

（3）心电图：①窦性心律；②左前分支传导阻滞；③不完全性右束支传导阻滞；④T 波异常。

【诊断思路】 诊断思维导图总结如图 2-3-1

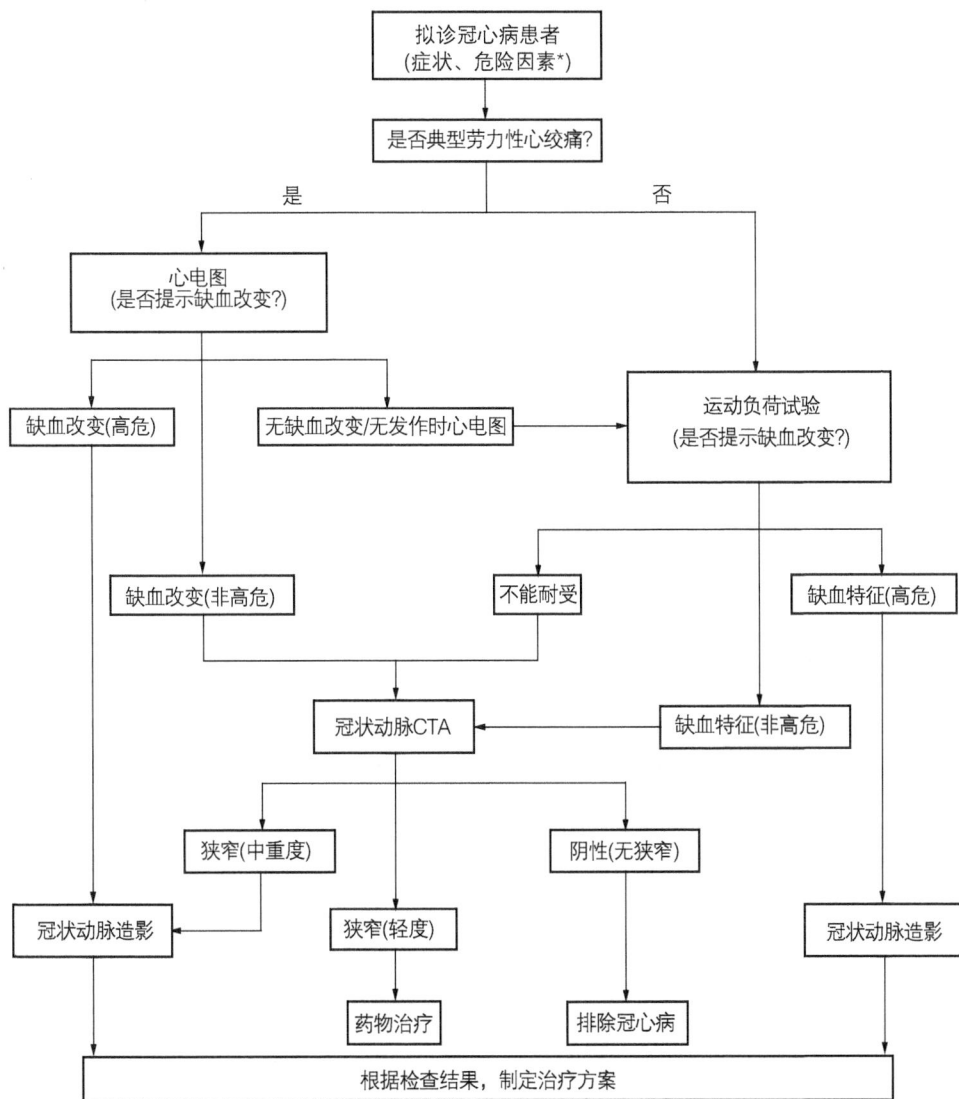

*主要临床表现: 发作性胸痛;
　主要危险因素: 年龄、性别、吸烟、高血压、糖尿病、血脂异常、遗传因素、体力活动减少、酒精摄入。

**图 2-3-1 冠状动脉粥样硬化性心脏病诊断流程导图**

**【鉴别诊断】**

(1) 急性心肌梗死：类似心绞痛，但疼痛程度较重，持续时间较长，超过20分钟，舌下含服硝酸甘油，症状缓解不明显。有特异的心电图演变，心肌酶和肌钙蛋白明显升高。

(2) 气胸：可表现为胸痛、呼吸困难，查体呼吸音低，胸片或 CT 可明确。

(3) 反流性食管炎：为胸骨后烧灼感，多在餐后发生，伴反酸、嗳气。

(4) 肺炎及胸膜炎：可有胸闷、胸痛，但疼痛在咳嗽、深呼吸时加重，多伴咳嗽、咳痰、发热。

(5) 带状疱疹：常见单侧性发疹、成簇水疱、沿周围神经分布并伴有神经痛等症状，胸部皮肤可见相关皮疹可诊断。

(6) 心脏神经症：多见于中年女性，可以表现为胸闷、胸痛等症状，持续时间较长，含服硝酸酯类药物无明显改善，如排除器质性心脏病方能诊断。

(7) X 综合征：多见于绝经前后的女性，运动负荷试验阳性，而冠状动脉造影阴性无冠状动脉痉挛。

**【诊断难点及需要注意的问题】**

(1) 症状不典型：冠心病的典型症状常见的是胸痛或者胸部不适，比较容易引起患者的重视。但也有部分患者的胸痛的症状、疼痛性质以及部位表现不典型，导致误诊。有些患者的胸痛部位发生在胸部以外，疼痛可以表现为头痛、牙痛、肩部疼痛，这些往往需要与相应部位器官的疼痛所致不适相鉴别；有些患者，尤其是老年患者，往往表现为消化道症状，疼痛发作时常伴有恶心呕吐，临床上易误诊为消化道疾病。患有高血压病、糖尿病、肺心病以及长期吸烟的中老年人，有一些往往无症状，应定期进行相关检查，避免漏诊。

(2) 部分患者合并其他急慢性疾病：比如急性感染、外科急症时，症状常常被掩盖，需结合患者及家属提供的病情予以参考。心电图是临床常用的检查方法，可提示缺血型 ST-T 改变，有助于冠心病的诊断，尤其是对于有疾病史以及具有多种冠心病危险因素的患者。

## 四、治疗分析

**【治疗原则】** 主要包括：改善冠脉供血，降低心肌氧耗，控制危险因素。

**【具体措施】**

(1) 一般治疗：心绞痛发作时，应立即停止活动；平时应避免各种诱发因素,包括情绪激动、过度劳累、避免油腻饮食以及戒烟戒酒等;治疗高血压病、糖尿病、血脂异常、贫血、甲状腺功能亢进等基础疾病。

（2）药物治疗

① 改善预后的药物

• 抗血小板药物:抑制血小板聚集,预防血栓。主要包括阿司匹林、二磷酸腺苷(adenosine diphosphate,ADP)受体拮抗剂、磷酸二酯酶抑制剂等。

• 血管紧张素转换酶抑制剂(angiotensin-converting enzyme inhibitor,ACEI)与血管紧张素Ⅱ受体拮抗药(angiotensin receptor blocker,ARB):逆转左室肥厚、血管增厚,延缓动脉粥样硬化进展,减少斑块破裂和血栓形成,有利于心肌氧供/氧耗平衡和心脏血流动力学,并降低交感神经活性,从而减少冠心病患者心血管事件的发生,包括心血管死亡、非致死性心肌梗死等。

• 降脂药物:有效降低总胆固醇和低密度脂蛋白胆固醇(low-density lipoprotein cholesterol,LDL-C)水平,延缓斑块进展、稳定斑块。HMG-CoA还原酶抑制剂(他汀类药物)可以进一步改善内皮的功能。

② 改善症状、减轻心肌缺血

• 硝酸酯类药物:内皮依赖性血管扩张剂,减少心肌需氧和改善心肌灌注。

• β受体阻滞剂:减慢心率,减弱心肌收缩力,降低血压,降低心肌耗氧量。

• 钙通道阻断药:抑制钙离子进入细胞内,抑制心肌细胞兴奋-收缩耦联。

• 改善心肌代谢类药物:改善心肌代谢和能量供应的药物主要通过调节底物利用、线粒体功能、ATP合成及转运等方面发挥作用。

• 窦房结抑制剂:伊伐布雷定是首个选择性、特异性窦房结 If 通道阻滞剂,减慢心率的同时不影响心肌收缩力和心脏传导。

（3）血运重建

① 经皮冠状动脉介入治疗(percutaneous coronary intervention,PCI):是一组经皮介入技术,包括经皮球囊冠状动脉成形术(percutaneous transluminal coronary angioplasty,PTCA)、冠状动脉支架植入术和粥样斑块消蚀技术。适用于药物控制不良的稳定型心绞痛,不稳定型心绞痛和心肌梗死患者。心肌梗死急性期首选介入治疗,并且时间窗非常重要,越早越好。

② 外科治疗：冠状动脉旁路手术（coronary artery bypass graft，CABG）是使用患者自身的动脉或静脉（大隐静脉或游离内乳动脉或桡动脉）作为旁路移植材料，一端吻合在主动脉，另一端吻合在有病变的冠状动脉段的远端，以绕过冠脉粥样硬化狭窄部位，引主动脉的血流以改善该冠状动脉所供血心肌的氧供。手术前，一般对患者行进行选择性冠状动脉造影检查，以了解冠状动脉病变的程度和范围，来指导和制定手术计划。手术的适应证主要包括：a.冠状动脉多支血管病变，尤其是合并糖尿病的患者；b.冠状动脉左主干病变；c.不适合于行介入治疗的患者；d.心肌梗死后合并室壁瘤，需要进行室壁瘤切除的患者；e.闭塞段的远段管腔通畅，血管供应区有存活心肌。

（4）运动锻炼治疗：谨慎安排进度适宜的运动锻炼有助于促进冠状动脉侧支循环的发展，提高患者体力活动的耐受量而改善症状，同时也改善患者的生活质量。

### 五、诊治进展

冠状动脉疾病（coronary artery disease，CAD）是一种病理过程，其特征是心外膜动脉中动脉粥样硬化斑块的积聚。这个过程可以通过生活方式的调整、药物治疗和侵入性治疗来干预，旨在实现疾病稳定或消退。该疾病可能有较长的稳定期，但也可能随时变得不稳定，这通常是由于斑块破裂或侵蚀引起的急性动脉粥样硬化血栓事件。CAD病程的动态特性会导致各种临床表现，可以分为急性冠脉综合征（acute coronary syndrome，ACS）和慢性冠脉综合征（chronic coronary syndrome，CCS）。这里，我们主要讨论CCS。

研究表明，与纳入年龄、性别和症状的模型相比，纳入心血管疾病（cardiovascular disease，CVD）危险因素、静息心电图变化或冠状动脉钙化信息的临床模型提高了对阻塞性CAD患者的识别。对于疑似阻塞性冠状动脉疾病有症状的患者，根据临床条件和医疗环境，可以选择以下三种检查之一：非侵入性检查、冠状动脉计算机断层扫描血管造影（computed tomography angiography，CTA）或侵入性冠状动脉造影。这些途径均能提供血管解剖和功能信息，帮助制定适当的诊断和治疗策略。比如，CTA是CAD临床可能性较低、既往没有CAD诊断且具有较高可能性能获取良好质量图像特征患者的首选检查。它可以检测亚临床冠状动脉粥样硬化，也可以准确排除具有解剖学和功能学意义的CAD。冠状动脉造影是诊断冠心病的金标准。血管内超声

(intravascular ultrasound，IVUS）和光学相干断层扫描（optical coherence tomography，OCT）则能进一步提供血管的内部组织结构，后者在医学界被称为"光学活检"。冠状动脉血流储备分数值（fractional flow reserve，FFR）则是评价冠状动脉生理功能的金标准，可以从患者（从冠心病患者群体中，筛选出存在功能性缺血患者）、血管（从多支病变血管中，分辨出功能性缺血、需要干预的血管）、病变（从多处病变中，找出功能性缺血、需要干预的病变）水平精准指导介入治疗。此外，随着冠脉介入无植入时代的到来，完全可降解药物支架（bioresorbable scaffolds，BRS）和药物涂层球囊（drug-coated balloon，DCB）的使用比例也将逐渐增加。

## 六、文献导读

［1］葛均波，徐永健，王辰.内科学［M].9版.北京：人民卫生出版社，2018.

［2］中国老年医学学会心电及心功能分会，中国医师协会心血管内科分会，中国心衰中心联盟专家委员会.改善心肌代谢药物临床应用中国专家共识（2021）［J].中华老年医学杂志，2021，40（9）：1081-1092.

［3］中国医师协会心力衰竭专业委员会，国家心血管病专家委员会心力衰竭专业委员会，中华心力衰竭和心肌病杂志编辑委员.伊伐布雷定临床应用中国专家共识［J].中华心力衰竭和心肌病杂志，2020，04（2）：84-91.

［4］Camm A J，Lüscher T F，Maurer G，et al. The ESC Textbook of Cardiovascular Medicine［M］. Oxford University Press，2018.

［5］Knuuti J，Wijns W，Saraste A，et al. 2019 ESC Guidelines for the diagnosis and management of chronic coronary syndromes［J］. European Heart Journal，2020，41（3）：407-477.

［6］Lawton J S，Tamis-Holland J E，Bangalore S，et al. 2021 ACC/AHA/SCAI Guideline for Coronary Artery Revascularization：A Report of the American College of Cardiology/American Heart Association Joint Committee on Clinical Practice Guidelines［J］. Circulation，2022，145（3）：e18-e114.

（杨明明　陈立娟）

# 急性心肌梗死

## 一、训练目标

1. 掌握心肌梗死的发病机制、临床表现、诊断与鉴别，以及急性心肌梗死的并发症。

2. 熟悉心肌梗死的心电图定位诊断、急性心肌梗死的治疗原则和方法。

## 二、典型病例

【病史】 患者，男性，67岁，因"胸痛3小时"入院。患者3小时前突发胸痛，位于胸骨后，持续不缓解，伴大汗，无明显放射性疼痛，无心悸气促，无头晕、晕厥、黑蒙。为求诊治，于我院急诊就诊，查心电图提示"急性前壁心肌梗死"（图2-4-1），拟急诊行冠状动脉造影术明确病变情况及行介入治疗。病程中，患者饮食睡眠一般，大小便如常，近期体重无明显改变。

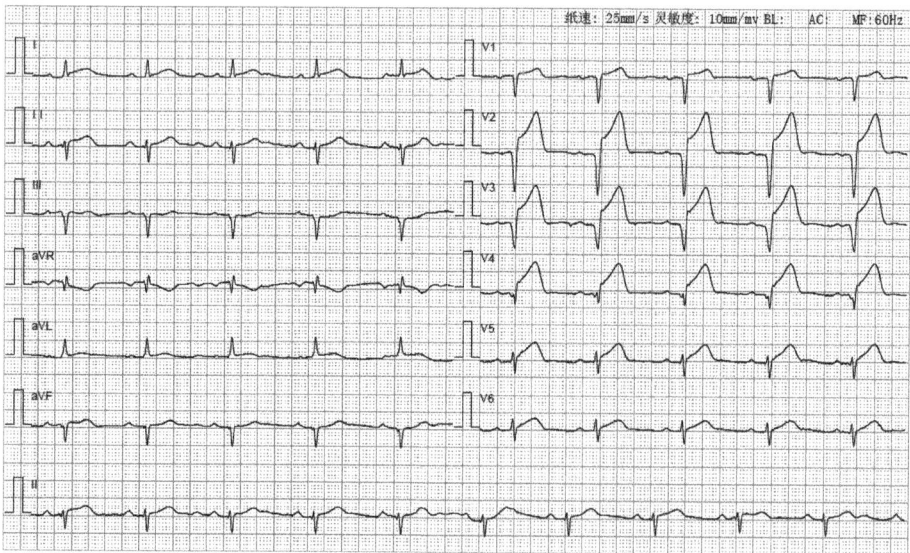

图 2-4-1 心电图

既往身体状况一般,"高血压病"病史20余年,目前服用"苯磺酸左氨氯地平(施慧达)"降压治疗,血压控制欠佳;有"糖尿病"病史10年,目前服用"二甲双胍0.5 g 1次/日","诺和灵30R早餐前20 IU皮下注射"降糖治疗,未规律监测血糖;否认"肝炎、结核"等传染病病史;否认输血史;曾行"阑尾切除术"(具体不详);否认特殊食物药物过敏史;其父亲患有"冠心病、高血压病"。

【体格检查】 T 36.5℃,P 71次/分,R 16次/分,BP120/63 mmHg,神清,精神可,颈静脉无怒张,两肺呼吸音粗,两下肺可闻及少许湿啰音。心率71次/分,律齐,心音有力,各瓣膜听诊区未闻及杂音。腹软,无压痛、反跳痛,肝脾肋下未及,肝肾区无叩痛,双下肢无水肿。生理反射存在,病理反射未引出。

【辅助检查】 ①心梗定量:aTnI 0.79 ng/ml↑,MYO>900 ng/ml↑,CK-MB 6.8 ng/ml;CRP-HS 5.83 mg/L↑;②电解质肾功能:钾 3.25 mmol/L↓,钠 136.4 mmol/L↓,二氧化碳 33.6 mmol/L↑,葡萄糖 20.02 mmol/L↑,尿素 7.6 mmol/L;③急诊血气分析:pH 7.413,$pCO_2$ 43.6 mmHg,氧分压90.0 mmHg,氧饱和度 97.5,碳酸氢根浓度 26.8 mmol/L,钾离子 3.1 mmol/L↓,葡萄糖 20.0 mmol/L↑,Lac 1.0 mmol/L;④急诊血常规、纤溶功能以及 D-二聚体检查未见明显异常;⑤心电图:窦性心律,急性前间壁、前壁心肌梗死,Q波异常(Ⅲ、aVF),V5、V6 R/S<1,电轴左偏;⑥心脏彩超:左室壁阶段性运动异常,左心房、左心室扩大,左心功能减低,微量心包积液,EF 51%;⑦头颅+胸部CT平扫示:右侧额叶梗死灶,右肺中叶小结节、右肺下叶少许条索灶,两肺肺血坠积效应,双侧胸膜局限性增厚,动脉粥样硬化,附见肝脏多发囊肿、胆囊微小结石。

【诊疗经过】 立即给予负荷量阿司匹林300 mg和替格瑞洛180 mg嚼服,急诊行冠状动脉介入治疗,于左前降支植入支架一枚。术后转入CCU病房,予以依诺肝素钠注射液2 500 IU q12 h皮下注射,拜阿司匹林肠溶片100 mg qd口服,替格瑞洛片90 mg bid口服,阿托伐他汀钙片20 mg qd口服,琥珀酸美托洛尔缓释片47.5 mg qd口服。经治疗后,患者好转出院,定期门诊随诊。

## 三、诊断分析

【病例特点】 ①患者老年男性,3小时前突发胸痛,位于胸骨后,持续不缓解,伴大汗;②于我院急诊就诊,查心电图提示"急性前壁心肌梗死"。

【主要诊断】 ①冠心病 急性前壁心肌梗死 Killip Ⅱ级;②高血压病 2 级(极高危);③2 型糖尿病;④阑尾切除术后。

【诊断依据】

(1) 病史:患者,67 岁男性,因"胸痛 3 小时"入院。患者 3 小时前突发胸痛,位于胸骨后,持续不缓解,伴大汗,无明显放射性疼痛,无心悸气促,无头晕、晕厥、黑蒙。于我院急诊就诊,查心电图提示"急性前壁心肌梗死"。既往"高血压病"病史 20 余年,目前服用"施慧达"降压治疗,有"糖尿病"病史 10 年,目前服用"二甲双胍 0.5 g qd","诺和灵 30R 早餐前 20 IU 皮下注射"降糖治疗;曾行"阑尾切除术";其父亲患有"冠心病、高血压病"。

(2) 查体:两肺呼吸音粗,两下肺可闻及少许湿啰音。

(3) 辅助检查:心梗定量:aTnI 0.79 ng/ml,MYO>900 ng/ml,CK-MB 6.8 ng/ml;CRP-HS 5.83 mg/L;心电图:①窦性心律 ,②急性前间壁、前壁心肌梗死,③Q 波异常(Ⅲ、aVF)4、V5、V6 R/S<1 5,电轴左偏;心脏彩超:左室壁阶段性运动异常,左心房、左心室扩大,左心功能减低,微量心包积液;EF 51%。

【诊断思路】 诊断流程图如图 2-4-2。

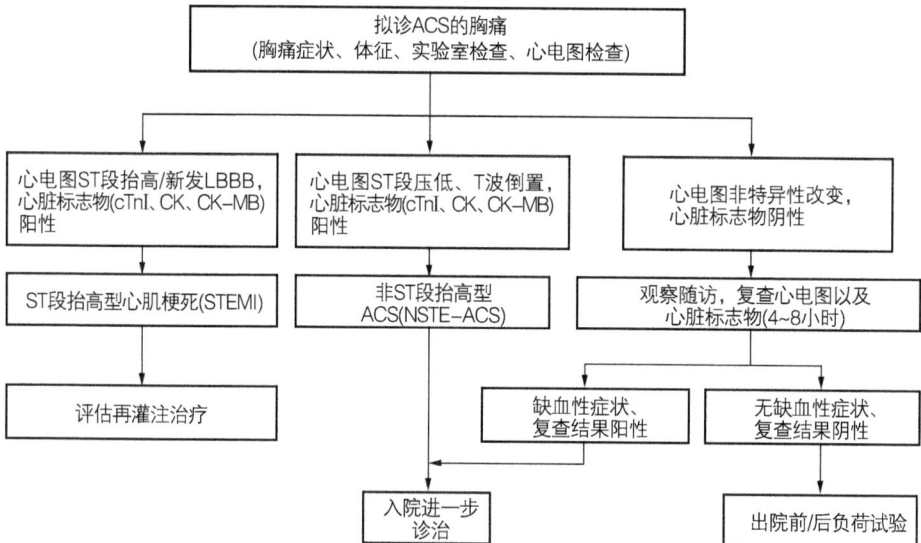

ACS,急性冠脉综合征;CK,肌酸激酶;CK-MB,肌酸激酶同工酶;cTnI,心肌肌钙蛋白 I;LBBB,左束支传导阻滞;NSTE-ACS,非 ST 段抬高型急性冠脉综合征;STEMI,ST 段抬高型心肌梗死。

**图 2-4-2 心肌梗死诊断流程图**

【鉴别诊断】

（1）急性肺栓塞：可发生胸痛、咯血、呼吸困难、休克，可有心电图 Ⅰ 导 S 波加深，Ⅲ 导 Q 波显著 T 波倒置，行 D-二聚体、肺动脉 CTA 可协助诊断。

（2）主动脉夹层：胸痛一开始即达高峰，放射到背、肋、腰及下肢，两上肢血压和脉搏有明显差别，可有下肢暂时性瘫痪、偏瘫、主动脉瓣关闭不全表现，无血清心肌坏死标志物升高。

（3）急性心包炎：尤其是急性非特异性心包炎可有较剧烈而持久的心前区疼痛。但心包炎的疼痛与发热同时出现，呼吸和咳嗽时加重，早期即有心包摩擦音，后者和疼痛在心包腔出现渗液时均消失；全身症状不如心肌梗死严重；心电图除 aVR 外，其余导联均有 ST 段弓背向下的抬高，T 波倒置，无异常 Q 波出现。

（4）心绞痛：疼痛发作时限短，硝酸甘油疗效显著，无坏死物质吸收表现，无血清坏死标志物升高，心电图无动态变化。

（5）急腹症：急性胰腺炎、消化道溃疡穿孔、胆石症等，均有上腹部疼痛，可伴休克。仔细询问病史、体格检查、心电图检查和血清心脏标记物测定可协助鉴别。

【诊断难点及需要注意的问题】

（1）症状不典型或无症状：根据典型的临床表现，特征性的心电图改变，血清心肌坏死标志物水平动态改变，急性心肌梗死的确诊一般并不困难。对于无症状的患者，诊断往往比较困难。少数患者亦可无胸痛症状，常常以严重心律失常、心力衰竭、突发休克，或原有高血压而血压忽然降低且无原因可寻为主要表现，此时应完善心电图检查。一些老年患者的胸痛症状往往不典型，有时主要表现为上腹胀痛或恶心呕吐，易误诊为急腹症，应提高警惕，心电图检查有助于明确诊断。

（2）心电图不典型：对于无 Q 波型心肌梗死患者，ST-T 仍有急性心梗的动态演变的特点，心肌酶增高，有助于与心绞痛鉴别。当患者存在左束支传导阻滞时，急性心梗的心电图变化诊断较为困难，因为它与 ST 段抬高型心肌梗死的心电图变化类似；此时，与 QRS 波同向的 ST 段抬高和至少 2 个胸导联 ST 段抬高＞5 mm 时强烈提示急性心肌梗死。

## 四、治疗分析

【治疗原则】

主要包括保护和维持心脏功能，挽救濒死心肌，防止梗死面积的扩大，缩小心肌缺血范围,治疗各种并发症,防止猝死的发生,使患者不但能渡过心肌梗死的急性期,而且康复后还能保持尽可能多的有功能的心肌。

【具体措施】

(1) 院前急救:基本任务是将急性心肌梗死(acute myocardial infarction,AMI)患者安全、迅速地转运到医院,以便尽早开始再灌注治疗。在这一过程中,关键在于缩短患者就诊时间和院前检查、处理、转运所需的时间。

(2) 一般治疗:卧床休息、心电监测、镇静和抗焦虑、保持大便通畅等。

(3) 再灌注治疗

① 溶栓治疗:对于不能在首次医疗接触后 120 分钟内行经皮冠状动脉介入治疗(percutaneous coronary intervention,PCI)开通梗死血管的急性心肌梗死患者,应在 30 分钟内进行溶栓治疗。常用的溶栓药物有链激酶、尿激酶、重组人组织型纤溶酶原激活剂(rt-PA)。溶栓疗法根据用药途径可分为冠状动脉内溶栓及静脉内溶栓,但目前多采取静脉内溶栓。表 2-4-1 为溶栓再通的判断指标:间接指征出现两项或以上者,考虑再通(但第②和③两项组合不能被判定为再通)。研究表明,在患者急性心梗发病 2 小时内溶栓后血管再通的成功率与急诊介入治疗成功率相当,而随着发病时间延长,阻塞血管再通率明显下降。需要注意的是,溶栓治疗有出血和发生并发症的风险,溶栓前应严格排除溶栓绝对禁忌证,并根据实际情况筛选相对禁忌证。溶栓不成功者需接受补救性介入治疗,溶栓成功者也需择期接受冠脉造影,并在必要时进行血管介入治疗。

表 2-4-1  溶栓再通的判断指标

| 直接指标 | 冠状动脉造影检查观察血管再通情况,根据 TIMI 分级达到 2、3 级者表明血管再通 |
|---|---|
| 间接指标 | ① 抬高的 ST 段于 2 小时内回降>50%;<br>② 胸痛于 2 小时内基本消失;<br>③ 2 小时内出现再灌注性心律失常(短暂的加速性室性自主节律,房室或束支传导阻滞突然消失,或下后壁心肌梗死的患者出现一过性窦性心动过缓、窦房传导阻滞或低血压状态);<br>④ 血清 CK-MB 峰值提前出现(在发病 14 小时内) |

注:TIMI 分级:0 级:血管远端完全无血流灌注;1 级:血管远端部分血流灌注;2 级:血管远端完全血流灌注,但血流速度缓慢;3 级:血管远端完全血流灌注,血流速度正常。

② 介入治疗(PCI)即紧急经皮冠状动脉介入术,或直接 PCI 术(primary PCI,PPCI):发病数小时内进行的紧急经皮球囊冠状动脉成形术(percutaneous transluminal coronary angioplasty,PTCA)及支架术是目前被广泛认可的安全、有效恢复心肌再灌注的手段。其特点是梗死相关血管再通率高和残余狭窄小。PPCI 适用于发病 12 小时内的急性心肌梗死患者;对于发病 12~24 小时内的患者,如仍存在心肌缺血症状、血流动力学不稳定等情况,也可从急诊介入治疗中获益。对于溶栓治疗失败未达到再灌注目标的患者,补救性 PCI 也是一种有效的手段。心肌梗死发生后,尽早恢复心肌再灌注能降低近期死亡率,预防远期的心力衰竭发生。

③ 外科冠状动脉旁路移植手术(coronary artery bypass graft,CABG):下列患者可考虑进行急症冠状动脉旁路术:溶栓治疗或 PTCA 后仍存在持续或反复的胸痛;心导管检查显示高危冠状动脉病变(左主干病变);合并需要外科手术纠正的机械并发症,如室间隔穿孔或乳头肌功能不全所引起的严重二尖瓣反流。其操作复杂、创伤较大,手术相关风险也较大。

(4)其他药物治疗

① 缓解疼痛:心肌再灌注治疗是解除疼痛最有效的方法。在进行再灌注治疗之前,可以使用一些药物来尽快缓解患者的疼痛,比如吗啡、硝酸酯类药物和 β 受体阻滞剂。

② 抗血小板治疗。

③ 抗凝治疗。

④ 血管紧张素转换酶抑制剂(angiotensin-converting enzyme inhibitor,ACEI)与血管紧张素 Ⅱ 受体拮抗药(angiotensin receptor blocker,ARB):改善恢复期心肌的重构,减少 AMI 的病死率和充血性心力衰竭的发生。

⑤ 降脂治疗:稳定斑块,改善内皮功能。

(5)抗心律失常。

(6)抗低血压和心源性休克。

(7)治疗心力衰竭。

(8)机械并发症的处理。

(9)右心室心肌梗死的处理。

(10)康复和出院后治疗。

### 五、诊治进展

急性 ST 段抬高型心肌梗死（ST-elevation myocardial infarction，STEMI）是急性心肌缺血性坏死，大多是在冠状动脉病变的基础上，发生冠状动脉血供急剧减少或中断，使相应的心肌严重而持久地急性缺血所致。原因通常是在冠状动脉粥样硬化不稳定斑块病变的基础上继发血栓形成导致冠状动脉血管持续、完全阻塞。STEMI 与不稳定型心绞痛以及非 ST 段抬高型心肌梗死（non-ST-elevation myocardial infarction，NSTEMI）合称急性冠脉综合征（acute coronary syndrome，ACS）。不稳定型心绞痛和 NSTEMI 体现了一种连续的病理学改变，其主要不同在于 NSTEMI 患者存在心肌损伤标志物改变。因此，一些指南将不稳定型心绞痛和 NSTEMI 归类为"非 ST 段抬高型急性冠脉综合征"（non-ST-elevation acute coronary syndrome，NSTE-ACS）。根据第 4 版"心肌梗死全球定义"标准，心肌梗死是指急性心肌损伤［血清心脏肌钙蛋白（cTn）增高和/或回落，且至少 1 次高于正常值上限（参考值上限值的 99 百分位值）］，同时有急性心肌缺血的临床证据，包括：①急性心肌缺血症状；②新的缺血性心电图改变；③新发生病理性 Q 波；④新的存活心肌丢失或室壁节段运动异常的影像学证据；⑤冠状动脉造影或腔内影像学检查或尸检证实冠状动脉血栓。

如果怀疑 ACS，则应该考虑对患者进行初步分类和评估，这包括进行心电图（electrocardiogram，ECG）来评估异常或缺血证据，采集有针对性的临床病史以评估临床表现，并进行有针对性的临床检查以评估临床和血流动力学稳定性。根据初步评估结果，决定是否需要立即进行侵入性治疗。STEMI 患者需要紧急行经皮冠状动脉介入治疗（如果无法在 120 分钟内进行 PPCI，则需要进行溶栓治疗）。具有极高风险特征的 NSTE-ACS 患者需要立即进行血管造影并行 PCI 术（如有指征）；患有 NSTE-ACS 和高危特征的患者应接受住院血管造影（应考虑 24 小时内行血管造影）。ACS 患者需要联合抗血小板和抗凝治疗。大多数 ACS 患者最终将接受血运重建，最常见的是 PCI。一旦 ACS 的最终诊断确定，采取措施预防复发事件并降低心血管风险就非常重要。这包括药物治疗、生活方式的改变、心脏康复，以及考虑心理社会因素的影响。

## 六、文献导读

［1］葛均波,徐永健,王辰.内科学[M].9 版.北京:人民卫生出版社,2018.

［2］急性 ST 段抬高型心肌梗死诊断和治疗指南(2019)[J].中华心血管病杂志,2019,47(10):766-783.

［3］Camm A J, Lüscher T F, Maurer G, et al. The ESC Textbook of Cardiovascular Medicine [M]. Oxford University Press, 2018.

［4］Lawton J S, Tamis-Holland J E, Bangalore S, et al. 2021 ACC/AHA/SCAI Guideline for Coronary Artery Revascularization: A Report of the American College of Cardiology/American Heart Association Joint Committee on Clinical Practice Guidelines [J]. Circulation, 2022, 145(3):e18-e114.

［5］Gulati M, Levy P D, Mukherjee D, et al. 2021 AHA/ACC/ASE/CHEST/SAEM/SCCT/SCMR Guideline for the Evaluation and Diagnosis of Chest Pain: A Report of the American College of Cardiology/American Heart Association Joint Committee on Clinical Practice Guidelines[J]. Circulation, 2021, 144(22):e368-e454.

［6］Byrne R A, Rossello X, Coughlan J J, et al. 2023 ESC Guidelines for the management of acute coronary syndromes[J]. Eur Heart J Acute Cardiovasc Care, 2023.

(杨明明　陈立娟)

# 原发性高血压

## 一、训练目标

1. 掌握高血压病诊断、鉴别诊断、防治原则与用药选择。
2. 熟悉高血压临床类型及高血压分类、分期。
3. 初步了解高血压病诊治进展。

## 二、典型病例

【病史】 患者王某,男,21岁,大学生,因"头痛3月,视物模糊1周"入院。患者3个月前无明显诱因出现阵发性头痛,呈胀痛,未予重视。1周前出现左眼视物模糊,伴恶心、呕吐、头晕,今晨自测血压250/150 mmHg,遂至我院就诊。病程中,患者食纳睡眠欠佳,大小便正常,近期体重无明显变化。

患者既往体健,否认"糖尿病,冠心病,脑梗死"病史,否认"肝炎,结核"等传染病史,否认吸烟饮酒史。

【体格检查】 T 36.5℃,P 125次/分,R 18次/分,BP 210/117 mmHg,身高170 cm,体重68 kg,神清,精神可,未闻及颈部血管杂音,双肺呼吸音清,未及啰音,心尖冲动位于胸骨左缘第5肋间锁中线内0.5 cm处,范围2.5 cm,心前区未触及震颤,叩诊心界不大,心率125次/分,心律规整,主动脉瓣区可闻及较柔和的2级收缩期杂音,伴第2心音亢进。腹软,肝脾肋下未触及,未闻及腹部血管杂音。腹软,无压痛、反跳痛。颈动脉、桡动脉和足背动脉搏动良好。双下肢无水肿。

【辅助检查】 ①血尿粪常规:电解质、纤溶功能、病毒八项、C-反应蛋白未见明显异常,肌酐100 μmol/L↑,尿白蛋白+;②心电图:窦性心动过速,左室高电压;③心脏彩超:EF0.78,左室增大,室间隔增厚;④颅脑CT:未见明显异常。

## 三、诊断分析

【病例特点】 ①患者青年男性,阵发性头痛。②血压短时间内迅速升高。

③体征：BP 210/117 mmHg，主动脉瓣区可闻及较柔和的 2 级收缩期杂音，伴第 2 心音亢进。④心电图：左室高电压；心脏彩超：左室增大，室间隔增厚；肌酐升高，尿蛋白＋；眼底检查：双眼视盘旁出血、渗出、后极部视网膜水肿。

【主要诊断】 ①高血压急症；②高血压病 3 级（高危）；③高血压性视网膜病变。

【诊断依据】

（1）病史：患者 3 个月前无明显诱因出现阵发性头痛，呈胀痛，未予重视。1 周前出现左眼视物模糊，伴恶心呕吐头晕，今晨自测血压 250/150 mmHg。

（2）体征：P 125 次/分，BP 210/117 mmHg，主动脉瓣区可闻及较柔和的 2 级收缩期杂音，伴第 2 心音亢进。

（3）心电图：窦性心律，左室高电压；心脏彩超：左室增大，室间隔增厚；肌酐升高，尿蛋白＋。眼底检查：双眼视盘旁出血、渗出，后极部视网膜水肿。

【诊断思路】 流程图如图 2-5-1。

【鉴别诊断】

继发性高血压：年轻患者（＜30 岁）及顽固性高血压（3 种且其中 1 种为利尿剂血压不能控制，或 4 种降压药能控制），患者需筛查继发性高血压，病因包括嗜铬细胞瘤、原发性醛固酮增多症、库欣综合征、肾实质性疾病、肾动脉狭窄、药源性高血压、主动脉缩窄、睡眠呼吸暂停综合征、甲状腺或甲状旁腺疾病。

实验室检查：甲状腺激素、促肾上腺皮质激素、皮质醇、肾素、醛固酮、血管紧张素Ⅱ、儿茶酚胺等激素水平及节律未见异常。

双肾、肾动脉及肾上腺彩超未见明显异常；肾上腺 CT 亦未见异常。

睡眠呼吸监测未见明显异常。

并发症筛查：冠状动脉 CTA 未见明显异常；颈动脉及下肢动脉彩超未见明显异常；眼底检查：双眼视盘旁出血、渗出、后极部视网膜水肿，左眼为著，左眼视盘边界稍模糊。

【诊断难点及需要注意的问题】

（1）患者年轻，首次以高血压急症就医，阵发性头痛，交感兴奋为主，未曾服药，已存在靶器官损害，左心室肥厚，尿蛋白阳性，需考虑患者是否存在继发性高血压可能。

（2）患者头痛 3 个月，需排除有无脑出血等心脑血管合并症。

初次发现收缩压≥140mmHg和/或舒张压≥90 mmHg

去除可能引起血压升高诱因，复查非同日三次血压

收缩压≥140 mmHg和/或舒张压≥90 mmHg

正常

定期监测血压

病史采集，体格检查，辅助检查

原发性高血压

继发性高血压

高血压分级
1级高血压(轻度)：收缩压140~159 mmHg和/或舒张压90~99 mmHg
 亚组：临界高血压：收缩压140~149 mmHg和/或舒张压90~95 mmHg
2级高血压(中度)：收缩压160~179 mmHg和/或舒张压100~109 mmHg
3级高血压(重度)：收缩压≥180mmHg和/或舒张压≥110 mmHg

危险因素
• 年龄(男性>55岁，女性>65岁)
• 吸烟
• 血脂异常：TC≥5.72 mmol/L,
 或LDL>3.6 mmol/L或
 HDL<1.0 mmol/L
• 早发心血管疾病家族史
 (一级亲属发病年龄<50岁)
• 腹型肥胖(腰围男≥85 cm，女≥
 80 cm)或肥胖(BMI≥28 kg/m²)
 缺少体力活动
• hs-CRP≥3 mg/L或CRP>10 mg/L

靶器官损害：
• 左心室肥厚
 (心电图、超声心动图或X线)
• 微量白蛋白尿
• 血浆肌酐水平轻度升高
 (男115~133 μmol/L，
 女107~124 μmol/L)
• 颈动脉超声IMT≥30.9 mm
 或周围血管动脉粥样硬化斑块

合并的临床状况：
• 脑血管疾病：缺血性脑卒中
 脑出血，短暂性脑缺血发作
 心脏疾病：心肌梗死，心绞痛，
 冠状动脉血运重建，充血性心
 力衰竭
• 肾脏疾病：糖尿病肾病，肾功
 能受损(血肌酐水平男>
 133 μmol/L，女>124 μmol/L)，
 蛋白尿(>300 mg/24h)
• 糖尿病
• 外周血管疾病
• 视网膜病变：出血或渗出，视
 乳头水肿

1~2个
低危

2~3个
中危

高危

极高危

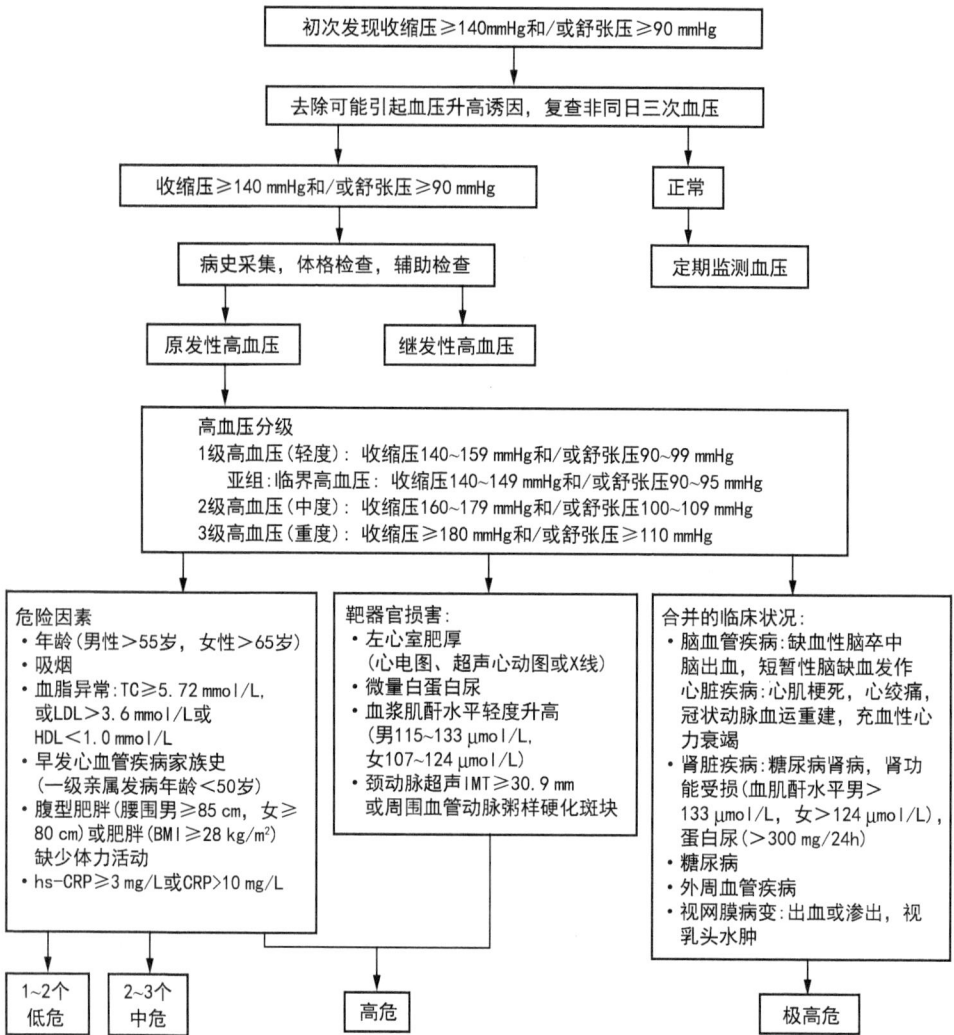

**图 2-5-1 原发性高血压诊断流程图**

(3) 高血压急症,需利用静脉滴注迅速降压,同时需控制性降压。

(4) 该患者血压已达高血压 3 级,需早期联用降压药物。

高血压急症是一组以短时间内血压严重升高(通常收缩压>200 和/或舒张压>120 mmHg),伴有高血压相关靶器官损害,或原有器官功能受损进行性加重为特征的一组临床综合征。高血压急症的特殊类型包括：①恶性高血压：病情急剧,舒张压持续>130 mmHg,同时伴有头痛,视物模糊,眼底出血、

渗出和乳头水肿,肾脏损害突出,持续蛋白尿,血尿与管型尿。病情进展迅速,如不及时有效降压治疗,预后很差。②高血压脑病:血压急剧升高,临床表现以脑病的症状与体征为特点。

## 四、治疗分析

**【治疗原则】**

(1)高血压急症的治疗原则

① 加强一般治疗:吸氧、安静休息、心理护理、监测生命体征、维持水电解质平衡、防治并发症等。

② 早期降压原则

• 初始阶段(1 小时)血压控制目标为平均动脉压降低幅度不超过治疗前水平的 25%。

• 随后 2～6 小时将血压降至较安全水平,一般为 160/100 mmHg 作用。

• 病情稳定后,24～48 小时血压逐渐降至正常水平。单一或联合使用静脉降压药,拉贝洛尔和尼卡地平适用于所有高血压急症,硝酸甘油和硝普钠特别适用于心脏和主动脉损害的高血压急症。

③ 经静脉降压治疗后血压达到目标值,且靶器官功能平稳后,应逐步过渡到口服药物,详见药物治疗部分。

(2)药物治疗

① 药物治疗原则

• 起始剂量:一般患者采用常规剂量,老年及高龄老年人初始治疗通常采用较小有效治疗剂量,根据需要可逐渐增加剂量。

• 长效降压药物:优先选用长效降压药物,有效控制 24 小时血压,更有效预防心脑血管并发症。

• 联合治疗:对 SBP≥160 mmHg 和/或 DBP≥100 mmHg、SBP 高于目标血压 20 mmHg 和/或 DBP 高于目标血压值 10 mmHg 或高危及以上患者,或单药治疗 2～4 周后未达标的高血压患者应联合降压治疗,包括自由联合或单片复方制剂。

• 个体化治疗:根据患者合并症的不同和药物疗效及耐受性,以及患者个人意愿或长期承受能力,选择适合患者个体的降压药物。

• 药物经济学:高血压是终身治疗,需考虑成本/效益。

② 药物分类(表 2-5-1、图 2-5-2)

• 利尿剂

适用于：轻、中度高血压,老年收缩期及心衰伴高血压。

副作用：可引起低钾,使血糖升高,血尿酸升高,胆固醇升高。

• β受体阻滞剂

适用于：轻、中度高血压,尤其是心率较快的中、青年患者或合并有心绞痛,心肌梗死后高血压患者。

副作用：对心肌收缩力、房室传导及窦性心律均有抑制,可引起血脂升高、低血糖、末梢循环障碍。

• 钙通道阻滞剂

适用于：中、重度高血压的治疗,尤适用于老年人收缩期高血压。

副作用：心衰、窦房结功能低下、传导阻滞患者不宜应用,会引起心率快、充血、潮红、头痛、下肢水肿等症状。

• 血管紧张素转换酶抑制剂

适用于：各种程度高血压,对伴有心衰、心肌肥厚、心梗尤其适宜。

副作用：干咳(10%～20%),高血钾、妊娠、肾动脉狭窄(双侧狭窄、单侧严重狭窄)禁用。

• 血管紧张素Ⅱ受体拮抗剂

适用于：各种程度高血压,对伴有心衰、心肌肥厚、心梗尤其适宜。

禁忌证：高血钾、妊娠、肾动脉狭窄(双侧狭窄、单侧严重狭窄)禁用。

• α受体阻滞剂

适用于：嗜铬细胞瘤引起的高血压,一般不用于治疗原发性高血压。

(3) 并发症和合并症的降压治疗

• 脑血管病：可选用长效钙通道阻滞剂、ARB、ACEI 或利尿剂。从单药小剂量开始,缓慢递增剂量或联合治疗。

• 合并冠心病：高血压合并稳定型心绞痛,用 β受体阻滞剂和长效钙通道阻滞剂,心梗患者应选择 ACEI(ARB)和 β受体阻滞剂。

• 合并心力衰竭：宜选择 ACE(ARB)抑制剂、利尿剂。

• 合并慢性肾衰竭：ACEI 或 ARB 在早、中期能延缓肾功能恶化。

• 合并糖尿病、蛋白尿或轻中度肾功能不全(非肾血管性)：选用 ARB 或 ACEI、长效钙通道阻滞剂和小剂量利尿剂。

表 2-5-1　高血压药物分类、用药指征及推荐药物

| 药物分类 | 用药指征 | 推荐药物 |
|---|---|---|
| 血管紧张素转换酶抑制剂 | 高血压的单药治疗<br>有合并症高血压的一线治疗 | 卡托普利、依那普利 |
| 血管紧张素受体Ⅱ拮抗剂 | 高血压的单药治疗<br>有合并症高血压的一线治疗 | 缬沙坦 |
| 钙通道阻滞剂 | 高血压的单药治疗<br>高血压合并心绞痛、心力衰竭或卒中的联合治疗 | 尼群地平、硝苯地平、非洛地平、氨氯地平 |
| β受体阻滞剂 | 高血压的单药治疗<br>高血压合并心绞痛或心力衰竭的一线治疗 | 比索洛尔、拉贝洛尔 |
| 利尿剂 | 高血压的联合治疗 | 氢氯噻嗪、螺内酯 |
| 其他 | 高血压的联合治疗 | 乌拉地尔、酚妥拉明 |

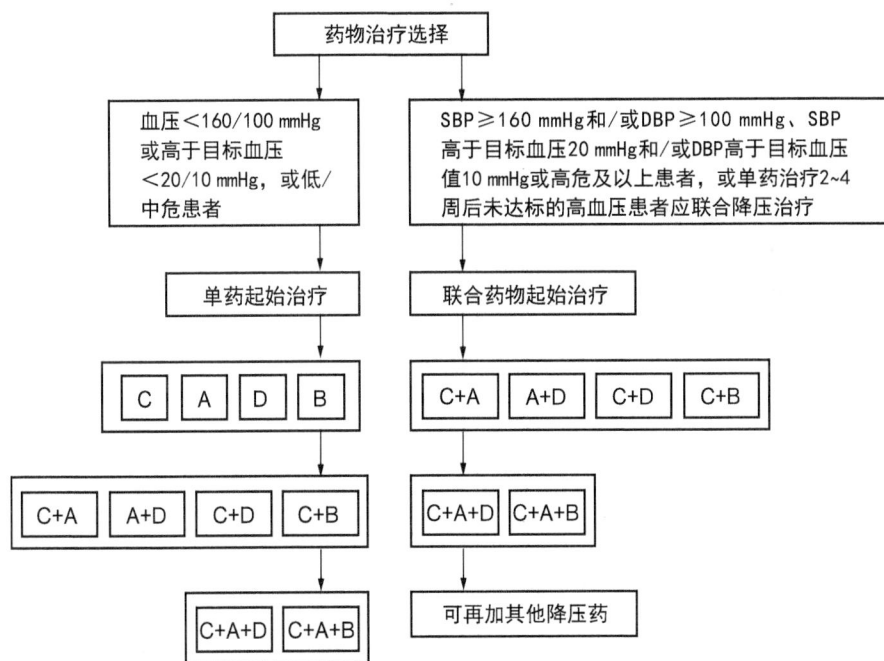

注：A：血管紧张素转换酶抑制剂，血管紧张素受体Ⅱ拮抗剂；
　　B：β受体阻滞剂；C：钙通道阻滞剂；D：利尿剂

图 2-5-2　无合并症高血压患者单药或联合药物治疗方案

## 五、诊治进展

近年来,高血压在新药研究、器械治疗、基层干预等领域取得了多个突破。联合应用降压药物以及固定剂量复方制剂得到越来越多的重视。新药方面,非甾体盐皮质激素受体拮抗剂非奈利酮能够阻断盐皮质激素受体(MR)过度激活,能降低血压、降低心血管事件。对于醛固酮增多型的难治性高血压患者、糖尿病肾病合并高血压、慢性肾功能不全合并高血压,都可以考虑选用非甾体 MRA。高选择性醛固酮合成酶抑制剂 Baxdrostat 和 Lorundrostat 对难治性高血压有较好的效果。小干扰 RNA(siRNA)Zilebesiran 能够阻断血管紧张素原的生成,单次给药,能起到持续 6 个月的降低收缩压的作用。而对药物治疗效果欠佳的顽固性高血压,在临床上开展了多种新型的治疗技术,包括肾交感神经去神经治疗、微血管减压术、颈动脉感受器、脑深部电刺激治疗、高血压疫苗等,但这些新技术仍需要大规模的临床试验和研究去证明其远期效果。

## 六、文献导读

[1] Manicia G, Kreutz R, Brunstrom M, et al. 2023 ESH Guidelines for the management of arterial hypension[J]. J Hypertens,2023,41(12):1874-2071.

[2] 国家基层高血压防治管理指南 2020 版[J].中国循环杂志,2021,36(3):209-220.

[3] 中国高血压临床实践指南[J].中华心血管病杂志,2022,50(11):1050-1095.

[4] 高血压基层合理用药指南[J].中华全科医师杂志,2021,20(1):21-28.

[5] 中国高血压健康管理规范[J].中华心血管病杂志,2020,48(1):10-46.

[6] 高血压急症的问题中国专家共识(2022)[J].中华高血压杂志,2022,30(3):207-216.

(刘珠媛　陈立娟)

# 心脏瓣膜病

## 一、训练目标

1. 掌握二尖瓣病变的狭窄程度和常见病因,掌握二尖瓣狭窄诊断和鉴别诊断思路、临床表现及并发症。

2. 熟悉二尖瓣狭窄的治疗原则、手术治疗指征和禁忌证。

3. 初步了解二尖瓣狭窄诊治进展。

## 二、典型病例

【病史】 患者王某,女,51 岁,农民,因"活动后胸闷气短 9 年,加重 2 周"入院。患者 9 年前无明显诱因下出现活动后胸闷气短,多在体力劳动后出现,持续 10 分钟左右,休息后可缓解,后上述症状反复出现,未予重视。2 周前,患者感冒后再次出现上述症状,程度逐渐加重,活动耐量逐渐下降,从事日常活动后即感胸闷气短,并有夜间不能平卧,伴双下肢水肿、咳嗽、咳白痰,痰中偶有血丝,痰量中等,能自行咳出,无胸痛,无发热,无尿频尿急尿痛,无腹痛腹胀,遂门诊收治入院。发病以来,患者偶有关节疼痛,食纳可,睡眠欠佳,大小便正常。

既往体健,否认"冠心病、糖尿病、脑梗死、高血压"病史,否认"肝炎、结核"等传染病史,否认药物过敏史,有 2 子 1 女。

【体格检查】 T 36.3℃, P 95 次/分, R 18 次/分, BP 120/80 mmHg,神清,精神欠佳,无颈静脉怒张,双肺呼吸音粗,双肺底可闻及散在湿啰音,心尖冲动位于第五肋间左锁骨中线外 0.5 cm,搏动弥散,心界向左扩大,心率100 次/分,心律绝对不齐,第一心音强弱不等,P2＞A2,P2 亢进、分裂,吸气时明显,心尖区可闻及低调的舒张中晚期隆隆样杂音,伴有舒张期震颤,余瓣膜区未闻及病理性杂音,无心包摩擦音。全腹软,无压痛、反跳痛,肝脾未触及。双下肢中度凹陷性水肿。

【辅助检查】

（1）实验室检查：血尿粪常规，生化全套，电解质，病毒八项，纤溶功能，TNI，甲状腺功能，血沉，抗"O"，类风湿因子，抗核抗体未见明显异常，NT pro-BNP 9 000 pg/ml↑。

（2）胸部 CT（图 2-6-1）：心影增大，肺动脉段突出，肺淤血。

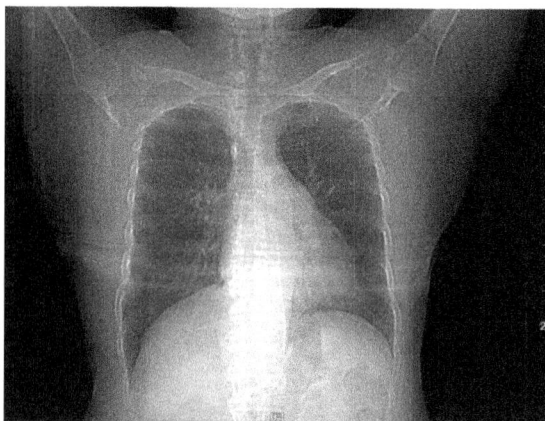

图 2-6-1　胸部 CT

（3）心电图（图 2-6-2）：心房颤动。

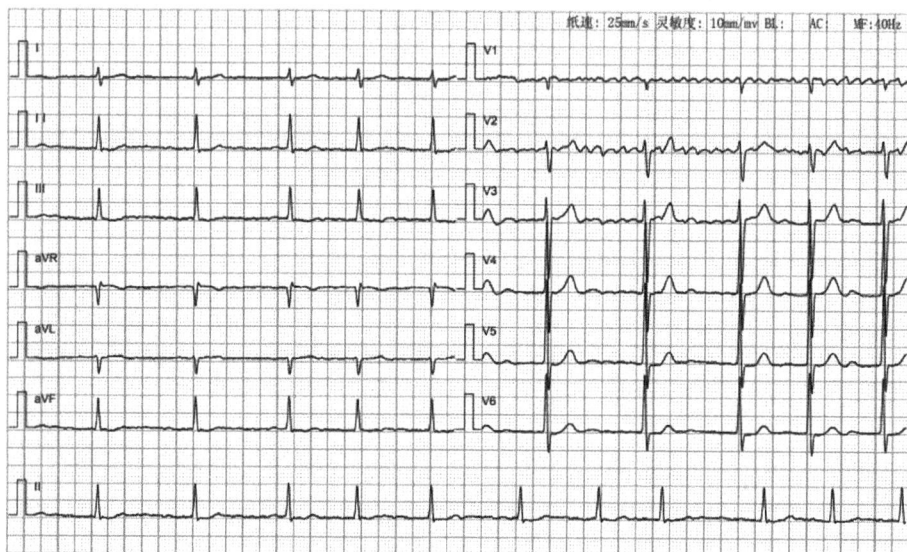

图 2-6-2　心电图

（4）心脏超声（图 2-6-3）：风湿性心脏病，二尖瓣重度狭窄，左心房、右心房、右心室扩大，心功能减低，肺动脉压力增高。

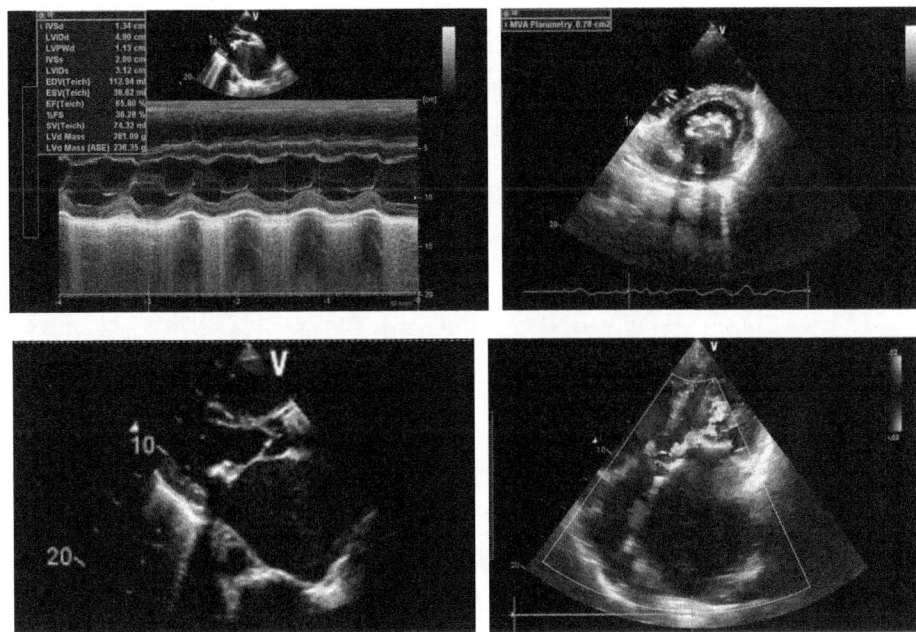

图 2-6-3 心脏超声

彩图扫码

【诊疗经过】 入院后予呋塞米、螺内酯利尿，低分子肝素抗凝，美托洛尔控制心室率，诺欣妥改善心室重构，地高辛强心，氯化钾缓释片维持电解质稳定等对症支持治疗，后行二尖瓣人工瓣膜置换术。术后随访患者胸闷气短较前有所改善。

## 三、诊断分析

【病例特点】 ①该患者为中年女性，农民，慢性病程急性加重，临床表现为活动耐量逐渐下降、咯血、双下肢水肿、夜间不能平卧；②查体及心界向左扩大，心律绝对不齐，第一心音强弱不等，脉搏短绌，P2＞A2，P2 亢进、分裂，吸气时明显，心尖区可闻及低调的舒张中晚期隆隆样杂音，伴有舒张期震颤，双下肢中度凹陷性水肿；③心电图提示房颤；胸部 CT 见梨形心、肺淤血；心脏彩超示风湿性心脏病，二尖瓣重度狭窄，左心房、右心房、右心室扩大。

【主要诊断】 ① 风湿性心脏病、二尖瓣重度狭窄、心功能Ⅳ级；② 心律失常、心房颤动。

【诊断依据】

（1）病史：患者中年女性，农民，活动后胸闷气短 9 年，近 2 周加重，有活动耐量逐渐下降、咯血、双下肢水肿、夜间不能平卧。

（2）体征：双肺呼吸音粗，双肺底可闻及散在湿啰音，心尖冲动位于第五肋间左锁骨中线外 0.5 cm，搏动弥散，心界向左扩大，心率 100 次/分，心律绝对不齐，第一心音强弱不等，P2＞A2，P2 亢进、分裂，吸气时明显，心尖区可闻及低调的舒张中晚期隆隆样杂音，伴有舒张期震颤，双下肢中度凹陷性水肿。

（3）辅助检查：NT pro-BNP 9 000 pg/ml；胸部 CT：心影增大，肺动脉段突出，肺淤血；心电图：心房颤动；心超：风湿性心脏病，二尖瓣重度狭窄，左心房、右心房、右心室扩大。

【诊断思路】 评估二尖瓣狭窄（MS）主要是通过病史、查体和超声心动图的量化指标来进行。有呼吸困难、咳嗽、咯血、血栓栓塞、声音嘶哑、乏力、纳差等相关症状，查体发现心尖区隆样舒张期杂音，X 线或心电图示左心房增大，超声心动图检查发现二尖瓣狭窄，则可明确诊断。如果初步的病史、查体和检查结果不能吻合，则需要进一步检查，如食道超声、心脏 CT 以及 MRI 等。

诊断流程图如图 2-6-4：

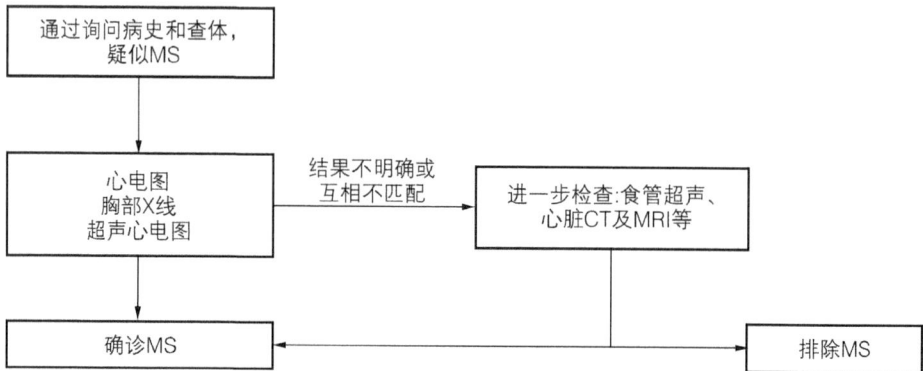

图 2-6-4 心脏瓣膜症诊断流程图

【鉴别诊断】 心尖区舒张期隆隆样杂音尚见于如下情况：

（1）相对二尖瓣狭窄：经二尖瓣口的血流增加时，见于严重二尖瓣反流、大量左至右分流的先天性心脏病和高动力循环（甲亢、贫血等）。

（2）Austin-Flint 杂音：见于严重主动脉瓣关闭不全。

（3）左房黏液瘤：舒张期杂音随体位改变。

【诊断难点及需要注意的问题】

（1）MS 的症状有时并不典型：在 MS 早期可无症状，或者症状比较轻微，如运动耐量降低、头晕或劳力性呼吸困难等，严重时可有明显的心力衰竭症状、心绞痛和晕厥等。临床上发现 MS 通常是由于查体发现心脏杂音，详细的病史很重要，因为是否有临床症状会在很大程度上影响治疗策略。当心脏查体听到心脏杂音时，要注意杂音所处的心动周期、最响部位、音调、强度、形态和传导方向，以及呼吸和体位等对杂音的影响。需要注意的是，在心力衰竭患者中，即使存在严重的 MS，心脏杂音的强度也可能很低，即所谓的"安静型二尖瓣狭窄"。因此，不能因为心脏杂音强度低而认为不存在 MS。超声心动图是诊断和评估二尖瓣狭窄的首选工具，可用于观察二尖瓣解剖结构及运动状态、评估二尖瓣瓣口面积、跨瓣压差、左心房大小和肺动脉压力，并判断二尖瓣狭窄病因。风湿性二尖瓣狭窄的超声心动图特征性表现为二尖瓣瓣尖增厚黏连，瓣叶交界融合，腱索挛缩，瓣叶活动受限。

（2）安静型二尖瓣狭窄：当胸壁增厚、肺气肿、低心排血量状态、右室明显扩大、二尖瓣重度狭窄时此杂音可被掩盖，称之为"安静型二尖瓣狭窄"。往往听诊无典型舒张期杂音，单纯以"二尖瓣区舒张期杂音"为依据，忽视了二尖瓣严重狭窄病例另外的临床表现。尤其对伴有慢性肺部疾患的本型病倒，由于未闻及舒张期杂音而误诊为肺部疾病、肺源性心脏病，未及时完善相关检查而误诊。

## 四、治疗分析

【治疗原则】

（1）一般治疗

① 预防风湿热复发：有明确风湿热患者，每月肌注长效青霉素 120 万 U，长期甚至终身。

② 消除感染病灶：彻底治疗急性链球菌感染，手术摘除反复感染的扁桃体。

③ 预防感染性心内膜炎。

④ 避免剧烈体力活动，定期复查。

⑤ 限制钠盐摄入，口服利尿剂，避免急性感染、贫血等。

（2）对症治疗

① 大量咯血：应取坐位，镇静，利尿。

② 急性肺水肿：处理原则与急性左心衰竭所致的肺水肿相似。

③ 心房颤动：控制心室率，争取恢复和保持窦性心律，可运用洋地黄、β受体阻滞剂、胺碘酮等药物，预防栓塞；有慢性心房颤动、栓塞史或超声发现左心房内附壁血栓者，均应长期服用华法林抗凝。

④ 右心衰竭：限制钠盐摄入，口服利尿剂、地高辛。

（3）介入和手术治疗

① 经皮球囊二尖瓣成形术（PBMV）

适应证：中、重度二尖瓣狭窄，有相关症状，二尖瓣瓣口面积 1.0～1.5 cm²，瓣叶活动好（开瓣音）。

禁忌证：左房血栓、严重二尖瓣反流。

② 外科治疗：闭式分离术：适应证和效果与经皮球囊二尖瓣成形术相似。直视分离术：适于瓣叶严重钙化、病变累及腱索和乳头肌、左心房内有血栓或狭窄的患者。人工瓣膜置换术：（机械瓣、生物瓣）适用于严重瓣叶的瓣下结构钙化、畸形或合并明显二尖瓣关闭不全者。

治疗流程图如图 2-6-5。

## 五、诊治进展

内科治疗不能逆转二尖瓣狭窄导致的心脏重构，手术治疗仍然是主要的治疗方法。近年来，保留瓣下结构对术后心脏的保护作用得到重视，外科手术术式由传统的二尖瓣置换术发展生出各种保留二尖瓣瓣下结构的术式。随着介入技术的发展，二尖瓣经皮介入治疗也得到广泛应用。根据新近指南，尽管风湿性心瓣膜病患病率在发达国家急剧下降，但目前仍是全球引起二尖瓣狭窄的最常见病因。经皮二尖瓣狭窄球囊成形术是当前治疗风湿性二尖瓣狭窄的首要治疗方式。在临床和瓣膜解剖特征良好的有症状患者、有症状但存在外科手术禁忌证或者高风险患者中是 Ⅰ 类推荐。该方法具有创伤小、疗效佳、成功率高和术后恢复快等优点。而外科二尖瓣置换术，主要用于二尖瓣退行性变钙化的患者，这类患者病变主要位于瓣叶的基底部，PMVB 和外科分离术根本无法解除该类患者的狭窄。

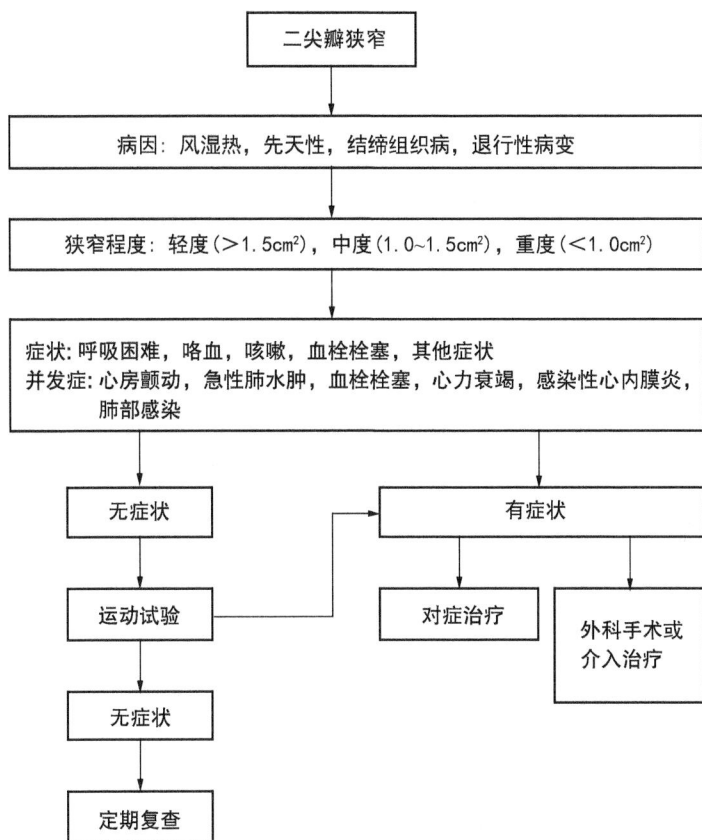

图 2-6-5　治疗流程图

## 六、文献导读

[ 1 ] Alec Vahanian，Friedhelm Beyersdorf，Fabien Praz，et al. 2021 ESC/EACTS Guidelines for the management of valvular heart disease：Developed by the Task Force for the management of valvular heart disease of the European Society of Cardiology（ESC）and the European Association for Cardio-Thoracic Surgery（EACTS）[J]. European Heart Journal，2021，ehab395.

[ 2 ] Coisne Augustin，Lancellotti Patrizio，Habib Gilbert et al. ACC/AHA and ESC/EACTS Guidelines for the Management of Valvular Heart Diseases：JACC Guideline Comparison [J]. J Am Coll Cardiol，2023，82：721-734.

[ 3 ] 中国成人心脏瓣膜病超声心动图规范化检查专家共识[J].中国循环杂志,2021,36(2):

109-125.

［4］Baumgartner Helmut，Falk Volkmar，Bax Jeroen J，et al. 2017 ESC/EACTS Guidelines for the management of valvular heart disease［J］. Eur Heart J，2017，38：2739-2791.

［5］Otto C M，Nishimura R A，Bonow R O，et al. 2020 ACC/AHA guideline for the management of patients with valvular heart disease［J］. J Am CollCardiol，2021，77：e24-197.

［6］风湿性二尖瓣病变外科治疗指征中国专家共识［J］.中华胸心血管外科杂志，2022，38（3）：132-137.

（刘珠媛　徐荣丰）

# 三 消化系统疾病

# 消化性溃疡

## 一、训练目标

1. 掌握消化性溃疡的常见病因、发病机制、临床表现、诊断和治疗原则。

2. 熟悉消化性溃疡的实验室检查、鉴别诊断和并发症,以及主要治疗方法和药物。

3. 初步了解消化性溃疡的发病机制和治疗新进展。

## 二、典型病例

【病史】 患者,男,65岁,工人,因"上腹痛2月余,加重20天"入院。患者2月余前无明显诱因下出现上腹部胀痛,不剧,可忍,呈阵发性,无放射痛,多发生于夜间、饥饿时,自服"奥美拉唑"可稍缓解。患者当时无恶心呕吐,无呕血,无腹泻,无便血,无皮肤眼白发黄,无发热,未留意是否有黑便。10天前患者上述症状较前加重,自感胸部稍有不适,定位、性质不清,服用"奥美拉唑"疼痛不能缓解,遂至医院就诊。病程中,患者精神可,食纳正常,小便无异常,近6个月体重减轻6 kg。

既往体健,无"高血压、糖尿病、心脏病、慢性支气管炎"等慢性病史,无"结核、乙肝"等传染病史,无手术、外伤史,无食物过敏史,无输血史,无吸烟、饮酒史。无家族遗传病史。

【体格检查】 T 36.5℃, P 54次/分, R 17次/分, BP 125/67 mmHg,营养良好,发育正常。全身皮肤巩膜无黄染,全身浅表淋巴结未触及肿大。口唇无发绀。心肺查体无异常。腹部:视诊:腹部对称平坦,无膨隆,无腹壁静脉曲张,腹式呼吸存在,未见胃肠型及蠕动波;触诊:腹部柔软,无腹肌紧张,无压痛、反跳痛,无液波震颤和振水音,未触及包块,肝脾肋下未触及,胆囊未触及,无压痛,Murphy征(−)麦氏点无压痛,肾未触及,输尿管点无压痛;叩诊:肝上界位于右侧锁骨中线第5肋间,肝浊音界存在,肝区无叩痛,移动性浊音(−),双肾区无叩痛;听诊:肠鸣音4次/分,未闻及血管杂音及振水音。肛门指检无异常。

【辅助检查】

（1）实验室检查：血常规：血红蛋白 114 g/L↓，血细胞比容 33.5%↓，肌钙蛋白 TnI 无异常，纤溶功能无异常；血生化：肝功能、电解质、肾功能无异常；大便常规：隐血阳性；乙肝三系、丙肝抗体无异常；甲状腺功能、肿瘤指标 CEA、AFP、CA19-9 无异常；网织红细胞比值 1.25%（正常范围 0.5%～1.5%）；血清铁蛋白 180.23 μg/L（正常范围 23.9～336.2 μg/L），促红细胞生成素、维生素 $B_{12}$、叶酸无异常；血清铁含量、未结合铁、转铁蛋白饱和度无异常，总铁结合力 48.5 μmol/L↓（正常范围 50.0～77.0 μmol/L）。

（2）入院后行胃镜检查（图 3-1-1）：复合性溃疡。病理：（胃窦）重度慢性浅表性胃炎，急性活动性。结肠镜未见明显异常。

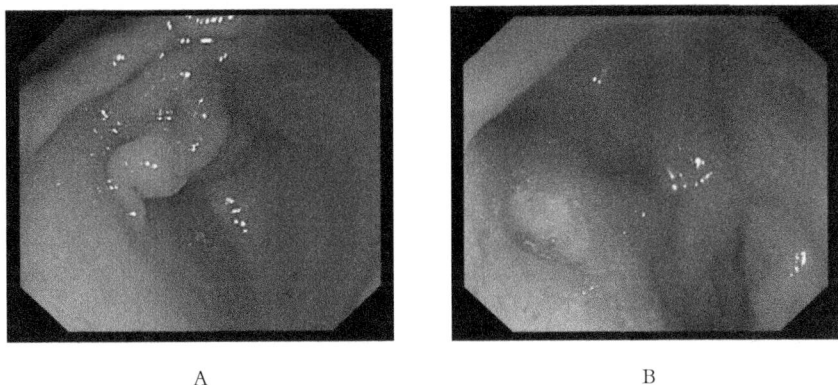

A

B

A. 胃窦溃疡（A1 期）：前壁可见大小约 0.5 cm×0.6 cm 浅溃疡，底附白苔，周围黏膜明显充血水肿，未见活动性出血。B. 十二指肠球部溃疡（A1 期）：前壁可见大小约 1.0 cm×1.5 cm 溃疡，底附白苔，边界规则，周围黏膜明显充血水肿。未见明显活动性出血。

**图 3-1-1　胃镜检查结果**

（3）腹部平扫＋增强 CT：肝脏小囊肿，肝内钙化灶；右肾微小结石可能；动脉粥样硬化。

（4）心电图未见明显异常。

（5）入院后行骨穿检查（骨髓穿刺活检标本）：见 1 个结构不完整的骨小凹，造血组织占 40%，骨髓增生尚可，粒红比例大致正常。可见成熟粒细胞，巨核细胞约 0～3 个/HPF，可见脂肪样小体，未见寄生虫及其他异常细胞。特殊染色：铁染色（－），网状纤维染色（－）。

【诊疗经过】　入院后予胃肠镜检查,提示复合性溃疡未见明显活动性出血,予抑酸、保护胃黏膜治疗后,患者腹痛症状较前缓解。患者无近期消化道活动性出血证据,贫血原因不明,予进一步筛查贫血原因,并行骨穿及骨髓活检,未见骨髓造血异常。

## 三、诊断分析

【病例特点】　①患者老年男性,既往体健;②慢性起病,临床表现为无明显诱因的腹痛,上腹部为主,呈阵发性,无放射痛,多发生于夜间、饥饿时,近期体重下降明显;③查体未见明显阳性体征;④胃镜提示消化性溃疡,病理提示(胃窦)重度慢性浅表性胃炎,急性活动性;⑤自服奥美拉唑症状可稍缓解。

【主要诊断】　①复合性溃疡伴上消化道出血;②轻度贫血。

【诊断依据】　①病史:患者既往体健,因"上腹痛2月余,加重20天"入院,腹痛以上腹部为主,呈阵发性,多发生于夜间、饥饿时;②体征:生命体征平稳,口唇无苍白,皮肤巩膜无黄染,腹部查体未见阳性体征;③辅助检查:血红蛋白114 g/L,大便隐血阳性,腹部CT未见肿瘤性病变,胃镜提示消化性溃疡,结肠镜未见明显异常;④胃镜病理提示(胃窦)重度慢性浅表性胃炎,急性活动性。

【诊断思路】　流程图如图3-1-2。

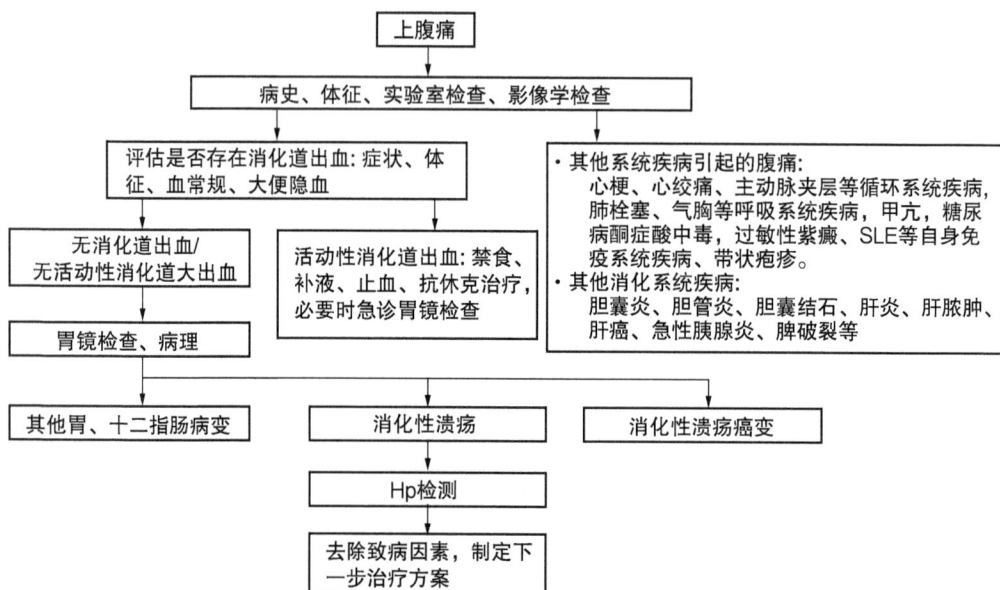

图3-1-2　消化性溃疡诊断流程图

【鉴别诊断】

（1）需要与其他原因引起的腹痛，如胰腺炎、胆囊炎、胆总管结石、阑尾炎，以及其他系统疾病，如心梗、甲状腺功能亢进等疾病鉴别。

（2）需要与其他原因引起的上消化道出血鉴别，如急性糜烂出血性胃炎、胃癌、食管癌、贲门黏膜撕裂、食管胃底静脉曲张破裂出血等。同时需要鉴别临近组织及器官肿瘤侵犯引起的消化道出血。

（3）需要与胃泌素瘤鉴别。胃泌素瘤又称 Zollinger-Ellison 综合征，有顽固性多发性溃疡，或有异位性溃疡，胃次全切除术后容易复发，多伴有腹泻和明显消瘦。患者胰腺有非 β 细胞瘤或胃窦 G 细胞增生，血清胃泌素水平增高，胃液和胃酸分泌显著增多。

【诊断难点及需要注意的问题】

（1）临床诊断消化性溃疡及与其他重要疾病的鉴别

① 消化性溃疡患者常为慢性起病，以上腹胀痛为主要表现，患者如近期体重下降明显，常为消化系统肿瘤的报警症状，胃溃疡有恶变可能，需谨慎鉴别。

② 部分老年患者急性心梗症状不典型，也会表现为上腹部疼痛，需根据心电图、心肌酶谱、肌钙蛋白 I 指标鉴别。

③ 部分患者为复合性溃疡，疼痛节律可能和十二指肠溃疡的夜间痛、饥饿痛症状，以及胃溃疡的餐后痛症状并不能完全符合。

④ 消化性溃疡患者合并贫血，首先应考虑消化性溃疡引起的上消化道出血，但不能排除其他原因引起的贫血，需完善贫血筛查，排除其他营养、代谢原因及疾病，以及造血系统异常引起的贫血。

（2）消化性溃疡的病因诊断：消化性溃疡的发病机制是胃酸、胃蛋白酶的侵袭作用与胃黏膜的防御能力间失去平衡，胃酸和胃蛋白酶对黏膜产生自我消化。消化性溃疡的病因主要包含感染、药物、遗传易感性和胃排空障碍等，常见的病因及致病机制总结如下（表 3-1-1）。

表 3-1-1　消化性溃疡的常见病因和相关疾病

| 常见类型 | 原因和疾病 |
| --- | --- |
| 感染 | Hp、单纯疱疹病毒、结核、巨细胞病毒、海尔曼螺旋菌 |
| 药物 | NSAIDs、糖皮质激素、氯吡格雷、化疗药物、双膦酸盐、西罗莫司 |
| 遗传 | 高胃酸 |

续表

| 常见类型 | 原因和疾病 |
|---|---|
| 胃排空障碍 | 十二指肠-胃反流 |
| 激素 | 胃窦 G 细胞功能亢进、促胃液素瘤、系统性肥大细胞增生症 |
| 血供不足或血流淤滞 | 休克、肝硬化 |
| 浸润性疾病 | 克罗恩病、结节病 |
| 手术后状态 | 胃窦切除术后 |
| 放射治疗 | |

（3）内镜下治疗的指征：胃镜是诊断消化性溃疡的首选方法。消化性溃疡出血约 80% 不经特殊处理可自行止血,其余部分患者则会有反复出血可能。根据内镜下消化道出血的 Forrest 分型（表 3-1-2）,判断患者是否为持续出血或再出血的高危患者,是选择内镜治疗的首要依据。

表 3-1-2　消化道出血 Forrest 分型

| Forrest 分型 | 溃疡病变的内镜下表现 | 再出血概率（%） |
|---|---|---|
| $I_a$ | 喷射样出血 | 55 |
| $I_b$ | 活动性渗血 | 55 |
| $II_a$ | 血管显露 | 43 |
| $II_b$ | 附着血凝块 | 22 |
| $II_c$ | 黑色基底 | 10 |
| III | 基底洁净 | 5 |

## 四、治疗分析

【治疗原则】　消除病因,缓解症状,愈合溃疡,防止复发和防治并发症等。

（1）一般治疗：生活要有规律,避免过度劳累和精神紧张。注意饮食规律,戒烟、戒酒。

（2）治疗消化性溃疡的药物及其应用：治疗消化性溃疡的药物可分为抑制胃酸分泌的药物和保护胃黏膜的药物两大类,主要起缓解症状和促进溃疡愈合的作用,常与根除幽门螺杆菌治疗配合使用。

（3）针对病因的治疗。

（4）根除幽门螺杆菌治疗结束后的抗溃疡治疗：在根除幽门螺杆菌疗程结束后,继续给予一个常规疗程的抗溃疡治疗是最理想的,例如：十二指肠球部溃疡(DU)患者予 PPI 常规剂量,每日 1 次,总疗程 2～4 周;胃溃疡(GU)患者 PPI 常规剂量,每日 1 次,总疗程 4～6 周。

(5) 根除幽门螺杆菌治疗后复查:治疗后应常规复查幽门螺杆菌是否已被根除,复查应在根除幽门螺杆菌治疗结束至少 4 周后进行,且在检查前停用 PPI、铋剂及抗生素 2 周,否则会出现假阴性。可采用非侵入性的$^{13}$C 或$^{14}$C 尿素呼气试验,也可通过胃镜在检查溃疡是否愈合的同时取活检做尿素酶和/或组织学检查。对未排除胃恶性溃疡或有并发症的消化性溃疡应常规进行胃镜复查。

(6) 溃疡复发的预防:有效根除幽门螺杆菌及彻底停服 NSAID,可消除消化性溃疡的两大常见病因,因而能大大减少溃疡复发。对溃疡复发同时伴有幽门螺杆菌感染复发(再感染或复发)者,可予根除幽门螺杆菌再治疗。下列情况则需用长程维持治疗来预防溃疡复发:①不能停用 NSAID 的溃疡患者,无论幽门螺杆菌阳性还是阴性;②幽门螺杆菌相关溃疡,幽门螺杆菌感染未能被根除;③幽门螺杆菌阴性的溃疡(非幽门螺杆菌、非 NSAID 溃疡);④幽门螺杆菌相关溃疡,幽门螺杆菌虽已被根除,但曾有严重并发症的高龄或有严重伴随病患者。长程维持治疗一般以 PPI 常规剂量的半量维持,而NSAID 溃疡复发的预防多用 PPI 或米索前列醇。

(7) 内镜下治疗:内镜止血方法包括注射药物、电凝及使用止血夹等。

(8) 介入治疗:对于内镜治疗下难治性消化性溃疡出血患者,鉴于介入的安全性和有效性,建议行介入治疗。

(9) 外科手术指征:由于内科治疗的进展,目前外科手术主要限于少数有并发症者,包括:①大量出血经内科治疗无效;②急性穿孔;③瘢痕性幽门梗阻;④胃溃疡癌变;⑤严格内科治疗无效的顽固性溃疡。

【关键措施】

(1) 针对病因治疗

① 如停用可能引起胃肠黏膜损伤的药物,如服用 NSAID 者尽可能停用,即使未用亦要告诫患者今后慎用。

② 根除幽门螺杆菌:对幽门螺杆菌感染引起的消化性溃疡,根除幽门螺杆菌不但可促进溃疡愈合,而且可预防溃疡复发,从而彻底治愈溃疡。因此,凡有幽门螺杆菌感染的消化性溃疡,无论初发或复发、活动或静止、有无合并症,均应予以根除幽门螺杆菌治疗。

(2) 内镜检查及病理:胃镜检查是确诊消化性溃疡首选的检查方法。

（3）随访观察重点及注意事项：①生命体征及尿量变化；②早期识别并及时处理消化性溃疡相关并发症，包括出血、穿孔、幽门梗阻和癌变。

## 五、诊治进展

根除 Hp 的一线治疗方案：伏诺拉生（VPZ）是全新机制的抑酸药物，因其具有更强效持久的抑酸作用，成为 PPI 的潜在替代品。目前，日本推荐伏诺拉生（VPZ）或 PPI＋阿莫西林＋克拉霉素三联治疗方案为根除 Hp 的一线治疗方案。鉴于伏诺拉生＋克拉霉素＋阿莫西林三联治疗方案的根除率高于 PPI＋克拉霉素＋阿莫西林，推荐首选 VPZ＋克拉霉素＋阿莫西林作为根除 Hp 的一线治疗方案。推荐的抗生素包括阿莫西林、克拉霉素或甲硝唑。

而针对我国克拉霉素、甲硝唑较高耐药率的情况，传统三联疗法根除率不断降低（＜80%），在我国大部分地区不再适合作为 Hp 的一线根除治疗方案。因此，经典铋剂四联方案再次被研究者们重视。我国《第四次全国幽门螺杆菌感染处理共识报告》中强烈推荐铋剂四联方案，即铋剂＋PPI＋2 种抗生素为根除 Hp 的一线治疗方案，优选耐药率较低的抗生素，如阿莫西林、呋喃唑酮和四环素。《第五次共识报告》在包括铋剂四联方案之内的 5 个方案的基础上扩展至 7 个四联方案，推荐疗程为 14 天，在某些地区，如研究证实 10 天疗程的根除率＞90%，则可选择 10 天疗程。在根除 Hp 治疗方案中，PPI 或 VPZ 是必不可少的。大多数 PPI 通过 CYP2C19 酶系在肝脏代谢，因此选择疗效较高、作用较稳定、受 CYP2C19 酶系基因多态性干扰较小的 PPI，有利于提高 Hp 的根除率（如兰索拉唑、泮托拉唑、雷贝拉唑和埃索美拉唑）。

## 六、文献导读

［1］黄定鹏,麦维利,朱鸿武.日本胃肠病学会消化性溃疡循证临床实践指南（2020 版）解读［J］.大医生杂志,2021,6(14):.

［2］Tarasconi A, Baiocchi G L, Pattonieri V, et al. Transcatheter arterial embolization versus surgery for refractory non-variceal upper gastrointestinal bleeding: a meta-analysis［J］. World J Emerg Surg, 2019, 14(1): 3.

［3］刘文忠,谢勇,成虹,等.第四次全国幽门螺杆菌感染处理共识报告［J］.中华消化杂志,2012,32(10):655-661.

（尹莹）

# 胃　癌

## 一、训练目标

1. 掌握胃癌的临床表现、诊断及鉴别诊断;掌握早期及进展期胃癌的定义、胃癌的转移途径。
2. 熟悉胃癌的组织病理学及治疗原则。
3. 了解胃癌的病因和诊治进展。

## 二、典型病例

【病史】　患者女性,51 岁,因"黑便 1 天,呕血 2 小时"入院,患者一天前无明显诱因出现黑便,解 2 次不成形黑便(具体量不详),无明显头晕、心慌。2 小时前出现呕咖啡色液体,量约 300 ml,伴有头晕、心慌、上腹部不适,无黑蒙,至急诊就诊,拟"上消化道出血"收住入院。病程中,无鼻出血、牙龈出血、皮肤出血,无胸痛,精神稍差,食欲及睡眠可,近 1 个月体重减轻近 2.5 kg。

既往有"高血压病"病史,血压最高 160/90 mmHg,平时口服"苯磺酸氨氯地平及阿司匹林"治疗,血压控制在 120/70 mmHg 左右。无传染性疾病、外伤及外科手术史,无家族性遗传病史。

【体格检查】T 37.0℃,P 95 次/分,R 18 次/分,BP 115/68 mmHg,SPO$_2$ 98%,贫血貌,皮肤巩膜无黄染,浅表淋巴结未及明显肿大,心肺未见明显异常,腹部平软,腹部无明显压痛,未及明显包块,肠鸣音正常。双下肢无明显水肿。

【辅助检查】　①血常规:白细胞、血小板正常,血红蛋白 90 g/L↓,中性粒细胞比例 78%↑;②生化及凝血功能未见明显异常;③肿瘤标志物:CA125 60 U/ml↑,CEA、CA19-9 正常;④入院后 24 小时内完善急诊胃镜:胃角见一凹陷型病变,大小约 2.0 cm×3.0 cm,表面发红,有结节样增生,病变后壁及窦侧见 2 处溃疡,大小分别约 0.6 cm×0.8 cm、0.4 cm×0.4 cm,溃疡底覆白苔,周围黏膜充血水肿。后壁溃疡中央可见血管头,未见活动性出血。胃镜诊断：胃角溃疡型病变伴出血（Forrest 分级Ⅱa）。鉴于患者口服阿司匹林，未行活检。病变如图所示（图 3-2-1～图 3-2-2）。

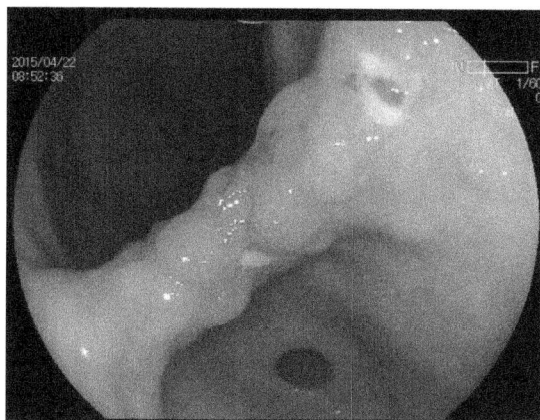

**图 3-2-1　急诊胃镜检查结果**

胃角见一凹陷型病变，大小约 2.0 cm×3.0 cm，表面发红、有结节样增生。病变后壁及窦侧见 2 处溃疡，后壁溃疡中央可见血管头，大小约 0.6 cm×0.8 cm。

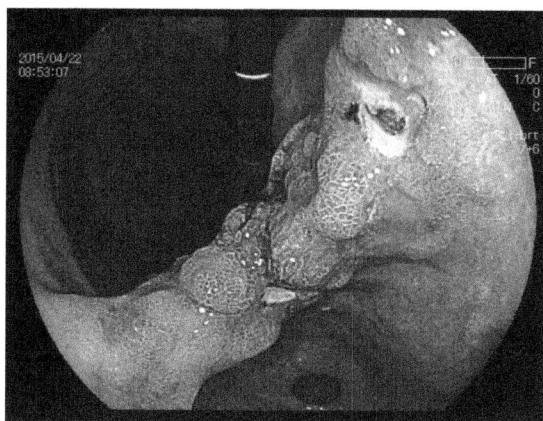

**图 3-2-2　蓝激光成像（Blue Laser Imaging, BLI）**

病变凹陷处呈茶色改变

【诊疗经过】　入院后予禁食禁水，质子泵抑制剂（proton pump inhibitor，PPI）抑酸及对症支持治疗，胃溃疡未再活动性出血。第二天完善腹部及盆腔增强 CT 提示子宫前方囊实性肿块，考虑左侧附件来源（图 3-2-3）。72 小时后无活动性出血表现，流质饮食逐步过渡。患者目前诊断：①胃角溃疡型病变并出血;②左侧附件包块;③高血压病。

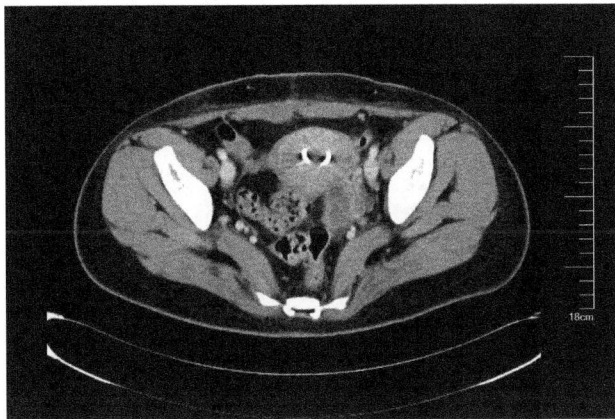

**图 3-2-3　增强 CT 结果**

左侧附件区见一囊实性团块影,大小约 3.8 cm×3.0 cm,其内密度不均,局部与子宫分界
欠清,增强可见壁及团块内实质部分重度不均匀强化。

　　目前存在的问题:①胃溃疡性质待定,需择期复查胃镜+活检,明确溃疡
性质;②左侧附件包块,肿瘤指标提示 CA125 增高,请妇科会诊,左侧附件包
块不能排除恶性肿块可能,待胃溃疡出血稳定后,需转科进一步治疗。患者胃
溃疡性质待定。复查胃镜+活检的时间安排有 2 种选择:待阿司匹林停满第
5 天后复查胃镜+活检;待消化道出血稳定后,先转科治疗附件包块,胃溃疡
规范治疗 1~2 个月后,择期复查胃镜+活检。

　　鉴于患者为女性,有口服阿司匹林病史,此药物可引起 NSAIDS 药物相关
性溃疡,但该患者胃角溃疡的白光内镜及电子染色内镜(BLI)特征,恶性溃疡
不能除外,合并左侧附件包块,CA125 增高,需高度警惕附件包块与胃溃疡型
病变的相关性。因胃癌组织病理学为低分化或未分化癌时,短期内可出现远
处种植转移,如胃印戒细胞癌,种植于卵巢,则为 Krukenberg 瘤。因此,下一
步诊疗方案应先明确胃溃疡性质。入院第 5 天,阿司匹林停药满 5 天,安排复
查胃镜+活检。入院第 7 天,胃角活检组织病理为印戒细胞癌(图 3-2-4)。

　　目前诊断:①胃印戒细胞癌伴出血。②附件包块:库肯伯格瘤? ③高血
压病。

　　治疗方案:联合普外科、妇科、肿瘤科及影像科多学科会诊(Multi-
disciplinary Team,MDT),制定个体化的治疗方案。结合患者胃镜、腹部盆腔

增强 CT 等结果,按照胃癌卵巢转移临床分型体系(Chinese classification of gastric cancer with ovarian metastasis,C-GCOM),经 MDT 评估,患者胃癌合并卵巢转移,符合 I 型(可切除型),治疗方案为:系统治疗后,进行原发灶 + 双侧附件切除,术后继续系统治疗。

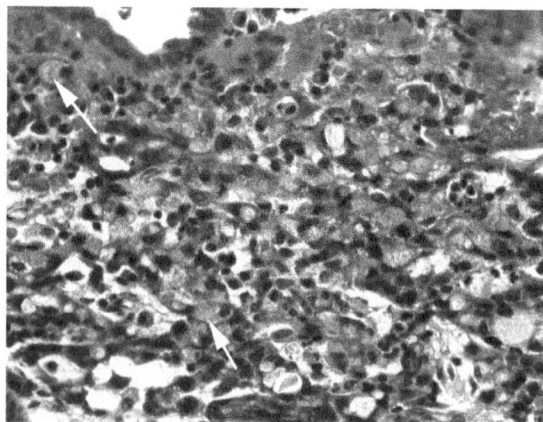

**图 3-2-4  活检组织病理**

HE 染色(×400 倍)见含有大量黏液的印戒细胞(黄色箭头所示)。

## 三、诊断分析

【病史特点】  ①患者中老年女性,急性起病,因消化道出血入院,伴上腹部不适,有体重减轻,有口服阿司匹林病史。②查体见贫血貌。③胃镜示胃角溃疡型病变伴出血;腹盆增强 CT 提示子宫前方囊实性肿块,考虑左侧附件来源。复查胃镜 + 活检,病理结果提示胃角印戒细胞癌。

【主要诊断】  ①胃印戒细胞癌伴出血。②附件包块:库肯伯格瘤?③高血压病。

【诊断依据】  ①病史:患者既往有"高血压病",口服阿司匹林病史,本次因黑便伴呕血入院。②体征:贫血貌。③辅助检查:胃镜提示胃角溃疡型病变伴出血,腹盆增强 CT 提示左侧附件包块,CA125 增高,血常规示轻度贫血。④待阿司匹林停药满 5 天后,胃镜活检病理为印戒细胞癌。

【诊断思路】  胃镜检查及活检的病理结果是诊断胃癌的金标准。对于早期病变,可结合电子染色内镜、放大内镜、色素内镜、超声内镜(肿瘤浸润胃壁的深度、累及邻近器官及淋巴结的情况)等评估病变的组织分型及浸润深度,结合病理结果,指导进一步治疗是选择内镜手术还是外科手术;部分病例,一次活检不能获得胃癌的病理学证据,必要时需结合放大内镜进行深挖、靶向活检或者超声内镜引导下穿刺活检;结合增强 CT 或 PET-CT 等影像学检查评估是否存在远处转移;结合病理和病理组织的基因检测结果,指导个体化的治疗。胃癌的流程图如图 3-2-5。

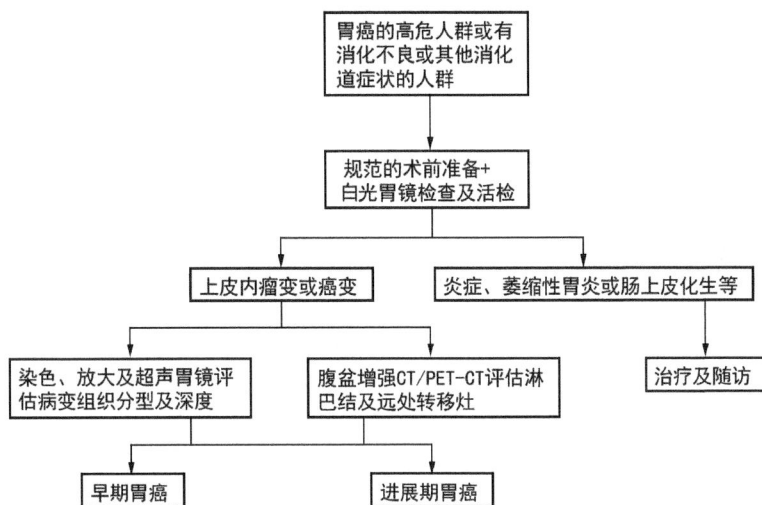

图 3-2-5　胃癌诊断流程图

【胃癌的鉴别诊断】

(1)原发性胃淋巴瘤:起源于黏膜下层淋巴组织的恶性肿瘤,好发于胃窦部位及幽门区,病理组织学上绝大部分是 B 细胞淋巴瘤,即黏膜相关淋巴组织淋巴瘤(mucosa associated lymphoid tissue lymphoma,MALT)。

(2)巨大胃黏膜肥厚症(Menetrier's 病,MD):为良性增生性胃病,低蛋白血症是本病的特异性表现,手术治疗可根治 MD 并可以防止癌症的发生,根除 HP 可缓解症状,恶变率有 10%~13%。

(3)胃良性肿瘤:胃息肉最常见的为炎性或增生性息肉,很少癌变。腺瘤性息肉癌变率为 15%~40%,直径>2 cm 时癌变率更高,以绒毛状腺瘤恶变率更高。胃黏膜下肿瘤,包括间质瘤、脂肪瘤、平滑肌瘤、异位胰腺、纤维瘤、血管瘤等,大多数都是良性肿瘤,其中间质瘤有恶变潜能。

(4)胃类癌:内镜下呈小息肉样、圆形黏膜下肿块,表面常呈黄色。Ⅰ型主要表现为慢性萎缩性胃炎、恶性贫血；Ⅱ型常与 Zollinger-Ellison 综合征相关；Ⅲ型散发，较少见，恶性程度高。

（5）胃转移性癌（metastatic carcinoma）：内镜下为单发或多发黏膜下病灶，多位于胃体上部，可突出胃腔伴出血坏死。

（6）肉瘤：是较少的胃恶性肿瘤的病理分型，病理学活检可明确诊断。

（7）淀粉样变性：沉积的淀粉样前体在黏膜固有层或黏膜下层，可表现为结节样增生、溃疡、糜烂，黏膜下肿瘤样隆起和皱襞肥厚等，活检后病理刚果红染色阳性可诊断。

（8）合并腹水病人的鉴别诊断，包括肝硬化、结核性腹膜炎、间皮瘤等可引起腹水的疾病。

（9）合并有远处转移的，需要鉴别相关组织来源的肿瘤。

【诊断难点及需要注意的问题】

（1）早期胃癌的内镜下诊断：早期胃癌缺乏典型的临床症状，多为有非特异性消化不良等症状行胃镜体检时发现。内镜下黏膜局部色调的变化（发红/发白/红白混杂）、形态的轻微改变（隆起、凹陷或凹凸不平）、易出血或自发性出血是发现早期胃癌的重要线索。早期胃癌的诊断包括组织分型、浸润深度、病变大小、是否存在溃疡 4 个方面，通过染色、放大、超声内镜、活检结果综合判断是否符合内镜治疗的适应证。

但是，对于幽门螺杆菌现症感染时的胃黏膜，由于炎症背景较重，容易漏诊早期胃癌；低分化、未分化早期胃癌，通常仅表现为褪色调的变化，无明显形态学上的变化，容易在胃镜检查时漏诊；对于异型性较低的超高分化型早期胃癌，与慢性胃炎在内镜下较难鉴别。

（2）胃癌组织分型诊断：①胃癌绝大多数是腺癌，极少数是腺鳞癌、鳞癌、类癌等。②按照结构分型，包括管状腺瘤癌、乳头状腺癌、黏液腺癌、印戒细胞癌等。③根据分化程度分为高分化、中分化及低分化。④根据 Lauren 分型，结合胃癌的组织形态结构和生物学特征，将胃癌分为肠型、弥漫型和混合型。肠型胃癌发生在肠化生的基础上，有腺管形成的分化型癌，基本病理过程为：慢性胃炎—萎缩性胃炎—肠上皮化生—异型增生—癌变；弥漫型胃癌起源于胃黏膜固有层中胃腺体的峡部以及颈上部未分化干细胞，组织学基础类型印戒细胞癌，即未分化型癌，是恶性程度极高的一种胃癌。混合型胃癌指肠型和弥漫型成分比例近似。临床多见肠型胃癌，其次为弥漫型胃癌、混合型胃癌。

（3）根据胃癌深度诊断早期及进展期胃癌：早期胃癌指病变仅局限于黏膜层及黏膜下层，不论范围大小和有无淋巴结转移。根据巴黎分型，分为隆起型（0—Ⅰ型）、表浅型（0—Ⅱ型）、深凹陷型（0—Ⅲ型）。其中表浅型分为隆起表浅型（0—Ⅱa型）、平坦表浅型（0—Ⅱb型）及凹陷表浅型（0—Ⅱc型）。进展期胃癌指胃癌突破黏膜下层。按照Borrmann分型，分为息肉样型、溃疡型、溃疡浸润型、弥漫浸润型。

（4）胃癌的转移途径：①直接播散：如癌细胞脱落种植于腹腔、盆腔、卵巢与直肠膀胱腺窝等处。胃癌种植于卵巢称Krukenberg瘤。②淋巴结转移：占胃癌转移的70%，腹腔淋巴结与胸导管直接交通，可转移至左锁骨上淋巴结。③血行转移：最常受累的脏器是肝和肺。熟悉胃癌的转移途径，对于进展期胃癌的临床表现、诊断能够理解得更加深刻，如体检发现左侧锁骨上淋巴结肿大，需要考虑胃癌淋巴结转移的可能。对于胃未分化癌的女性患者，合并出现盆腔包块时，需要考虑胃癌盆腔种植转移的可能。

（5）进展期胃癌的临床特点：常见症状有上腹痛、食欲减退和消瘦、呕血和黑便，贲门附近的胃癌可有进食后梗阻感，幽门部分的胃癌可引起幽门梗阻的表现。肿瘤扩散可出现腹水、黄疸及累及脏器相应的症状。进展期可有上腹压痛，上腹部包块，转移相关的左锁骨上淋巴结肿大、肝大、黄疸、腹水、盆腔包块。可出现的并发症包括：出血、穿孔、梗阻、胃肠瘘管、周围黏连和脓肿形成等。

### 四、治疗分析

【治疗原则】 早期发现、早期诊断及早期治疗是提高胃癌疗效的关键；以手术治疗为主的综合治疗，综合治疗包括化疗、放疗、靶向治疗、免疫治疗等。

（1）可手术切除的胃癌包括早期胃癌及可手术切除局部进展期胃癌。手术的种类包括根治性手术和非根治性手术，根治性手术包括标准胃切除术和非标准胃切除术；非根治切除术包括姑息手术和减瘤手术。

（2）内镜治疗早期胃癌的方法包括内镜下黏膜切除术（endoscopic mucosal resection，EMR）或内镜黏膜下剥离术（endoscopic submucosal dissection，ESD），对于符合内镜下治疗适应证的早期胃癌，可首选内镜治疗。原则上，内镜治疗适用于淋巴结转移可能性极低、肿瘤能整块一次性切除的胃癌。

早期胃癌内镜下切除要严格遵循适应证（表3-2-1），参考中华医学会消化内镜学会制定的《中国早期胃癌筛查及内镜诊治共识意见》（2014年，长沙)、日本消化内镜学会制定的《早期胃癌内镜下切除指南》(2016年)、《早期胃癌内镜下规范化切除的专家共识意见》(2018,北京)、日本胃癌学会制定的《胃癌治疗指南2018》(第5版)以及日本临床肿瘤研究小组关于扩大内镜切除适应证的多中心前瞻性研究结果(JCOG0607)。①EMR或ESD治疗早期胃癌的绝对适应证:病灶大小≤2 cm,无合并溃疡的分化型黏膜内癌(cT1a)。②只能ESD而非EMR治疗绝对适应证(针对cT1a期胃癌):病灶大小>2 cm、无合并溃疡的分化型黏膜内癌(cT1a);病灶大小≤3 cm、有溃疡的分化型黏膜内癌(cT1a)。③ESD治疗的扩大适应证:病灶大小≤2 cm、无溃疡的未分化型黏膜内癌(cT1a)。

目前最新的日本胃癌学会制定的早期胃癌内镜下规范化切除的指南(2021年)将病灶大小≤2 cm、无溃疡的未分化型黏膜内癌(cT1a)扩展为早期胃癌内镜下切除的绝对适应证。

表3-2-1　早期胃癌内镜下切除适应证

| 浸润深度 | 溃疡 | 分化型 | | 未分化型 | |
|---|---|---|---|---|---|
| | | * | | ≤2 cm | >2 cm |
| cT1a(M) | UL(-) | | | | |
| | UL(+) | ≤3 cm | >3 cm | | |
| | | | | | |
| cT1b(SM) | | | | | |

　■ 绝对适应证　　▨ 扩大适应证　　□ 非适应证

注:cT1a(M):术前诊断为黏膜内癌;cT1b(SM):术前诊断为黏膜下癌;UL:溃疡形成(瘢痕);
*不再限定病变大小

(3) 对于不可切除局部进展期胃癌患者,通常在放化疗后行多学科讨论,评估手术完全性切除的可能性,或行对症支持治疗以改善营养状况,缓解出血、梗阻、疼痛等症状。胃癌不可切除的原因主要包括:①因肿瘤原因不可切除,如原发肿瘤侵犯周围正常组织且无法分离或包绕大血管、淋巴结转移且固定、融合成团无法切除、肿瘤发生远处转移无法切除;②患者基础状况差或合并严重疾病不能耐受手术或拒绝手术等。

(4) 对于无手术根治机会或转移性胃癌患者,应采取以全身抗肿瘤药物治疗为主的综合治疗。包括系统性化疗、靶向及免疫治疗、支持治疗、姑息治疗等方案以延长患者生存期并提高生活质量。在免疫或靶向治疗进入一线治疗的时代,联合化疗序贯维持治疗已是主要方案。

化疗包括无手术根治机会的化疗(一线、二线及后线治疗)、术后辅助化疗和新辅助化疗。术后辅助化疗的目的是控制根治性切除后残留的肿瘤细胞以预防复发。新辅助化疗(neo-adjuvant chemotherapy,NAC)适用于影像学诊断可"根治性切除",为提高手术根治率,在手术前行化疗。由于有不少患者术后营养状况差和发生手术并发症而难以耐受高强度的辅助化疗,手术前进行高强度的化疗相对易行。

综上所述,Ⅰ期胃癌,以根治性手术切除为主,一般不主张辅助治疗;Ⅱ期胃癌可视为中期,根治性手术切除为主,术后常规辅以化疗及免疫治疗;Ⅲ期胃癌为进展期,手术以扩大根治性切除为主,术后更应强调放化疗、靶向治疗、免疫治疗和综合性治疗;Ⅳ期胃癌为晚期,以非手术治疗为主。

### 五、诊治进展

胃癌是多因素综合作用的结果,包括环境因素、感染因素、遗传因素、基因调控、癌前疾病等因素。其中,幽门螺杆菌感染与胃癌发病相关,是I类致癌物。研究表明,APC基因杂合性缺失、P53基因突变、微卫星不稳定性在胃癌的发展中起着重要作用。胃印戒细胞癌的发病机制尚不明确,研究表明,CDH1基因表达缺失、miRNA异常表达等因素可引起胃印戒细胞癌,胃印戒细胞癌组织中雌激素和孕激素受体高表达,表明胃印戒细胞癌与性激素有一定相关性。

胃癌的早诊早治对患者的生存期尤为重要,胃癌的筛查需要规范的术前检查,包括局部咽部麻醉药、去黏液及去泡剂的使用,推荐无痛胃镜,患者的耐受性更好,利于规范的胃镜检查。对于怀疑上皮内瘤变或癌变的患者,需要结合电子染色、色素内镜、放大内镜及超声内镜进行内镜下评估病变的组织分型和深度,符合内镜下治疗适应证的患者,首先选择内镜治疗,术后根据病理结果,评估是否为治愈性切除,指导进一步治疗和随访方案。

在胃癌手术治疗方面,机器人胃癌手术是近年来备受关注的话题,多中心的回顾性研究结果表明,相比于腹腔镜手术,机器人手术的并发症更低,出血更少、淋巴结清扫更多,且长期生存相当。但机器人胃癌手术的优势与价值仍需要更多临床研究证据来加以证实。

对于不可切除的进展期胃癌或胃癌复发的患者,应采取以全身抗肿瘤药物治疗为主的综合治疗。近些年,免疫治疗的研究进展,证实免疫治疗应用于辅助治疗及新辅助治疗中可显著改善进展期胃癌患者的预后。微卫星不稳定(MSI)和错配修复(MMR)状态作为影响免疫治疗疗效的主要因素,MSI/MMR状态被推荐作为晚期胃癌患者的重要检测指标。针对程序性死亡受体1(programmed death 1,PD-1)或程序性死亡配体1(programmed death ligand-1,PD-L1)免疫检查点抑制剂联合化疗较单纯化疗可显著改善晚期胃癌患者无进展生存期及总生存期,已成为晚期胃癌标准一线治疗方案。

## 六、文献导读

［1］王吉耀,葛均波,邹和健.实用内科学[M].16版.北京:人民卫生出版社,2022.

［2］程向东,季加孚,朱正纲.胃癌卵巢转移诊断和治疗中国专家共识(2021版)[J].中国肿瘤,2022,31(2):81-87.

［3］中华医学会消化内镜学分会,中国抗癌协会肿瘤内镜专业委员.中国早期胃癌筛查及内镜诊治共识意见(2014年,长沙)[J].中华消化内镜杂志,2014,31(7):361-377.

［4］Ono H,Yao K,Fujishiro M,et al. Guidelines for endoscopic submucosal dissection and endoscopic mucosal resection for early gastric cancer[J]. Dig Endosc, 2016, 28(1):3-15.

［5］《早期胃癌治疗规范研究》专家组.早期胃癌内镜下规范化切除的专家共识意见(2018,北京)[J].中华胃肠内镜电子杂志,2018,5(2):49-60.

［6］Hasuike N,Ono H,Boku N,et al. A non-randomized confirmatory trial of an expanded indication for endoscopic submucosal dissection for intestinal-type gastric cancer (cT1a): the Japan Clinial Oncology Group study (JCOG0607)[J]. Gastric Cancer,2018,21(1):114-123.

［7］Ono H,et al. Guidelines for endoscopic submucosal dissection and endoscopic mucosal resection for early gastric cancer (second edition)[J]. Dig Endosc, 2021, 33(1):4-20.

［8］Boku N,Ryu MH,Oh DY,et al. LBA7 _ PR Nivolumab plus chemotherapy versus chemotherapy alone in patients with previously untreated advanced or recurrent gastric / gastroesophageal junction (G/GEJ) cancer: ATTRACTION-4(ONO-4538-37)study[J]. Annals of Oncology,2020,31: S1192-S1192

［9］Chao J,Fuchs CS,Shitara K,et al. Assessment of Pembrolizumab Therapy for the Treatment of Microsatellite Instability-High Gastric or Gastroesophageal Junction Cancer Among Patients in the KEYNOTE059,KEYNOTE-061, and KEYNOTE-062 Clinical Trials[J]. JAMA Oncol,2021,7(6): 895-902.

(梁燕 俞婷)

# 肝　硬　化

## 一、训练目标

1. 掌握肝硬化的定义、临床表现、体征、鉴别诊断。
2. 熟悉肝硬化鉴别诊断、治疗进展。
3. 了解肝硬化的病因。

## 二、典型病例

【病史】　患者魏某，男性，55 岁，因"反复腹胀、双下肢水肿 5 年余，加重 1 周"入院。患者 5 年前无明显诱因出现反复腹胀，无腹痛，无恶心、呕吐，无胸闷心悸，伴有双下肢水肿、食欲减退，曾至当地人民医院就诊，确诊"肝硬化失代偿期"，给予保肝利尿等治疗后好转出院。后上述症状反复出现，1 周前患者再次腹胀、双下肢水肿加重，遂来我院门诊就诊，为进一步治疗以"肝硬化失代偿期"收治入院。病程中，患者神志清，精神尚可，饮食睡眠差，小便如常，大便正常，近期体重增加 2.5 kg。

既往否认"高血压病、糖尿病、冠心病"等慢性病史；30 年前有"肺结核"治愈后未再复发；否认"肝炎""伤寒"等其他传染病史，否认外伤史、手术史及输血史；否认药物及食物过敏史；吸烟 40 年，20 支/天，未戒烟；饮酒 35 年，平均 8 两/日，戒酒一年。否认家族性遗传病史。

【体格检查】　T 36.4℃，P 64 次/分，R 12 次/分，BP 106/66 mmHg，神志清楚，精神一般，营养中等，步入病房。肝性面容，全身皮肤黏膜无黄染，未见皮疹及出血点，可见肝掌和蜘蛛痣，浅表淋巴结无肿大。头颅五官无畸形，两眼巩膜无黄染，颈软，两肺呼吸音清，未闻及干湿啰音，心率 64 次/分，律齐，各瓣膜区未闻及明显病理性杂音。腹膨隆，无压痛，无反跳痛，肝肋下未及，脾肋下 4 cm，质地韧；Murphy 征阴性，麦氏点压痛（－），移动性浊音阳性，肝肾区无叩痛，肠鸣音减弱。肛门及外生殖器未查。双下肢中度凹陷性水肿。生理反射存在，病理反射未引出。

【辅助检查】 血常规：WBC $3.02 \times 10^9$/L↓，Hb 96 g/L↓，PLT $56 \times 10^9$/L↓，N 65.8%；肝功能：总胆红素 28.5 μmol/L↑，直接胆红素 17.1 μmol/L↑，谷丙转氨酶 57 IU/L↑，谷草转氨酶 50 IU/L↑，碱性磷酸酶 630 IU/L↑，γ-谷氨酰转肽酶 568 IU/L↑，乳酸脱氢酶 298 IU/L↑，白蛋白 25 g/L↓。上腹部 CT(见图 3-3-1)：肝硬化失代偿期，脾大，腹水。

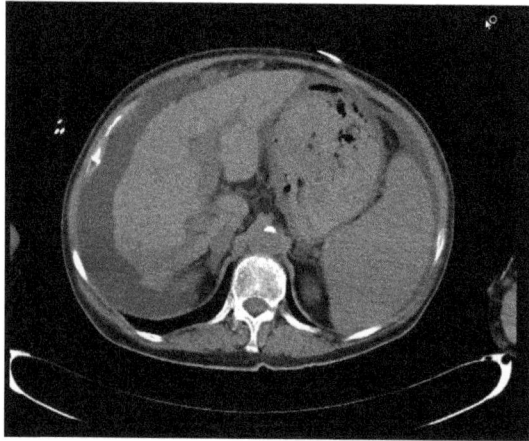

图 3-3-1　肝硬化

【诊疗经过】 入院后予戒酒，记 24 小时尿量 800 ml 左右，限制钠、水的摄入，给予螺内酯(安体舒通)和呋塞米(速尿)联合应用利尿，输注白蛋白提高血浆胶体渗透压，腹穿放腹水并给予保肝治疗，维持水、电解质平衡，患者经上述治疗后腹胀缓解，复查 B 超腹水明显减少。

### 三、诊断分析

【病例特点】 ①患者中年男性，既往有嗜酒病史，5 年前确诊肝硬化，30 年前有"肺结核"治愈后未再复发。②慢性病程，因腹胀、腿肿就诊。③查体：肝性面容，可见肝掌和蜘蛛痣，浅表淋巴结无肿大。腹膨隆，无压痛，无反跳痛，脾肋下 4 cm，质地韧。移动性浊音阳性。双下肢中度凹陷性水肿。④血常规示三系减少，上腹部 CT：肝硬化失代偿期，脾大，腹水。

【主要诊断】 酒精性肝硬化失代偿期。

【诊断依据】 ①病史：患者中年男性，既往有嗜酒病史，5 年前确诊肝硬化，此次再次腹胀、腿肿。②体征：肝性面容，可见肝掌和蜘蛛痣。腹膨隆，脾肋下 4 cm,质地韧。移动性浊音阳性。双下肢中度凹陷性水肿。③辅助检查：血常规示 WBC $3.02 \times 10^9/L$,Hb 96 g/L,PLT $56 \times 10^9/L$,N 65.8%。上腹部 CT:肝硬化失代偿期,脾大,腹水。

【诊断思路】 流程图如图 3-3-2:

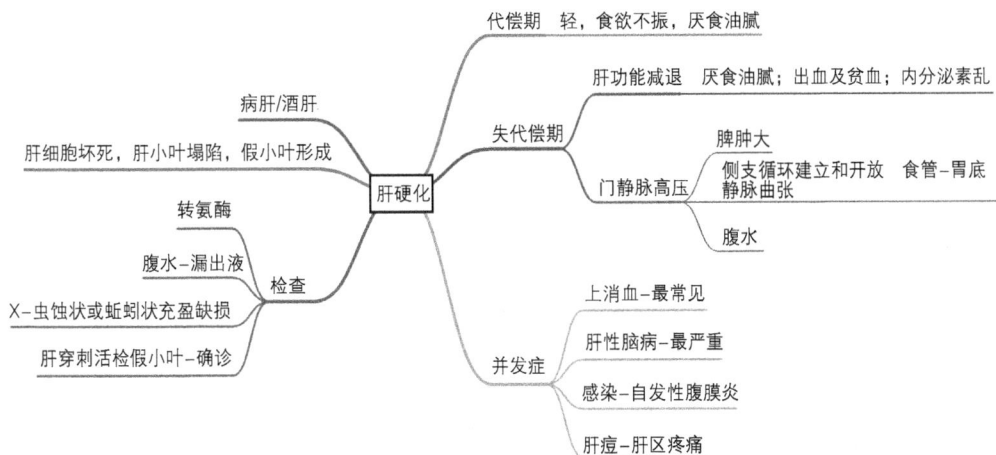

图 3-3-2 肝硬化诊断流程图

【鉴别诊断】

(1)肝脾肿大:如血液病、代谢性疾病引起的肝脾肿大,必要时可做肝穿刺活检明确诊断。

(2)原发性肝癌:病理学诊断为金标准,临床学诊断可按患者可有慢性肝病病史,有典型的原发性肝癌的影像学特征:如 CT 扫描示肝脏占位在动脉期快速不均质血管强化,静脉期或延迟期快速洗脱;超声造影也呈快进快出;血清 AFP 持续一个月≥400 $\mu g/L$,或者持续两个月≥20 $\mu g/L$,并排除其他因素导致的 AFP 增高,如妊娠、活动性肝病等。

(3)腹水:应确定腹水的程度和性质,与其他原因引起的腹水鉴别。肝硬化腹水为漏出液,SAAG>11 g/L;合并自发性腹膜炎为渗出液,以中性粒细胞增多为主,但 SAAG 仍大于 11 g/L。结核性腹膜炎为渗出液伴 ADA 增高。肿瘤性腹水比重介于渗出液和漏出液之间,腹水 LDH/血 LDH>1,可找到肿瘤细胞。结核性和肿瘤性腹水 SAAG<11 g/L。腹水检查不能明确诊断时,可做腹腔镜检查,常可明确诊断。

**【诊断难点及需要注意的问题】**

（1）肝硬化代偿期可隐匿起病：一部分患者可有一过性轻度乏力、腹胀或消化不良的表现，缺乏典型的临床症状而常常被忽视，或者诊断为消化系统其他疾病，如消化不良、慢性胃炎等。这需要详细询问病史及生化检查，必要时可行肝穿刺活检明确诊断。

（2）与肝占位病变鉴别：肝硬化失代偿期影像表现典型，表现为肝表面弥漫性结节、肝体积缩小、左叶及尾状叶代偿性增大、门静脉高压等。但也要与一些肝占位的病变区别，如肝癌、肝血管瘤、肝囊肿、肝脏多发钙化灶、肝肉芽肿等。某些情况下，一些疾病会形成肝脏轮廓改变及肝表面结节等，类似肝硬化。

① 急性肝衰竭：急性肝衰竭是指患者短时间内发生大量肝细胞坏死及严重的肝功能损害。急性肝衰竭病情危重，进展迅猛，死亡率较高。一般情况下，急性肝衰竭时肝脏形态正常或增大（后者肝实质密度减低），有门脉高压和腹水。但是少数情况下急性肝衰竭可类似于肝硬化，表现为肝脏萎缩和肝表面结节，尤其见于病情超过 7 天的患者。这种肝脏形态改变可能是退变结节和坏死所致，而非硬化结节。

② 转移性肝癌化疗后假性肝硬化：肝转移癌化疗后可能导致肝轮廓的改变，包括肝内弥漫性结节，肝边缘呈波浪状、尾状叶增大等，类似于肝硬化。造成这种改变的病理机制尚不明确，可能与肿瘤浸润所致肝脏结构异常及药物化疗的毒性作用有关。这种假性硬化主要见于乳腺癌转移，其他如食管癌、胰腺癌、甲状腺癌及结肠癌肝转移所致假性肝硬化亦有报道。

③ 结节病：结节病是一种原因不明的多系统疾病，临床表现多样，好发于30～40 岁女性。累及肝、脾者少见，病理上肝脏结节病表现为病变部位非干酪样肉芽肿形成，肉芽肿多呈弥漫分布。病理上肝结节病较为常见，但影像上可见的肝脏结节病少见。肝结节病影像上表现为肝脏增大，轮廓常不规则，肝内弥漫性低密度小结节，伴或不伴肝表面小结节。

## 四、治疗分析

**【治疗原则】**

肝硬化应尽早开始针对病因治疗，抗炎，抗肝纤维化，防治并发症等综合治疗。动态评估病情。若药物治疗欠佳，符合指征者进行肝移植前准备。

（1）一般治疗：休息，饮食：高维生素，易消化软食。肝功能显著损害或有肝性脑病先兆时，限制或禁食蛋白质。腹水时应少盐或无盐，禁酒、避免进食粗糙、坚硬食物，禁用损害肝脏的药物。

（2）药物治疗：目前无有效逆转肝硬化的药物，给予维生素、消化酶、水飞蓟宾、秋水仙碱、护肝等治疗。

（3）抗病毒治疗：①乙型肝炎后肝硬化代偿期，当 HBV-DNA$\geqslant 10^4$，ALT 可正常或 HBV-DNA$< 10^4$，但可以检测到伴 ALT 升高，抗病毒治疗；失代偿期 HBV-DNA 阳性，ALT 正常或增高，均应抗病毒治疗，首选抗病毒强、低耐药的核苷类药物（如恩替卡韦）。②慢性丙型肝炎代偿的肝硬化，严密观察下给予抗病毒治疗，如干扰素、利巴韦林。

（4）腹水的治疗：①钠、水的摄入：无盐或低盐饮食。②利尿剂：主要使用螺内酯和呋塞米联合应用，常用剂量 100 mg：40 mg，最大剂量 400 mg/d：160 mg/d。小剂量开始，防止低钾及并发症。体重下降、无水肿者 0.5 kg/d，有下肢水肿者 1.0 kg/d。③定期、小量、多次输注新鲜冰冻血浆、白蛋白提高血浆胶体渗透压。④避免使用非甾体消炎药、血管紧张素酶抑制剂或血管紧张素受体抑制剂。

（5）并发症的治疗

① 上消化道出血（食管胃底静脉曲张破裂）：禁食、静卧、重症监护，补充血容量、纠正休克。控制急性出血：a.药物止血：垂体后叶激素及其衍生物特利加压素，生长抑素。b.三腔双囊管压迫止血。c.内镜：硬化剂注射、静脉套扎、喷洒或注射药物。d.手术治疗。e.介入治疗。

② 自发性腹膜炎：早期、足量首选头孢三代，疗程 5～10 天；；复发性自发性腹膜炎（spontaneous pertonitis，SBP）高危，环丙沙星预防。Cr$>$1 mg/dl，BUN$>$30 mg/dl、SB$>$4 mg/dl 可在 6 小时内输注白蛋白预防肝肾综合征（hepatorenal syndrome，HRS）。

③ 肝性脑病：消除诱因，减少肠内有毒物的生成和吸收，促进有毒物质的代谢清除，纠正氨基酸代谢的紊乱，纠正水、电解质和酸碱平衡失调。

④ 肝肾综合征：目前无有效治疗。去除诱因，如迅速控制上消化道大量出血、感染等。避免使用肾功能损害药物。输注白蛋白 1 g/(kg·d)，以后 20～40 g/24 h，持续 5～10 天。使用血管活性药物，如特立加压素、去甲肾上腺素加奥曲肽，此外还可行 TIPS 及肝移植治疗。

### 五、诊治进展

病因治疗是肝硬化治疗的关键，如能明确肝硬化的病因，均应针对病因进行诊治：

针对 HBV、HCV 感染引起的肝硬化，可酌情考虑抗病毒治疗。对于 HBV 感染可参考《慢性乙型肝炎防治指南（2019 更新版）》，首选核苷类药物。代偿期治疗目标是延缓和降低肝功能失代偿和原发性肝癌发生。失代偿期抗病毒治疗目标是改善肝功能，减缓或减少肝移植需求。

对于 HCV 所致的肝硬化抗病毒治疗可参考《丙型肝炎防治指南（2019 更新版）》。可使用长效干扰素联合利巴韦林。

酒精性肝硬化首先戒酒，并可参考《酒精性肝病防治指南（2018 更新版）》。非酒精性脂肪性肝病的治疗参考《非酒精性肝病防治指南（2018 更新版）》，控制危险因素，联合使用护肝和抗氧化药物辅助治疗。

自身免疫性肝病所致肝硬化可分别参考《自身免疫性肝炎诊断和治疗共识（2015）》《原发性胆汁性肝硬化（又名原发性胆汁性胆管炎）诊断和治疗共识（2015）》和《原发性硬化性胆管炎诊断和治疗专家共识（2015）》。

其他原因所致肝硬化者，应尽力查明原因后针对病因进行治疗，如血色病肝硬化限制铁的摄入，减少铁的吸收，能耐受者可给予治疗性静脉放血，使血清铁蛋白浓度维持在 50～100 ng/ml。避免输注红细胞。可应用铁螯合剂治疗。心功能不全引起的淤血性肝硬化，应首先解决心负荷过重因素；布加综合征等肝流出道梗阻时应解除梗阻。

1. 抗纤维化治疗　目前尚无循证医学证据证明西药能有效逆转肝纤维化。但中医中药发挥了重要作用。相关文献表明，其机制可能为抑制基质金属蛋白酶-2 表达，下调核因子 $\kappa$B，从而抑制 TGF-$\beta$1 和 Smad 信号通路起到抗纤维化作用。

2. 腹水的治疗　可参考 2017 年《肝硬化腹水及相关并发症的诊疗指南》，对于轻症的腹水可在门诊治疗，重度腹水需要住院治疗。一线治疗包括：限制盐的摄入（4～6 g/d），合理应用螺内酯、呋塞米等利尿剂。二线治疗包括：合理应用缩血管活性药物和其他利尿剂，如特利加压素、盐酸米多君及托伐普坦；腹腔穿刺大量放腹水及补充人血清白蛋白、TIPS。三线治疗包括肝移植、腹水浓缩回输、肾脏替代治疗。

## 六、文献导读

［1］刘国钧,陈绍业.内科学［M］.北京:高等教育出版社,1957:15-18.

［2］European Association for the Study of the Liver. EASL Clinical Practice Guidelines for the management of patients with decompensated cirrhosis［J］. J Hepatol, 2018, 69（2）: 406-460.

［3］中华医学会肝病学分会.肝硬化诊治指南［J］.临床肝胆病杂志,2019,35（11）: 2408-2425.

［4］Chinese Scoiety of Hepatology and Chinese Scoiety of Infectious Diseases,Chinese Medical Association. The guideline of prevention and treatment for chronic hepatieis B: A 2019 update［J］. J Clin Hepatol,2019.

［5］中华医学会肝病学分会,中华医学会感染病学分会.丙型肝炎防治指南（2019 更新版）［J］.临床肝胆病杂志,2019.

［6］中华医学会肝病学分会脂肪肝和酒精性肝病学组,中国医师协会脂肪性肝病专家委员会.酒精性肝病防治指南（2018 年更新版）［J］.临床肝胆病杂志,2018,34(5):939-956.

［7］中华医学会肝病学分会脂肪肝和酒精性肝病学组,中国医师协会脂肪性肝病专家委员会.非酒精性脂肪性肝病防治指南（2018 年更新版）［J］.临床肝胆病杂志,2018,34(5): 947-957.

［8］中华医学会肝病学分会,中华医学会消化病学分会,中华医学会感染病学分会.自身免疫性肝炎诊断和治疗共识(2015)［J］.临床肝胆病杂志,2016,32(1):9-22.

［9］中华医学会肝病学分会,中华医学会消化病学分会,中华医学会感染病学分会.原发性硬化性胆管炎诊断和治疗专家共识(2015)［J］.临床肝胆病杂志,2016,32(1):23-31.

［10］Aithal G P, Palaniyappan N, China L, et al. Guidelines on the management of ascites in cirrhosis［J］. Gut, 2021, 70(1): 9-29.

（王智）

# 急性胰腺炎

## 一、训练目标

1. 掌握急性胰腺炎的病因、病理生理机制和临床表现。
2. 熟悉急性胰腺炎的实验室检查、诊断和鉴别诊断、治疗原则。
3. 了解急性胰腺炎的治疗进展。

## 二、典型病例

【病史】 患者魏某,男,76 岁,因"饮酒后腹痛 2 天"入院。患者 2 天前饮白酒 300 ml 后出现上腹疼痛,向腰背部放射,进食后疼痛加剧,伴有间断恶心、呕吐,呕吐后腹痛无缓解;伴有咳嗽,咳少量白色黏痰,无心悸胸痛,无腹泻,无肢体抽搐,无意识丧失,无尿频、尿急、尿痛等不适。2 天来,腹痛逐渐加重。家人送至我院急诊就诊。

既往有"冠心病、冠脉支架植入术"10 余年,曾口服"阿司匹林"抗血小板治疗,1 年前因"房颤"停用阿司匹林,调整为"达比加群 110 mg bid"抗凝处理;有"高血压病"病史 10 年,最高血压 180/100 mHg,自述血压控制尚可;有"2 型糖尿病"病史 10 余年,现口服"格华止 1 片 qd"控制血糖,血糖控制不详;否认胆结石、消化性溃疡病史、肝炎病史;50 年前因"阑尾炎"于外院行"阑尾切除术"。曾有吸烟史 20 年,20 支/日,已戒烟 40 年,社交饮酒 30 年。

【体格检查】 T 38.1℃ ↑, P 85 次/分, R 20 次/分,BP 158/75 mmHg,神志清楚,精神一般,皮肤黏膜无黄染,眼睑无浮肿,口唇无发绀,咽红,双侧扁桃体无明显肿大,无巨舌,颈静脉无怒张。胸廓无畸形,双侧呼吸动度对称,双肺呼吸音稍粗,可闻及湿啰音,心前区无隆起,未触及震颤,叩诊心界无明显扩大,心室率 85 次/分,心律绝对不齐,第一心音强弱不等,各瓣膜区未闻及病理性杂音。腹平,右下腹可见陈旧性手术瘢痕,长约 5 cm,腹部未见瘀斑等,未见 Grey-Turner 征及 Cullen 征,中上腹压痛、反跳痛,余腹无压痛、反跳痛及肌紧张,肠鸣音减弱,约 1 次/分。

【辅助检查】 急诊血常规：白细胞计数 $9.30\times10^9$/L↑,血小板计数 $70\times$ $10^9$/L↓,中性粒细胞比率 86.9%↑,中性粒细胞计数 $8.08\times10^9$/L↑,超敏 C 反应蛋白(CRP)5.65 mg/L↑。胰腺炎筛查组套：淀粉酶 1 921 U/L↑,脂肪酶 18 621 U/L↑。肿瘤指标：糖类抗原 199：62.2 U/mL↑。游离三碘甲状腺原氨酸：2.13 pmol/L↓。腹部 CT 平扫示：腹腔多发渗出积液,胰腺密度欠均,周围脂肪间隙模糊(图 3-4-1 箭头所示),双侧肾前筋膜增厚；双肾周渗出；胆囊壁稍水肿增厚。附见：双侧胸腔积液；双侧胸膜局限性增厚；心影增大,心包少许积液。

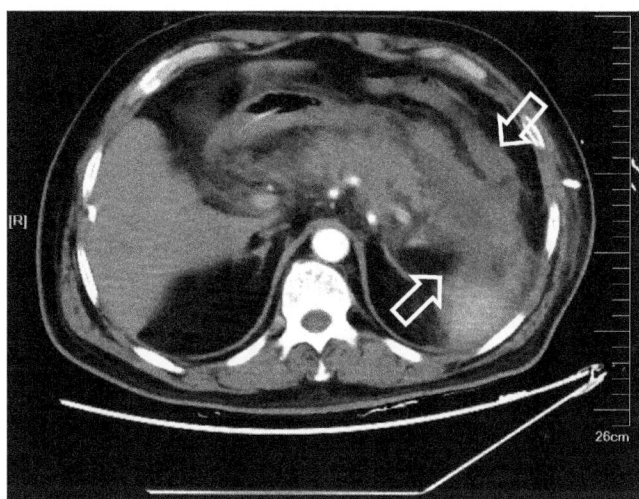

图 3-4-1 腹部 CT

【诊疗经过】 入院后予以禁食、禁水。予艾普拉唑 10 mg 静滴 qd,抑酸治疗；醋酸奥曲肽 0.6 mg 泵入 qd,减少胰腺分泌；头孢唑肟 2 g 静滴 q8h,抗感染；予注射用乌司他丁 10 万 U 静滴 q12h,抑制胰酶；予以氨基酸、脂肪乳、葡萄糖等营养支持；补充电解质并充足补液,每天液体入量 3 000 ml。经治疗后患者腹痛逐渐缓解,血常规、淀粉酶、脂肪酶逐渐回归正常,复查腹部 CT 见渗出明显减少；遂逐渐开放清淡流质饮食。治疗 10 天后,患者病情好转,予以出院,出院后继续门诊随访。

### 三、诊断分析

【病例特点】 ①患者老年男性,急性起病,饮酒为诱因,主要临床表现为上腹痛,伴间断恶心、呕吐,呕吐后腹痛无缓解;②既往健康状况一般,有"高血压病、糖尿病、冠心病、冠脉支架植入术后、房颤"等慢性病史;③体征:T 38.1℃,BP 158/75 mmHg,心律绝对不齐,第一心音强弱不等,脉搏短绌,中上腹压痛、反跳痛,肠鸣音减弱,约 1 次/分;④辅助检查:急诊血常规示白细胞计数、中性粒细胞计数及超敏 C 反应蛋白、淀粉酶、脂肪酶水平增高;腹部 CT 平扫示腹腔多发渗出积液,胰腺密度欠均,周围脂肪间隙模糊。

【主要诊断】 ①急性胰腺炎;②原发性高血压;③2 型糖尿病;④房颤;⑤冠心病;⑥冠脉支架植入术后;⑦阑尾切除术后。

【诊断依据】 ①患者因"饮酒后腹痛 2 天"入院。②既往原发性高血压、2 型糖尿病、房颤、冠心病、冠脉支架植入术后、阑尾切除术后等病史明确。③查体:T 38.1℃,P 85 次/分,R 20 次/分,BP 158/75 mmHg。双肺呼吸音稍粗,两肺可闻及湿啰音,心律绝对不齐,第一心音强弱不等;右下腹可见陈旧手术瘢痕,中上腹压痛、反跳痛,余腹无压痛、反跳痛及肌紧张,肠鸣音减弱,约 1 次/分。④辅助检查:急诊血常规、超敏 C 反应蛋白、胰腺炎筛查组套等相关指标增高;腹部 CT 平扫示:腹腔多发渗出积液,胰腺密度欠均,周围脂肪间隙模糊。

【诊断思路】 诊断流程见图 3-4-2。

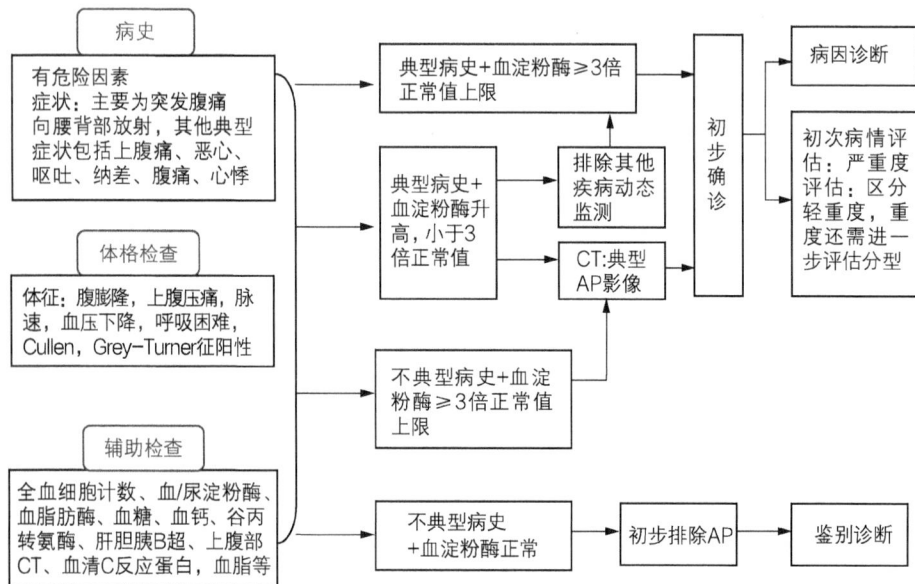

图 3-4-2 急性胰腺炎诊断流程图

【鉴别诊断】

（1）胆囊炎：胆囊炎是胆囊发炎的病情，常常由胆石导致。与急性胰腺炎相比，胆囊炎的疼痛往往局限在右上腹部，常伴有恶心、呕吐和黄疸。

（2）胆管结石：胆管结石是指胆管内形成的结石，可以导致胆管梗阻和炎症。与急性胰腺炎相比，胆管结石的腹痛往往较为剧烈，且常伴有黄疸和皮肤瘙痒。

（3）胃溃疡或急性胃炎：胃溃疡或急性胃炎引起的腹痛往往位于胃部，并且常与进食有关。

（4）肠道梗阻：肠道梗阻是肠道内的阻塞，可以导致腹痛和腹胀。与急性胰腺炎不同，肠道梗阻的腹痛常常伴有肠鸣音减弱或消失，且常伴有呕吐和便秘。

（5）心肌梗死：心肌梗死时，可能出现胸痛放射至上腹部。与急性胰腺炎不同，心肌梗死的疼痛常常伴有胸闷、气促、出冷汗和心悸等症状。

（6）主动脉夹层：表现为胸痛或腹痛，程度剧烈，呈撕裂样，常放射到腰背部及下肢，主动脉超声或CT有助诊断。

【诊断难点及需要注意的问题】

（1）临床早期识别并诊断重症急性胰腺炎：几乎所有的重症急性胰腺炎患者均有腹部压痛、肌紧张，可有明显的腹胀、肠鸣音减弱或消失。疼痛多位于左上腹及中上腹，并向腰背部放射，进食后疼痛加剧。发生腹膜炎时出现全腹压痛、反跳痛。老年患者对疼痛的敏感度下降，可表现为轻微腹痛；实际病情比体征所表现出来的更重。胰腺与胰周大片坏死渗出时出现移动性浊音。坏死渗出积聚，可出现假性囊肿，查体时可扪及上腹部肿块。Grey-Turner征为血液、胰酶及坏死组织液穿过筋膜与肌层，深入腹壁时可见两侧肋腹皮肤呈灰紫色斑的表现。而脐周皮肤青紫称Cullen征，多提示预后差。轻症急性胰腺炎腹部体征较轻，往往仅有上腹轻压痛，多无腹肌紧张、反跳痛，可有腹胀与肠鸣音减少。重症急性胰腺炎患者疼痛剧烈，持续时间长，渗出扩散至全腹，患者表现为全腹痛，甚至休克、昏迷。患者全身情况较差，以血容量不足和中毒症状为多见，包括脉搏＞100次/分、血压下降、呼吸困难等。肿大的胰头压迫胆总管可造成暂时性阻塞性黄疸，如黄疸持续不退且逐渐加深多为胆总管或壶腹部嵌顿性结石引起，少数患者可因并发肝细胞损害引起肝细胞性黄疸。

（2）临床表现及体征可能不典型：少见的体征还有皮下脂肪坏死小结、下肢血栓性静脉炎、多发性关节炎等。

## 四、治疗分析

**【治疗原则】**

（1）休息和禁食：患者通常需要住院治疗，休息并完全禁食。这旨在减轻胰腺的负担，促进胰腺的愈合。

（2）胰酶抑制治疗：减少胰腺的分泌，抑制酶活性。治疗后期，对部分患者如果胰腺炎严重影响了胰腺的功能，可能需要使用胰酶替代治疗来帮助消化食物和吸收营养。

（3）抗生素治疗：对于炎症指标明显增高的患者，如果认为与微生物有关，则需要使用抗生素来控制感染。

（4）液体补充：患者需要通过静脉输液来补充体液，以纠正脱水和维持电解质平衡。这有助于减少胰腺炎引起的休克和其他并发症。

（5）营养支持治疗。

（6）控制疼痛：胰腺炎通常伴随剧烈的腹痛。医生会在必要时给予合适的镇痛药物来减轻疼痛。

（7）外科干预：在某些严重或复杂的病例中，可能需要外科手术来解决胰腺炎引起的并发症，如胆道梗阻或囊肿。

治疗方案会根据患者的具体情况而有所不同。在本例患者的治疗过程中，入院后予以禁食、禁水，予抑酸治疗、减少胰腺分泌、抗感染、抑制胰酶、营养支持、补充电解质并充足补液等，疗效满意。

## 五、诊治进展

根据亚特兰大分型，只要满足以下三项条件中的两项即可诊断为急性胰腺炎：腹痛（急性、持续性、严重的上腹疼痛、常放射至背部）、血淀粉酶或脂肪酶在正常值三倍以上、增强 CT 发现急性胰腺炎征象（少数情况 MRI 或腹部超声发现）。实际临床工作中，部分患者的表现并非很典型。注意影像学检查对血淀粉酶或脂肪酶只轻度升高的患者有重要意义，酶水平与疾病严重程度无相关性。

血尿淀粉酶、脂肪酶的检查无疑是重要的，此外还要注意检查患者的血常规、肝肾功能、血糖、凝血机制等。当患者血氧饱和度低于 95% 或出现呼吸加快时,应做血气分析检查。应常规行心电图检查,心电图可出现 ST 段抬高,表现类似后壁心梗(其实并无心梗)。胸部 X 线检查可出现胸腔积液及肺部浸润,往往提示疾病严重。腹部平片若发现胰腺区钙化提示该患者为慢性胰腺炎急性发作。增强 CT 评分系统其评价胰腺炎严重程度的准确性与临床评估系统相近,因而指南不推荐仅为评估严重程度而行 CT 检查,但可用来评估胰腺及胰周炎症情况和胰腺外并发症。

急性胰腺炎(AP)一旦确诊,即应给予治疗,主要包括液体复苏、止痛、营养支持、抗生素的合理应用等。充分的液体复苏治疗是 AP 早期治疗的关键,它能够改善胰腺微循环,保证有关器官和/或组织灌注,改善器官功能,减少胰腺组织坏死。然而,近期有研究显示,过量的液体复苏治疗可能增加感染风险,导致持续性器官功能衰竭和局部并发症,甚至增加死亡率。所以在液体复苏治疗过程中应权衡利弊,在 AP 救治过程中,一旦患者组织灌注得以改善,即考虑适当减少液体入量,并继续监测组织灌注指标改变,可能是避免液体负荷过多的可行措施。

目前营养支持分为肠内营养、肠外营养等。肠内营养最常采用的是经鼻腔肠管给予营养。欧洲肠外及肠内营养协会指南建议,轻度胰腺炎患者宜尽早开始经口营养。开始经口营养的条件不是取决于淀粉酶水平,有研究表明,根据患者需求决定是否进食有积极作用,但也可能出现腹痛复发、住院时间延长等风险。

中华医学会急性胰腺炎指南中,对于非胆源性急性胰腺炎不推荐预防性使用抗生素。重症急性胰腺炎(SAP)患者的继发感染尤其是腹腔感染往往发生于病程后期(3~4 周)。SAP 患者可能是腹腔念珠菌感染的高危人群,并且腹腔引流液可能分离到念珠菌,但是这可能仅为念珠菌定植,并不一定存在感染,因此并不支持预防性或经验性应用抗真菌药物。但是在疾病后期,如怀疑有败血症,应积极予抗生素治疗,并行血培养检查。如培养结果为阴性,应停用抗生素,以降低真菌及艰难梭菌感染风险。

总结来说,应牢记如下简明扼要的知识点:急性胰腺炎分为轻症急性胰腺炎和重症急性胰腺炎。其中轻症急性胰腺炎占大部分,呈自限性;少部分为重症急性胰腺炎,病情危重,死亡率较高。急性胰腺炎临床表现包括腹痛、恶心呕吐、发热、黄疸、低血压或休克等。急性胰腺炎第一位的病因是胆石症,其次是酒精与高脂血症。实验室检查可见血尿淀粉酶升高、白细胞计数增高、

CRP 增高、血钙降低等。CT 检查可见胰腺水肿和/或胰周积液,X 线胸片可能发现肺及胸膜的并发症,腹部平片可能发现肠麻痹。依据临床表现、实验室检查(淀粉酶增加 3 倍以上)、影像学改变等,并排除其他急腹症后,可以确诊。

治疗原则包括禁食禁水,抑制胰酶分泌,降低炎症反应,液体复苏,维持水电解质平衡、维持器官灌注,合理应用抗生素,抗休克治疗等。注意进一步观察血常规,血尿淀粉酶、脂肪酶,CRP 等指标变化,注意及时影像学复查。重症患者及内科保守治疗无好转或恶化者,行外科手术治疗。

## 六、文献导读

[1] Morton A. Review article: Diagnosing acute pancreatitis in diabetes mellitus[J]. Emerg Med Australas. 2022, 34(1):6-8.

[2] Saeed S A. Acute pancreatitis in children: Updates in epidemiology, diagnosis and management[J]. Curr Probl Pediatr Adolesc Health Care, 2020, 50(8):100839.

[3] Yang A L, McNabb-Baltar J. Hypertriglyceridemia and acute pancreatitis [J]. Pancreatology, 2020, 20(5):795-800.

[4] Ortiz Morales C M, GirelaBaena E L, Olalla Muñoz J R, et al. Radiology of acute pancreatitis today: the Atlanta classification and the current role of imaging in its diagnosis and treatment[J]. Radiologia (Engl Ed), 2019, 61(6):453-466.

[5] Fonseca Sepúlveda E V, Guerrero-Lozano R. Acute pancreatitis and recurrent acute pancreatitis: an exploration of clinical and etiologic factors and outcomes[J]. J Pediatr (Rio J), 2019, 95(6):713-719.

[6] Lee P J, Papachristou G I. New insights into acute pancreatitis[J]. Nat Rev Gastroenterol Hepatol, 2019, 16(8):479-496.

[7] Waller A, Long B, Koyfman A, et al. Acute Pancreatitis: Updates for Emergency Clinicians[J]. J Emerg Med, 2018, 55(6):769-779.

[8] James T W, Crockett S D. Management of acute pancreatitis in the first 72 hours[J]. Curr Opin Gastroenterol, 2018, 34(5):330-335.

[9] Swaroop V S, Chari S T, Clain J E. Severe acute pancreatitis[J]. JAMA, 2004, 291(23): 2865-2868.

(卜迟斌　俞婷)

# 四　泌尿系统疾病

# 急性肾损伤

## 一、训练目标

1. 掌握急性肾损伤的定义、分期和常见病因；掌握急性肾损伤的病因诊断和鉴别诊断思路。

2. 熟悉急性肾损伤的治疗原则。

3. 了解急性肾损伤诊治进展。

## 二、典型病例

【病史】 患者钱某，女，52岁，农民，因"反复发热3天，双下肢水肿1天"入院。患者3天前于受凉后出现发热，自测体温38.7℃，伴畏寒、咽痛，无咳嗽、咳痰，无恶心、呕吐，无腹痛、腹胀，无头晕、心悸，自行口服"扑热息痛"3粒，出汗后体温下降、咽痛减轻，未重视。2天前，患者再次出现发热，自测体温38.8℃，伴畏寒、咽痛，再次自行口服"扑热息痛"3粒，自觉症状较前减轻，后自测体温波动在36.8~37.5℃。1天前，患者开始出现双下肢水肿，伴间断双侧腰部隐痛，无肉眼血尿，无恶心、呕吐，自觉尿量较前减少（具体量不详），至当地医院就诊，查血生化：葡萄糖5.4 mmol/L、尿素18.0 mmol/L、肌酐412 μmol/L；尿常规：尿葡萄糖4+，尿蛋白+，尿隐血±，建议至肾内科就诊，遂于今日转诊至我院。病程中，患者食欲、睡眠尚好，尿量较前减少，体重增加2 kg。

患者既往体健，否认"高血压、糖尿病"等慢性病史，无"肝炎、结核"等传染性疾病史；无重大手术外伤史及输血史；无食物药物过敏史；无家族性遗传性疾病史。

【体格检查】 T 36.3℃，P 88次/分，R 18次/分，BP 135/80 mmHg。神志清楚，精神一般，皮肤黏膜无黄染，眼睑无水肿，口唇无发绀，咽红，双侧扁桃体无明显肿大，无巨舌，颈静脉无怒张，两肺呼吸音粗，未及干湿啰音，心率88次/分，律齐，各瓣膜听诊区未闻及明显病理性杂音。腹平软，无压痛、反跳痛、肌紧张,肝脾肋下未及,肝肾区无叩痛,双下肢轻度对称性凹陷性水肿。生理反射存在,病理反射未引出。

【辅助检查】 血常规:白细胞计数 $10.59 \times 10^9/L\uparrow$,红细胞计数 $2.36 \times 10^9/L$,血红蛋白 110 g/L,血小板 $256 \times 10^9/L$,嗜酸性粒细胞 $1.2 \times 10^9/L\uparrow$;尿常规:尿白细胞 ±,尿葡萄糖 2+,尿蛋白 ±,尿隐血 ±,红细胞计数 $2/\mu L$;24 小时尿量 400 ml,尿蛋白 0.76 g/24 h↑;尿蛋白/肌酐 1.55 g/mg;血生化:白蛋白 35.5 g/L↓,球蛋白 31.7 g/L,肌酐 425 $\mu mol/L\uparrow$;空腹血糖 4.17 mmol/L;体液免疫特定蛋白:免疫球蛋白 G 16.6 g/L↑;抗核抗体系列阴性;ANCA 阴性;抗 PLA2R 抗体阴性;病毒八项阴性;M 蛋白分析:未检出单克隆免疫球蛋白抗体;补体 C3、C4 正常;甲状腺功能、甲状旁腺激素、肿瘤指标无明显异常。心电图:窦性心律;胸腹部 CT:甲状腺双侧叶钙化灶,双肺微小结节,腹部实质性脏器平扫未见明显异常;双肾及肾动脉彩超未见明显异常。

【诊疗经过】 入院后予口服复方 α-酮酸保肾治疗,记 24 小时尿量 300～400 ml。为明确诊断,行临时导管置管术予血液透析滤过(HDF)治疗 1 次后,在彩超引导下行肾穿刺活检术。肾脏病理特征如下(图 4-1-1～图 4-1-2):免疫荧光阴性;光镜检查示肾小球毛细血管袢开放尚好;肾小管上皮细胞部分脱落或可见核溶解,节段肾小管基底膜裸露(→),管腔内见蛋白管型、细胞碎片(＊)。肾间质水肿,见嗜酸性粒细胞、中性粒细胞、浆细胞及淋巴单核细胞浸润,血管未见明显病变。病理诊断:急性肾小管坏死、急性过敏性间质性肾炎。

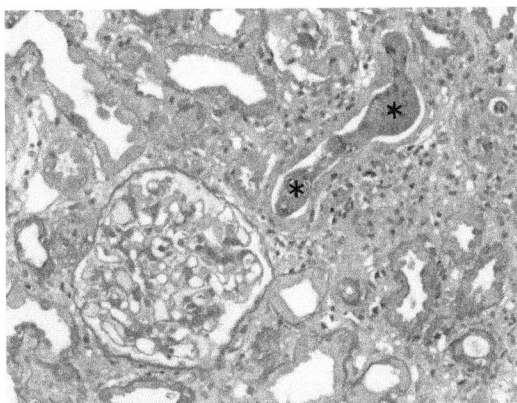

彩图扫码

图 4-1-1 PAS 染色(200 倍)

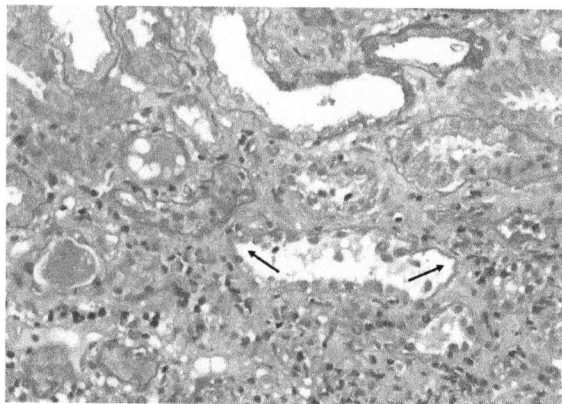

彩图扫码

图 4-1-2　PAS 染色(200 倍)

遂加用甲泼尼龙 40 mg qd 静滴及抑酸护胃、补钙治疗,并继续 HDF、保肾等治疗。治疗后定期检测患者肾功能示血肌酐水平进行性下降,2 周后血肌酐降至 295 μmol/L、24 小时尿量 1 500 ml,遂拔除颈内静脉临时导管,停甲泼尼龙、改为泼尼松 30 mg qd 口服,出院。随后,患者定期至门诊复诊,4 周后查血肌酐水平 149 μmol/L,予泼尼松逐步减量至停用。

### 三、诊断分析

【病例特点】　①患者中年女性,既往体健;②急性起病,临床表现为口服"扑热息痛"后 2 天内出现的血肌酐水平迅速升高,双下肢水肿伴尿量减少;③查体见双下肢轻度对称性凹陷性水肿;④肾穿刺病理活检见肾小管上皮细胞崩解脱落、管腔内见细胞碎片,肾间质可见嗜酸性粒细胞伴多种炎细胞浸润;⑤糖皮质激素抗炎等治疗后肾功能迅速好转。

【主要诊断】　①急性肾损伤 3 期;②急性肾小管坏死;③急性过敏性间质性肾炎。

【诊断依据】　①病史:患者既往体健,本次因发热自行口服"扑热息痛"2 天后出现血肌酐水平迅速升高至 425 μmol/L,双下肢水肿伴尿量减少;②体征:BP 135/80 mmHg,心肺查体未见明显异常,双下肢轻度对称性凹陷性水肿;③辅助检查:血生化示肌酐 425 μmol/L,继发因素未见明显阳性结果;④肾穿刺病理诊断:急性肾小管坏死、急性过敏性间质性肾炎。

【诊断思路】 流程图如图 4-1-3：

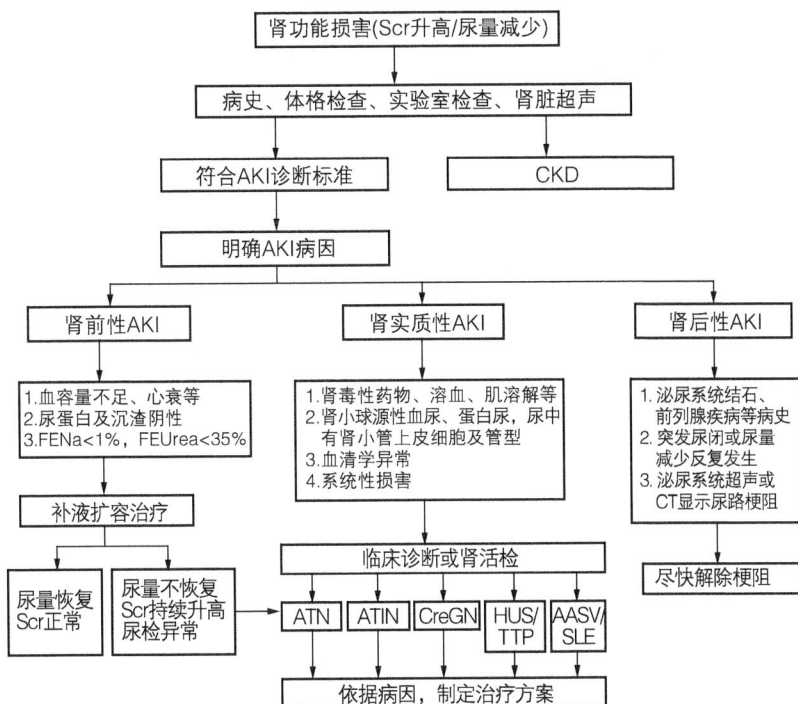

Scr: 血清肌酐; AK: 急性肾损伤; CKD: 慢性肾脏病; FENa: 钠排泄分数; FEUrea: 尿素排泄分数;
ATN: 急性肾小管坏死; ATIN: 急性小管间质性肾炎; CreGN: 新月体性肾小球肾炎; HUS: 溶血尿毒
综合征; TTP: 血栓性血小板减少性紫癜; AASV: ANCA相关性血管炎; SLE: 系统性红斑狼疮

图 4-1-3 AKI 诊断流程图

【鉴别诊断】

(1) 急性肾损伤(acute kidney injury，AKI)与慢性肾脏病(chronic kidney disease，CKD)的鉴别：后者病程＞3 个月，贫血程度、电解质紊乱(高磷低钙)、血 PTH 水平升高、双肾体积缩小、心血管并发症及肾性骨病等多系统并发症提示 CKD。

(2) AKI 病因的鉴别：包括肾前性、肾性和肾后性因素的鉴别。

① 肾前性 AKI：常见病因包括血容量减少、有效循环血容量减少和肾内血流动力学改变(如创伤失血、腹泻、呕吐、大量利尿剂使用、出汗较多、大量胸腹水等)。

② 肾性 AKI：常见的病因是肾缺血或肾毒性物质(包括外源性毒素，如生

物毒素、化学毒素、抗菌药物、造影剂等，和内源性毒素，如血红蛋白、肌红蛋白等）损伤肾小管上皮细胞导致肾小管坏死（acute tubular necrosis，ATN）。

③ 肾后性 AKI：特征是急性尿路梗阻，梗阻可发生在肾盂到尿道的任一水平，常伴肾绞痛或输尿管扩张、肾积水等表现。

【诊断难点及需要注意的问题】

（1）临床早期识别并诊断 AKI：AKI 是一组以短期内（7 天内）肾功能减退为表现的临床综合征，表现为肾小球滤过率（GFR）快速下降（肌酐/尿素氮升高）和/或尿量减少。因此，如患者短期内出现血肌酐水平升高和/或尿量减少，临床医生需注意明确该患者是否符合 AKI 诊断标准（表 4-1-1），随后进一步依据血肌酐水平和尿量进行分期。

表 4-1-1　AKI 的 KDIGO 诊断及分期标准

| 定义 | 血清肌酐 48 小时内上升≥0.3 mg/dl（26.5 $\mu$mol/L），或 7 天内较基线上升＞1.5 倍，或尿量＜0.5 ml/(kg·h)超过 6 小时 | |
| --- | --- | --- |
| 分期 | 血清肌酐 | 尿量 |
| 1 | 较基线升高 1.5～1.9 倍，或升高≥3 mg/dl（26.5 $\mu$mol/L） | ＜0.5 ml/(kg·h)，持续 6～12 小时 |
| 2 | 较基线升高 2.0～2.9 倍 | ＜0.5 ml/(kg·h)，持续 12 小时以上 |
| 3 | 较基线升高 3.0 倍，或达到 4.0 mg/dl（353.6 $\mu$mol/l），或开始肾脏替代治疗 | ＜0.5 ml/(kg·h)，持续 24 小时以上或无尿≥12 小时 |

（2）AKI 的病因诊断：AKI 的病因主要包含肾前性、肾性和肾后性因素，常见的病因及致病机制总结如表 4-1-2。因此，需重视问诊，梳理可能导致 AKI 的病因线索，并注意在高危人群中提高警惕，早期预防 AKI 的发生。

表 4-1-2　AKI 的常见病因及致病机制

| 常见类型 | 原因与机制 |
| --- | --- |
| 肾脏低灌注 | 低血压、低血容，加上自我调节失代偿，交感及 RAAS 系统激活，导致肾脏低灌注；持续存在低灌注导致肾小管上皮细胞凋亡/坏死，内皮细胞损伤，以及炎症反应激活 |
| 心肾综合征（Ⅰ型） | 心功能不全导致有效循环减少，中心静脉压升高，导致肾脏低灌注，交感兴奋、RAAS 系统激活、氧自由基产生增加都可能参与其中 |

续表

| 常见类型 | 原因与机制 |
|---|---|
| 脓毒血症 | 重症感染通过全身血流动力学不稳定、肾脏微循环功能障碍影响肾脏血流灌注与再分布,导致肾小管与内皮缺血、缺氧,或者通过增加循环炎症因子与白细胞活性,形成微血栓,作用于内皮细胞,或者通过炎症细胞入侵,作用于肾小管细胞,加重肾损伤 |
| 肾毒性暴露 | 包括药物(抗生素、造影剂等)和内源性毒素(肌红蛋白、血红蛋白等),在肾小管浓缩聚集,可以直接导致肾小管上皮细胞、内皮细胞损伤,肾脏内部血流再分布,或者结晶直接损伤 |
| 大手术 | 术中体液/血液大量丢失、全身性麻醉药物使用是大手术相关 AKI 常见原因,肾脏缺血-再灌注损伤、氧自由基、炎症反应都参与其中;较为典型的代表为低温体外循环手术 |
| 肾小球疾病 | 肾小球免疫炎症反应和损伤是主要机制 |
| 急性/亚急性间质性肾炎 | 药物、感染都可诱发;间质炎性细胞浸润刺激细胞因子的表达,促进细胞外基质的增生和增殖 |
| 腹内压增加 | 腹腔内压超过一定值时,肾脏动脉流入和静脉流出的减少,以及鲍曼囊静水压增加,导致肾脏灌注减少 |
| 肾后梗阻 | 肾外(前列腺肥大、腹膜后纤维化等)或肾内(肾结石、血凝块等)梗阻导致肾小管内压升高、肾血流量受损和炎症反应 |

（3）肾穿刺活检指征：①急进性肾炎;②临床怀疑肾小血管、肾小球或肾间质病变;③少尿＞4 周肾功能未见恢复;④AKI 与 CKD 难以鉴别;⑤肾移植术后 AKI;⑥临床无法明确 AKI 病因。

## 四、治疗分析

【治疗原则】 主要包括：尽早识别并纠正可逆病因,维持内环境稳定,营养支持,防治并发症等。

（1）尽早识别并纠正可逆病因：识别并停用可能造成肾小管损伤的肾毒性药物等。

（2）维持体液平衡：监测患者每日尿量和体重,每日入量可按前一日尿量加 500 ml 计算。

（3）营养支持：补充足够能量,蛋白质的摄入量应限制在 0.8 g/(kg·d),减少钾、钠、氯的摄入量,预防高钾血症。

（4）并发症的治疗

① 容量过负荷：部分急性肾小管坏死患者在病程早期或合并容量过负荷时，可谨慎短期试用利尿剂，利尿无反应且有透析指征时应尽早开始肾脏替代治疗。

② 高钾血症：血钾＞5.5 mmol/L，典型心电图表现为 T 波高尖等，可给予药物降钾治疗

• 识别并去除导致高钾血症的诱因：停用高钾食物、含钾药物、保钾利尿剂、ACEI/ARB 类药物等。

• 葡萄糖酸钙：10%葡萄糖酸钙静滴或缓慢静推，以拮抗钾离子对心肌的毒性作用。

• 碳酸氢钠：5%碳酸氢钠注射液静脉注射，通过 $H^+$-$Na^+$ 交换促进钾离子转运至细胞内。

• 高糖＋胰岛素：50%葡萄糖注射液 50 ml＋胰岛素 6～8 IU 可促使钾离子转运至细胞内。

• 袢利尿剂：如呋塞米，作用于亨氏袢升支，促使肾脏排钾。

• 阳离子交换树脂：增加粪便排泄钾离子。如血钾＞6.5 mmol/L，心电图表现出心室率减慢等明显异常，特别是药物降钾治疗难以纠正的情况下，应予以紧急处理，以血液透析最为有效。

③ 代谢酸中毒：当血浆实际碳酸氢根＜15 mmol/L，应予 5%碳酸氢钠静滴；严重酸中毒，如碳酸氢根＜12 mmol/L 或动脉血 pH＜7.15，特别是药物治疗难以纠正的情况下，应予以透析治疗。

④ 感染：是 AKI 常见并发症及少尿期的主要死因，应尽早根据细菌培养和药敏试验结果合理选用对肾脏无毒性的抗生素，并注意依据肾功能调整药物剂量。

⑤ 依据病因，必要时可给予激素治疗。

⑥ AKI 3 期或重症 AKI、严重并发症经药物治疗不能有效控制者，予肾脏替代治疗（renal replacement therapy，RRT）。治疗流程如图 4-1-4 所示：

【关键措施】

（1）针对病因治疗：①肾前性因素所致 AKI：治疗重点在于及时给予补液治疗，如无明确出血性休克，建议首选等张晶体液而非胶体液（白蛋白或淀粉）进行扩容；②肾性因素所致 AKI：依据肾穿刺活检病理结果制定个性化治

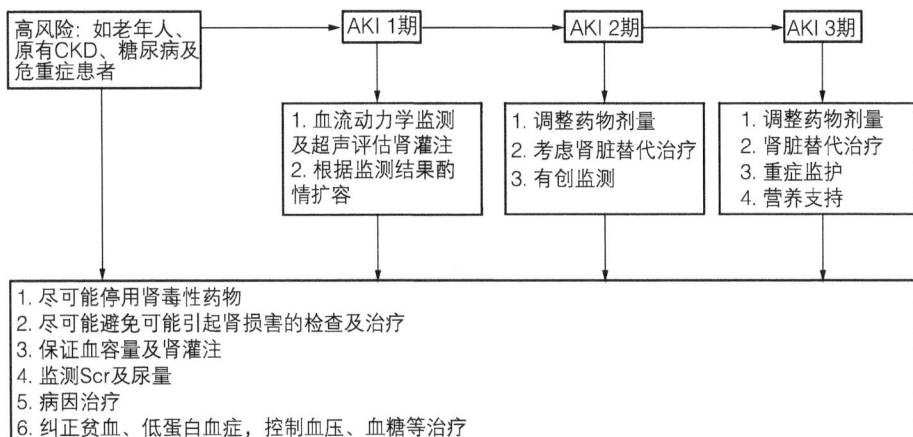

图 4-1-4　AKI 治疗流程图

疗方案,如患者存在急进性肾小球肾炎,则需及时给予糖皮质激素及免疫抑制剂治疗,必要时可行血浆置换;急性过敏性间质性肾炎可给予激素治疗等;③肾后性因素:及时解除梗阻。

(2) 肾脏替代治疗(RRT):启动 RRT 治疗的指征具体包括:①AKI 3 级或重症 AKI 患者达 AKI 2 级即可行肾脏替代治疗;②对于重症感染等危重患者应尽早开始;③严重并发症,经药物治疗不能有效控制者应紧急启动 RRT(包括容量过多、严重的电解质紊乱、严重的代谢性酸中毒等)。

(3) 随访观察重点及注意事项:①肾功能及尿量变化;②早期识别并及时处理 AKI 相关并发症,特别是监测患者血钾及 pH 值、碳酸氢根变化,关注心衰相关症状及体征变化;③治疗过程中需注意避免使用具有肾毒性的药物(如避免使用氨基糖苷类抗生素、高渗造影剂等)。

### 五、诊治进展

目前认为,急性肾损伤(AKI)是急性肾脏病和功能异常(acute kidney disease and disorders,AKD)的一部分。AKI 是指 7 天内出现的肾功能快速下降。AKD 是指肾功能障碍持续时间＜3 个月,可以在 AKI 事件结束后继续,如 AKI 肾功能障碍未恢复或肾脏结构性损伤持续存在,时间超过 3 个月则被称为 CKD,在 CKD 基础上也可以发生 AKI 和 AKD。三者之间的关系如表 4-1-3 所示。

表 4-1-3　AKI、AKD 和 CKD 的定义

|  | AKI | AKD | CKD |
|---|---|---|---|
| 病程 | ≤7 天 | <3 个月 | >3 个月 |
| 功能指标 | 7 天内血肌酐升高≥50% 或 2 天内血肌酐升高≥0.3 mg/dl(26.5 μmol/L) 或无尿≥6 h | AKI 或 GFR<60 ml/(min·1.73 m²) 或 GFR 较基线下降≥35% 或血肌酐较基线增加>50% | GFR<60 ml/(min·1.73 m²) |
| 结构指标 | 无明确肾脏损伤 | 肾脏损伤标志物(白蛋白尿、血尿或脓尿)水平升高 | 肾脏损伤标志物(白蛋白尿)水平升高 |

在中低收入国家,感染和低血容量性休克是 AKI 的主要原因,在高收入国家,AKI 多发生在住院的老年患者中,与败血症、药物或侵入性操作有关。AKI 和 AKD 的长期转归主要包括 CKD 及相关心血管疾病。因此,早期预防AKI 具有重要的临床价值。

目前 AKI 的诊断主要依据血清肌酐(serum creatine,Scr)和尿量水平。但有学者认为,Scr 和尿量反映的是肾脏滤过而非早期肾实质损伤,易受容量、营养状态、利尿剂和其他多种药物的影响。此外,血肌酐常于肾损伤 24 小时后出现升高,作为 AKI 的标志物存在敏感性较差等问题。但除肾活检外,现有技术尚无法直接评估肾脏损伤。因肾活检为创伤性检查,难以实时动态检测肾损伤变化,故寻找新型血液或尿液生物学标志物用于早期诊断并适时监测 AKI 进展一直是肾脏病研究的热点领域。迄今为止,多种尿液生物标志物表现出早期诊断肾小球或肾小管细胞损伤的潜力,但易受混杂因素干扰,特异性较差。因此,进一步寻找兼顾特异性与敏感性的 AKI 早期诊断生物学标志物已成为临床热点课题。

2012 年,KDIGO AKI 指南强调了 AKI 分期管理的重要性。在 AKI 的所有阶段,均需尽快停用具有潜在肾毒性的药物,也需要容量管理和血流动力学监测,关注感染风险。对于既往肾功能正常和 1 期 AKI 的患者,治疗主要包括快速识别 AKI 的可能原因并避免继发性损伤;调整药物剂量通常在 AKI 2 期具有临床意义;在 AKI 3 期,酸碱失衡、电解质紊乱以及尿毒症毒素的积累可能会导致并发症,包括呼吸急促、高钾血症、血小板功能恶化增加出血风险等,需尽早开始 RRT 治疗。然而,目前关于 RRT 治疗开始的时间节点仍然存在

争议,有待进一步研究。

基础研究方面,越来越多研究提示 AKI 向 CKD 转变是十分重要的问题,其机制仍不十分清楚,小管细胞损伤并表现出多种重塑表型,可能是 CKD 发生的关键。进一步理解小管细胞损伤修复的机制对于肾脏疾病的防治具有重要意义。

## 六、文献导读

[1] Kidney Disease:Improving Global Outcomes(KDIGO)Acute Kidney Injury Work Group. KDIGO Clinical Practice Guideline for Acute Kidney Injury[J]. Kidney Int,2012,2(1):1-138.

[2] 梅长林,余学清,等.内科学.肾脏内科分册[M].北京:人民卫生出版社,2015.

[3] Gaudry S, Hajage D, Schortgen F, et al. Initiation strategies for renal-replacement therapy in the intensive care unit[J]. N Engl J Med, 2016, 375(2):122-133.

[4] Peerapornratana S, Manrique-Caballero C L, Gomez H, et al. Acute kidney injury from sepsis:current concepts, epidemiology, pathophysiology, prevention and treatment[J]. Kidney Int, 2019, 96(5):1083-1099.

[5] Kellum J A, Romagnani P, Ashuntantang G, et al. Acute kidney injury[J]. Nat Rev Dis Primers, 2021, 7(1):52.

[6] Gardner D S, Allen J C, Goodson D, et al. Urinary Trace Elements Are Biomarkers for Early Detection of Acute Kidney Injury[J]. Kidney Int Rep, 2022,7(7):1524-1538.

(伍敏　刘必成)

# 慢性肾衰竭

## 一、训练目标

1. 掌握慢性肾衰竭的定义。
2. 熟悉慢性肾衰竭的临床表现。
3. 具备掌握急性肾衰竭与慢性肾衰竭的鉴别诊断的能力。
4. 熟练运用肾衰竭的发病机制及实验室检查进行临床推理。
5. 熟练运用终末期肾病的替代治疗方法为患者进行个体化治疗。

## 二、典型病例

【病史】 患者,女性,45岁,因"体检发现血肌酐升高8年,胸闷气喘5天"入院。患者8年前体检发现血肌酐105 μmol/L,尿蛋白及尿隐血阳性,无头痛,无肉眼血尿,无畏寒、发热,无皮疹及关节痛,无明显双下肢水肿等,为进一步明确病因至我院,测血压140/85 mmHg,24小时尿蛋白定量0.9 g/24 h,肾脏超声提示肾脏大小正常,皮髓质分界清,皮质回声稍增强,抗核抗体系列、ANCA、M蛋白分析等无异常,行肾穿刺活检示:局灶增生硬化型IgA肾病(IgA nephropathy,IgAN),予以激素、缬沙坦胶囊、百令胶囊等治疗后出院。患者出院后未规律随诊,偶尔检测肾功能提示血肌酐有升高趋势(具体不详),间断服用中药治疗(具体不详)。5天前患者感胸闷不适,伴乏力,夜间尚可平卧,偶有咳嗽,无咳痰,无发热,病程中,患者纳差,小便量减少,约1 000 ml,大便如常,体重增加约3 kg。

既往无"高血压病、糖尿病、慢性支气管炎"等慢性病史,无"结核、乙肝"等传染病史,无手术、外伤史,无食物及药物过敏史,无输血史,无吸烟、饮酒史。无家族遗传病史。

【体格检查】 T 36.3℃,P 95次/分,R 24次/分,BP 170/90 mmHg,神志清,精神萎,皮肤晦暗无光泽,贫血貌,双瞳孔等大等圆,对光反射灵敏,颜面部水肿。皮肤黏膜无黄染,浅表淋巴结未触及肿大。颈软,甲状腺无肿大,双肺呼吸音粗,闻及湿啰音,未及干啰音或哮鸣音,心率 95 次/分,律齐,未及病理性杂音,腹平软,无压痛,肝、脾肋下未触及,移动性浊音阴性,肾脏未触及,双肾区无明显叩击痛,腹部血管杂音未闻及,肠鸣音 4 次/分。双下肢中度凹陷性水肿,生理反射存在,病理反射未引出。

【辅助检查】 泌尿系彩超:左肾 87 mm×42 mm×14 mm,右肾 8.5 mm×40 mm×14 mm,实质回声增强,皮髓质分界不清。心脏超声:①左心室增大;②室间隔增厚;③二尖瓣关闭不全;④肺动脉瓣、三尖瓣反流,心肌运动减弱。胸部 CT 平扫:①双肺渗出性改变;②两侧胸腔积液,考虑肺水肿可能。尿常规:尿红细胞 101/$\mu$l ↑,尿蛋白 3 + ↑;尿蛋白定量 4.745 g/24 h↑;甲状旁腺激素 496.5 pg/ml↑;肾功能:血钾 5.6 mmol/L↑,血肌酐 710.7 $\mu$mol/L↑,尿酸 419 $\mu$mol/L ↑,二氧化碳 16.7 mmol/L ↓,血钙 1.98 mmol/L↓,血磷 2.11 mmol/L↑;血常规:白细胞计数 7.2×$10^9$/L,血红蛋白 78 g/L↓,血小板 213×$10^9$/L;抗核抗体系列阴性;ANCA 阴性;M 蛋白分析阴性;甲状腺功能、肿瘤指标无明显异常。

【诊疗经过】 该患者少尿,水肿,容量负荷过重,且双肾已萎缩,予以血液透析治疗,超滤减轻容量负荷,逐步达到干体重。同时严格限制水的摄入,低钠饮食,予以硝苯地平控释片及沙库巴曲缬沙坦控制血压;罗沙司他纠正贫血,碳酸镧咀嚼片降磷,骨化三醇以及西那卡塞调节钙磷代谢紊乱。

## 三、诊断分析

【病例特点】 ①患者中年女性,慢性起病;②起病初期表现为尿检一次,无不适,后逐渐发展出现乏力、尿量减少、胃肠道症状、心力衰竭等表现;③查体慢性病容,贫血貌,双下肢水肿;④肾穿刺活检病理提示 IgA 肾病。

【主要诊断】 ①慢性肾脏病 5 期 IgA 肾病;②急性心力衰竭;③继发性甲状旁腺功能亢进;④肾性贫血;⑤肾性高血压。

【诊断依据】 ①病史:患者慢性病变;②体征:BP 170/90 mmHg 慢性病容,贫血貌,双肺呼吸音粗,可闻及湿啰音,双下肢水肿;③辅助检查:双肾萎缩,胸部 CT 提示肺水肿表现,血肌酐 710.7 $\mu$mol/L↑,血红蛋白 78 g/L↓,甲状旁腺激素:496.5 pg/ml↑,血钙 1.98 mmol/L↓,血磷 2.11 mmol/L↑,其他继续发因素阴性;④肾穿刺活检病理提示 IgA 肾病。

**【诊断思路】** 流程图如图 4-2-1：

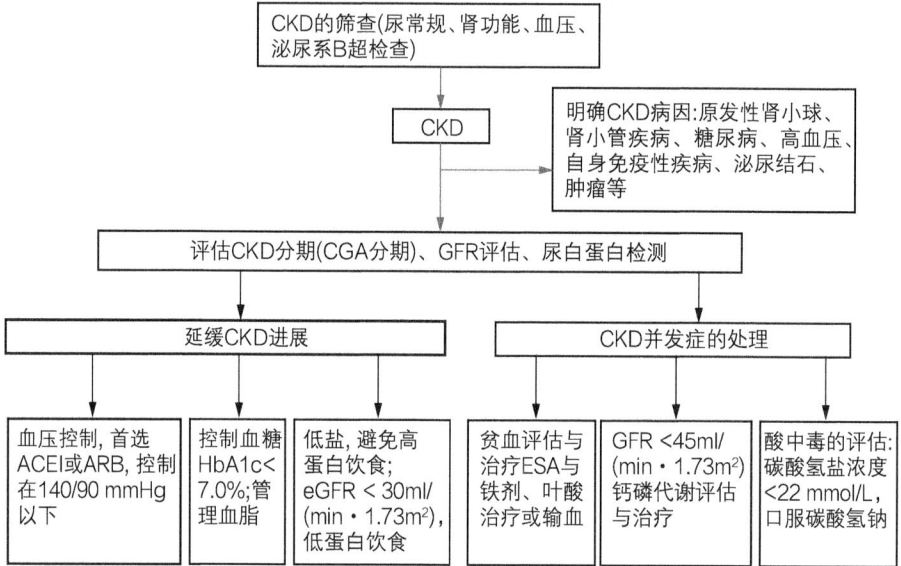

图 4-2-1 诊断流程图

**【鉴别诊断】**

（1）急、慢性肾功能不全的鉴别见表 4-2-1。

表 4-2-1 急、慢性肾功能不全鉴别

| | 急性 | 慢性 |
|---|---|---|
| 病史 | 短（数天到数周） | 长（数月到数年） |
| 血红蛋白 | 正常 | 低 |
| 肾脏大小 | 正常 | 缩小 |
| 肾性骨病 | 无 | 常伴有低钙、高磷血症与血 PTH 升高 |
| 血清肌酐 | 急性升高，部分可逆 | 慢性升高，一般不可逆 |
| 尿量 | 多伴有尿量减少 | 无明显尿量减少，常伴夜尿增多 |

（2）慢性肾功能不全的病因鉴别：慢性肾脏病的病因主要有原发性肾小球肾炎、高血压肾小动脉硬化、糖尿病肾病、继发性肾小球肾炎、肾小管间质病变（慢性肾盂肾炎、慢性尿酸性肾病、梗阻性肾病、药物性肾病等）、缺血性肾

病、遗传性肾病(多囊肾、遗传性肾炎)等,需要对上述病因进行鉴别以明确。

【诊断难点及需注意的问题】

(1)慢性肾衰早期识别:慢性肾衰竭诊断主要依据病史、肾功能检查及相关临床表现。但其临床表现复杂,各系统表现均可成为首发症状,因此临床医师应当十分熟悉慢性肾衰竭的病史特点,仔细询问病史和查体,并重视肾功能的检查,以尽早明确诊断,防止误诊。对既往病史不明,或存在近期急性加重诱导的患者,需与急性肾损伤鉴别,是否存在贫血、低钙血症、高磷血症、血甲状旁腺激素升高、肾脏缩小等有助于本病与急性肾损伤鉴别。如有条件,可尽早行肾活检以尽量明确导致慢性肾衰竭的基础肾脏病,积极寻找引起肾功能恶化的可逆因素,延缓慢性肾脏病进展至终末期肾衰竭。

(2)明确肾脏基础病变:有肾活检指征者行肾活检明确诊断。无法行肾活检时,应根据临床特征判断是肾小球疾病或肾小管间质疾病(表4-2-2)。

表 4-2-2　肾小球疾病、肾小管间质疾病鉴别要点

| 临床表现 | 肾小球疾病 | 肾小管间质疾病 |
|---|---|---|
| 水肿 | 常见 | 无 |
| 高血压 | 常见 | 少见 |
| 夜尿多 | 轻 | 严重 |
| 尿蛋白定量 | 多>1.5 g/d,有大分子蛋白 | 多<1.5 g/d,小分子为主 |
| 尿沉渣红细胞 | 可有,多形型 | 无或较少,均一型 |
| 代谢性酸中毒 | 较轻 | CRF早期即严重 |
| 贫血 | 与肾功能不全程度一致 | 严重 |

(3)明确有无引起慢性肾脏病急性加重的可逆性病因:如肾脏灌注下降:低血容量(呕吐、腹泻、使用利尿剂、出血)、心肌功能不全或心包疾病引起的低血压、脓毒症等感染,以及使用可降低 eGFR 的药物(包括氨基糖苷类抗生素使用未调整剂量、NSAID 和放射影像学造影剂),尿路梗阻等,及时发现并纠正可使肾功能恢复。

(4)不典型表现和易误诊的原因

① 肾脏超声示肾脏大小正常。对于一些糖尿病肾病、肾淀粉样变性、多囊肾、免疫球蛋白沉积病等,其中肾淀粉样变性和免疫球蛋白沉积病有进一步明确诊断的重大意义,有可能逆转肾功能,改善患者长期预后。

② 血液系统疾病如白血病、淋巴瘤和多发性骨髓瘤等可以有严重的贫血,会延误诊断为慢性肾衰竭,但肾脏大小正常甚至增大,需要及时进行血液方面检查排除。

③ 系统性疾病如系统性红斑狼疮或者血管炎也可能出现严重的贫血,血肌酐急剧升高,会误以为慢性肾衰竭,但有些患者是慢性病基础上合并急性肾损伤,通过明确诊断和积极治疗后肾脏功能可以逆转。

④ 不能单以严重的贫血来判断是慢性肾衰竭,当贫血与血肌酐水平及肾脏大小结构不完全匹配时需注意排查原因。

## 四、治疗分析

CKD 患者的一般治疗涉及以下问题:治疗肾衰竭的可逆性病因,预防或延缓肾病进展,治疗肾衰竭的并发症,适时根据 eGFR 水平调整药物剂量,识别出需行 KRT 的患者并做好充分准备。

1. 控制血压,采用 ACEI、ARB 或钠-葡萄糖协同转运蛋白 2(sodium-glucose cotransporter-2,SGLT2)抑制剂治疗,在尚未出现大量不可逆性瘢痕前开始治疗则更有可能获益。

2. CKD 进展主要影响因素为肾小球内高压和肾小球肥大,还有体循环高血压、高脂血症、代谢性酸中毒和肾小管间质性疾病,减少这些因素的影响有益于延缓 CKD 发展。

3. CKD 基础病因的对因治疗,如对有快速进展风险的成人常染色体显性遗传多囊肾患者使用托伐普坦,对糖尿病肾病患者控制血糖、血压,改善代谢紊乱;减重可以逆转肥胖相关性肾小球病;而对肾小球疾病,包括 IgA 肾病、膜增生性肾小球肾炎、抗 GBM 病和膜性肾病的对因治疗,以及乙型肝炎病毒感染相关性肾病和丙型肝炎病毒感染相关肾病以及 HIV 相关性肾病(HIVAN)的抗病毒治疗;血液系统疾病中的肾淀粉样变性、多发性骨髓瘤和其他单克隆丙种球蛋白病中肾脏病进行针对性治疗;心肾综合征、肝肾综合征的相关治疗。

4. 晚期肾衰竭患者可能出现各种不同的症状和体征,包括容量超负荷、高钾血症、代谢性酸中毒、高血压、贫血,以及矿物质和骨代谢异常(mineral and bone disorder,MBD)。ESKD 会引起一系列症状和体征,称为尿毒症。尿毒症的表现包括厌食、恶心、呕吐、心包炎、周围神经病和中枢神经系统异常

（轻则出现注意力不能集中、嗜睡，重则出现癫痫发作、昏迷和死亡）。需要对相关并发症进行饮食控制，心理、药物等康复治疗，终末期肾病患者需接受肾脏替代治疗（kidney replacement therapy，KRT）来维持生命，包括血液透析、腹膜透析或肾移植。血液透析可在透析中心或家中进行，腹膜透析包括持续不卧床腹膜透析或自动腹膜透析。其选择受多种临床和社会经济因素影响，如医疗和便利性、共存疾病、透析中心因素、患者的家庭情况，医生对家庭治疗可行性的评估，保险对医生收费的报销方式以及患者耐受容量变化的能力。肾移植是特定终末期肾病患者的首选治疗。与维持性透析相比，成功肾移植可改善大多数患者的生存质量并降低死亡风险。其长期存活率改善可归因于急性排斥反应率降低、移植前交叉配型技术改进、对活体供肾不相容的患者合理使用肾脏配对捐献移植、病毒感染的监测以及有效的抗病毒预防措施。

### 五、诊治进展

2015KDOQI 更新指南重要的改变是：主要依据患者有无尿毒症相关症状和体征决定是否开始透析，不推荐单纯依据特定的肾功能水平决定透析时机。指南表述为：

"指南 1：开始血液透析的时机"

（1）对于达到 CKD4 期的患者，包括首次就诊时立即需要维持性透析治疗的患者，应接受肾衰竭以及治疗选择的教育，治疗选择包括肾移植、PD、家庭或透析中心 HD 以及保守治疗。患者的家属及护理人员也应该接受上述肾衰竭治疗选择的教育。（未分级）

（2）对于选择透析治疗的患者，其开始维持性透析的决定应当主要基于对尿毒症相关症状和/或体征的评价，包括蛋白质能量消耗的证据、代谢性异常和/或容量负荷过重的情况能否通过药物治疗进行安全纠正，而不是在缺乏症状和体征时仅依据特定的肾功能水平就做出决定。（未分级）

2012 年 KDIGO 指南建议当出现下列一项或多项表现时开始肾脏替代治疗：归因于肾衰竭的症状或体征（浆膜炎、酸碱或电解质失衡、瘙痒），容量状态或血压难以控制；饮食干预难以控制的进行性恶化的营养状态，或认知损害，这些情形经常出现在 GFR 在 $5\sim10\ \text{ml}/(\text{min}\cdot1.73\ \text{m}^2)$ 时（可以有例外）。

## 六、文献导读

[ 1 ] KDOQI Clinical Practice Guideline for Hemodialysis Adequacy：2015 update[J]. Am J Kidney Dis,2015,66(5):884-930.

[ 2 ] Kidney Disease:Improving Global Outcomes (KDIGO) CKD Work Group. KDIGO 2012 Clinical Practice Guideline for the Evaluation and Management of Chronic Kidney Disease [J]. Kidney Int,2013,3(suppl):1-150.

[ 3 ] 葛均波,徐永健.内科学[M].8 版.北京:人民卫生出版社,2013.

[ 4 ] 黎磊石,刘志红.中国肾脏病学[M].北京:人民军医出版社,2008.

[ 5 ] 王海燕.肾脏病学[M].3 版.北京:人民卫生出版社,2008.

[ 6 ] 王海燕.肾脏病临床概览[M].北京:北京大学医学出版社,2010.

（王彬）

# 五 血液系统疾病

# 缺铁性贫血

## 一、训练目标

1. 掌握缺铁性贫血的临床表现、病因及诊断。
2. 熟悉缺铁性贫血的鉴别诊断及治疗原则。
3. 了解红细胞的发育过程及形态、铁代谢的病理生理机制。

## 二、典型病例

【病史】 蒋某,女,33 岁,因"乏力纳差 1 个月"入院。患者 1 个月前因"减肥"自行控制饮食,后患者逐渐出现食欲变差,双下肢无力,上下楼梯等活动可出现胸闷气喘,自觉与工作劳累及饮食控制有关,未予重视。后家人观察到患者口唇发白,面色较差,建议其及时就医。患者遂至我院血液科门诊就诊。既往体健,近一年月经量大。

【体格检查】 T 36.5℃,P 90 次/分,R 18 次/分,BP 110/70 mmHg,身高 165 cm,体重 45 kg,BMI 16.5;神志清,精神可;口唇、眼睑苍白,指甲无光泽,甲床苍白;口腔黏膜无溃疡,全身皮肤无瘀斑及瘀点;皮肤及巩膜无黄染;浅表淋巴结未触及明显肿大;心肺听诊无异常;腹平软,无压痛、反跳痛,肝脾未及;脊柱四肢无异常;双下肢无水肿。神经系统检查无异常。

【辅助检查】 血常规:白细胞计数 $4.88 \times 10^9$/L,红细胞 $3.12 \times 10^{12}$/L↓,血红蛋白 88 g/L↓,血小板 $219 \times 10^9$/L,红细胞平均体积 58.8 fl↓,平均血红蛋白量 25.7 pg↓;尿常规无明显异常;粪常规无明显异常;粪便隐血试验阴性;血液生化检查无明显异常;血清铁蛋白 8.7 μg/L↓;胃镜检查:浅表性胃炎,无溃疡;其他检查:胸片未见明显异常;心电图未见明显异常;血清维生素 $B_{12}$ 98 pmol/L,叶酸 11.02 nmol/L;直接间接 Coomb's 试验阴性。血涂片检查:红细胞形态明显大小不均,以小细胞为主,中心淡染区扩大,其余未见明显改变;铁染色检查:外铁(-),铁粒幼细胞阳性率 1%;骨髓穿刺检查:增生明显活跃,粒系 50%,红系 30%,粒红比 1.67:1,红系增生尚可

160

（以中、晚幼红细胞为主,部分有核红细胞胞浆偏蓝,成熟红细胞中心淡染区明显扩大）,全片可见巨核细胞 15 个,各系未见病态造血,其余未见明显改变;

【诊疗经过】 入院后血常规提示中度贫血,MCV 降低,血清铁蛋白偏低;血涂片检查:红细胞形态明显大小不均,以小细胞为主,中心淡染区扩大,其余未见明显改变;骨髓涂片报告:增生明显活跃,铁染色检查:外铁（-）,铁粒幼细胞阳性率1%。确诊缺铁性贫血,给予口服补铁治疗。后患者出院后继续口服铁剂,至妇科门诊就诊,调整月经增多问题。1 个月后至门诊复查血常规,血红蛋白恢复正常,胸闷乏力消失,但铁蛋白仍减低。继续口服铁剂至3 个月,后复查铁蛋白恢复正常,遂停用铁剂,后未再出现胸闷乏力等症状。

### 三、诊断分析

【病例特点】 ①患者中年女性,既往体健;因"减肥"控制饮食;②近 1 个月来患者出现明显乏力胸闷,月经量大;③查体见口唇、眼睑苍白,指甲无光泽,甲床苍白;④血常规发现中度贫血,MCV 降低,血清铁蛋白偏低;⑤血涂片检查:红细胞形态明显大小不均,以小细胞为主,中心淡染区扩大,其余未见明显改变;骨髓涂片报告:增生明显活跃,铁染色检查:外铁（-）,铁粒幼细胞阳性率 1%。

【主要诊断】 缺铁性贫血。

【诊断依据】 诊断标准:符合第①条和第②～⑥条中的任何两条以上可以诊断铁缺乏症（iron deficiency, ID）/缺铁性贫血（iron deficient anemia, IDA）:①血常规提示血红蛋白（Hb）降低,男性患者 Hb＜120 g/L,女性患者 Hb＜110 g/L,红细胞呈小细胞、低色素性;②有明确的缺铁病因和临床表现（如乏力、头晕、心悸等）;③血清铁蛋白（SF）＜15 $\mu$g/L,感染或合并慢性炎症患者（除外慢性肾功能不全、心力衰竭）SF＜70 $\mu$g/L;转铁蛋白饱和度（TSAT）＜0.15;血清铁＜8.95 $\mu$mol/L,总铁结合力（TIBC）＞64.44 $\mu$mol/L;血清可溶性转铁蛋白受体（sTfR）＞26.50 nmol/L(2.25 mg/L);④骨髓铁染色显示骨髓小粒可染铁消失,铁粒幼细胞＜15%;⑤红细胞游离原卟啉（FEP）＞0.90 $\mu$mol/L（全血）,锌原卟啉（ZPP）＞0.96 $\mu$mol/L（全血）;⑥补铁治疗有效。患者符合①、②、③、④项。

【诊断思路】 流程图如图 5-1-1。

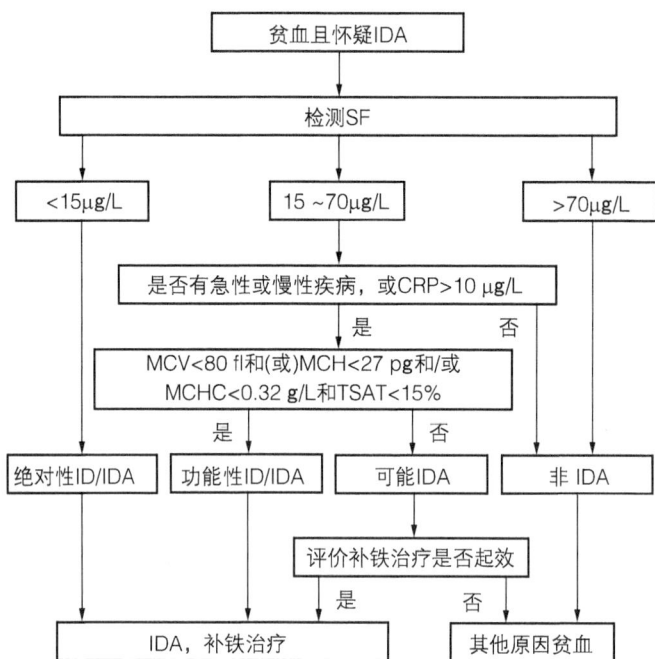

ID 为铁缺乏;IDA 为缺铁性贫血;SF 为铁蛋白;CRP 为 C 反应蛋白;MCV 为平均血红蛋白体积;MCH 为平均血红蛋白含量;MCHC 为平均血红蛋白浓度;TSAT 为转铁蛋白饱和度

**图 5-1-1 成人 ID/IDA 诊断流程图**

【鉴别诊断】

(1) 铁缺乏症(ID)和缺铁性贫血(IDA)的鉴别。年龄>5 岁儿童:ID 和 IDA 诊断同成人;0~5 岁婴幼儿:SF<12 μg/L,感染或合并慢性炎症(除外慢性肾功能不全、心力衰竭),则 SF<30 μg/L 可诊断 ID。

(2) 主要与其他小细胞性贫血鉴别(表 5-1-1、表 5-1-2)

**表 5-1-1 常见小细胞低色素贫血的鉴别**

| 贫血类型 | SI | TIBC | 骨髓细胞外铁 | 铁粒幼细胞 | MCV | SF |
|---|---|---|---|---|---|---|
| 缺铁性贫血 | ↓ | ↑ | ↓ | ↓ | ↓ | ↓ |
| 地中海贫血 | ↑ | N↑ | N↑ | ↑ | ↓ | ↑ |
| 慢性病贫血 | ↓ | ↓ | N↑ | ↑ | N↑ | N↑ |
| 铁粒幼细胞贫血 | ↑ | N↓ | ↑ | ↑环铁幼细胞 | ↓↑ | ↑ |
| 无转铁蛋白血症 | ↓ | ↓ | ↓ | ↓ | ↓ | ↑ |

表 5-1-2　绝对性铁缺乏症常见病因

| 病因 | 机制 |
|---|---|
| 铁摄入不足 | |
| 　饮食 | 如长期素食,饮食中铁含量低;或饮浓茶、浓咖啡抑制铁吸收 |
| 　胃酸不足 | 如萎缩性胃炎、使用抗酸剂或质子泵抑制剂、幽门螺杆菌感染、减肥术后等导致胃酸不足,影响铁吸收 |
| 　小肠黏膜疾病 | 减少铁吸收量 |
| 　慢性腹泻、乳糜泻等 | 减少铁吸收量 |
| 　铁调素增高 | 如 TMPRSS6 基因突变,致铁调素水平增高,抑制铁吸收;肥胖 |
| 铁需求量增大 | |
| 　儿童、青少年 | 生长发育迅速,铁需求量增大 |
| 　妊娠期女性 | 妊娠期间铁需求量增大 |
| 　经期女性 | 通过月经丢失铁,铁需求量增大 |
| 　EPO 治疗期失血 | 红细胞生成增加,铁需求量增大 |
| 　消化系统失血 | ①食管失血:静脉曲张、食管癌、溃疡、反流性食管炎等;②胃失血:胃癌、胃息肉、胃溃疡、使用阿司匹林和其他非甾体抗炎药物导致胃出血和胃血管扩张症等;③小肠失血:十二指肠溃疡、炎症性肠病、寄生虫(钩虫等)、淋巴瘤、肿瘤和息肉、毛细血管扩张、憩室等;④结肠失血:结肠癌、息肉、憩室出血、炎症性肠病、2 型血管性血友病、血管发育不良等;⑤肛门失血:痔疮出血 |
| 　妇科失血 | 子宫肌瘤、子宫腺肌病、妇科恶性肿瘤、出血性疾病(如血管性血友病及血友病携带者和血小板数量和功能异常等)、宫内节育器等导致月经量过多 |
| 　泌尿系统失血 | ①肾癌或膀胱癌等肿瘤类疾病;②血吸虫病、病毒感染、结核等感染性疾病;③泌尿系统结石:如肾结石、膀胱结石等致血尿;④血管内溶血(如 PNH、心脏机械瓣膜、疟疾等)导致红细胞破坏 |
| 　呼吸系统失血 | 肺部肿瘤、感染(肺脓肿、真菌感染、结核感染等)导致咳血 |
| 　献血 | 频繁献血 |
| 　医源性失血 | 频繁透析 |
| 综合因素 | |
| 　锻炼(少见) | 膳食铁摄入量减少;偶尔发生的溶血 |

注:"↓"表示降低,"↑"表示增高,"N"表示正常;SI:血清铁;TIBC:总铁结合力;MCV:平均红细胞容积;SF:血清铁蛋白。

【诊断难点及需要注意的问题】

（1）临床早期识别并诊断 IDA：ID 包括绝对性 ID 和功能性 ID。绝对性 ID 可分为三个阶段：储铁缺乏、缺铁性红细胞生成（iron deficient erythropoiesis，IDE）和 IDA。功能性 ID 指体内铁储备充足，铁从储存池释放障碍导致 IDE 和贫血，通常出现在患有复杂内、外科疾病的患者，感染高风险地区的人群以及接受重组人促红细胞生成素（recombinant erythropoietin，rEPO）治疗的人群。营养状态差的情况下，绝对性 ID 和功能 ID 经常伴发；营养及医疗条件好的情况下，功能性 IDA 通常发生在慢性疾病，如心力衰竭、慢性肾脏疾病等。

（2）ID/IDA 的病因诊断：对于确诊 ID/IDA 的患者，均应积极寻找病因。①胃肠道相关检查：进行尿素呼气试验、抗幽门螺杆菌抗体检查，确定患者是否存在幽门螺杆菌感染导致的消化道失血；进行胃肠镜检查等，尤其对于男性及绝经期的女性。②妇科检查：如子宫肌瘤、子宫腺肌病等疾病导致月经量过多。③炎症标志物检测：如 C 反应蛋白增高，提示可能是炎症/肿瘤性疾病相关贫血。④排除包括克隆性造血在内的多种因素。⑤铁剂难治性 IDA（iron-refractory iron deficiency anemia，IRIDA）的患者应进行 TMPRSS6 基因检测。

## 四、治疗分析

【治疗原则】

（1）病因治疗：尽可能去除导致缺铁的病因；

（2）补充铁剂：首选口服制剂。常用琥珀酸亚铁、富马酸亚铁、硫酸亚铁等，每天服元素铁 150～200 mg；口服铁剂不能耐受，可用胃肠外给药（注射铁剂）（表 5-1-3、表 5-1-4）。

（3）急诊处理：重度贫血及基础状态较差患者可以申请红细胞悬液输注。

表 5-1-3 常用口服铁剂

| 常用口服铁剂 | 用法用量 |
| --- | --- |
| 硫酸亚铁 | 60 mg/次，3 次/d |
| 多糖铁复合物 | 300 mg/次，1 次/d |
| 蛋白琥珀酸铁口服溶液 | 40 mg/次，2 次/d |

| 常用口服铁剂 | 用法用量 |
|---|---|
| 富马酸亚铁 | 60～120 mg/次,3 次/d |
| 琥珀酸亚铁 | 100～200 mg/次,2 次/d |
| 葡萄糖酸亚铁 | 300～600 mg/次,3 次/d |
| 中药补铁剂：健脾生血片 | 每次 1～3 片,3 次/d |

表 5-1-4　口服铁剂与静脉铁对比

| 给药途径 | 优点 | 缺点 |
|---|---|---|
| 静脉 | 疗效确定,无需强调患者依从性 | 急性并发症多见(恶心、低血压、过敏反应);氧化应激损伤;加重感染;抑制白细胞功能;易铁超载;给药时要医疗监护 |
| 口服 | 降低静脉铁剂和红细胞生成刺激剂所需剂量;相对安全,给药方便;可作为磷结合剂使用(枸橼酸铁) | 需要强调患者依从性;胃肠道不良反应率较高;疗效不稳定 |

【关键措施】

(1)输血治疗：红细胞输注适合急性或贫血症状严重影响到生理机能的 IDA 患者,国内的输血指征是 Hb<60 g/L,对于老年和心脏功能差的患者,可适当放宽至≤80 g/L。

(2)补铁治疗：无输血指征的患者常规行补铁治疗,铁剂分为无机铁和有机铁;按应用途径分为口服铁和静脉铁。补铁治疗需要考虑患者血红蛋白水平、口服铁剂的耐受性和影响铁吸收的合并症等。

(3)病因治疗：积极寻找 ID/IDA 的病因,如青少年、育龄期女性、妊娠期女性和哺乳期女性等摄入不足引起的 IDA,应改善饮食,补充含铁丰富且易吸收的食物,如瘦肉、动物肝脏等;育龄期女性可以预防性补充铁剂,每日或隔日补充元素铁;月经过多引起的 IDA 应该寻找月经量过多的原因;寄生虫感染患者应进行驱虫治疗;恶性肿瘤患者应进行手术或放、化疗;消化性溃疡患者应进行抑酸护胃治疗等。

### 五、诊治进展

1. 妊娠期女性 ID 和 IDA　妊娠合并贫血,即妊娠期 Hb 浓度<110 g/L。

ID 是妊娠期贫血最常见的原因,所有孕妇都应考虑到存在 ID 的风险,妊娠期血清铁蛋白<30 μg/L 提示 ID,但高于这个水平也不能除外 ID 的可能性。

妊娠期 IDA 的治疗原则:ID 和轻、中度 IDA 患者以口服铁剂治疗为主,并进食富含铁的食物;重度 IDA 患者需进行口服铁剂或静脉铁剂治疗,还可以少量多次输注浓缩红细胞,但不推荐在孕早期静脉补铁;极重度 IDA 患者首选输注浓缩红细胞,待 Hb 达到 70 g/L、症状改善后,可改为口服铁剂或静脉铁剂治疗,治疗至 Hb 恢复正常后,应继续口服铁剂 3～6 个月或至产后 3 个月。

2. 妇科疾病相关女性 ID 和 IDA　常见原因是铁丢失过多导致绝对 ID,如子宫肌瘤、子宫腺肌病、妇科恶性肿瘤等导致患者异常子宫出血,包括月经量过多、异常阴道出血等;铁释放障碍导致功能性 ID,如部分恶性肿瘤患者铁调素水平增高,铁释放障碍。

治疗:①对症支持治疗:若 Hb≤60 g/L,或出现重要脏器功能受损(如心功能不全时),可以输悬浮红细胞;②病因治疗:积极去除病因,如由于月经量过多造成的 IDA,积极控制月经量,治疗妇科相关疾病;③补铁治疗:原则给予口服铁剂,存在不能耐受的情况或口服铁剂治疗效果欠佳时,可以给予静脉铁剂。

3. 儿童 ID 和 IDA 的诊断　年龄>5 岁儿童:ID 和 IDA 诊断同成人;0～5 岁婴幼儿:SF<12 μg/L,感染或合并慢性炎症(除外慢性肾功能不全、心力衰竭),则 SF<30 μg/L 可诊断 ID。

治疗:①一般治疗:加强护理,避免感染,合理喂养,给予富含铁的食物,注意休息。②病因治疗:尽可能查找并去除导致缺铁的原因和基础疾病,如纠正厌食和偏食等不良饮食行为和习惯、治疗慢性失血疾病等。③铁剂治疗:a.尽量给予口服铁剂治疗,维生素 C、稀盐酸可增加铁的吸收。b.牛奶含磷较多,可影响铁的吸收,故口服铁剂时不宜饮用牛奶。c.选择适合儿童的口服铁剂:如口感良好、胃肠道刺激较小(有机铁)、服用方便(婴幼儿推荐液体制剂)的补铁药物。d.补铁剂量:应按元素铁计算剂量,即每日补充元素铁 4～6 mg/kg,每日 2～3 次,Hb 正常后需继续补铁 2 个月,用以补充储存铁,必要时可同时补充叶酸和维生素 $B_{12}$。有研究证实,间断补充元素铁亦可达到补铁效果。铁剂服量过大可产生中毒现象,如出现恶心、呕吐、不安,严重者可发生昏迷、肝坏死、胃肠道出血或末梢循环衰竭等。e.静脉铁剂疗效并不比口服好,且易出现不良反应,仅在不宜口服治疗,如伴有吸收不良的患儿才考虑使用。

**4. 消化系统疾病合并 ID/IDA** 美国 IDA 胃肠道评估临床实践指南建议:对于男性或绝经期女性需要同时进行胃肠镜检查,寻找病因。

治疗:①对症及支持治疗:输血及补铁治疗。②病因治疗:积极治疗原发疾病,包括治疗消化道出血、根除幽门螺杆菌等。③中药治疗:可针对不同患者,辨证使用健脾、益气、养血类药物,对 IDA 具有一定的治疗效果。④饮食治疗:无麸质饮食适用于乳糜泻导致的 IDA。

**5. 慢性肾脏病(chronic kidney disease,CKD)合并 ID 及 IDA** CKD 患者 ID 的诊断标准尚未确定。一般认为没有透析或腹膜透析的 CKD 患者,SF≤100 $\mu$g/L 且转铁蛋白≤20%,诊断为绝对 ID;SF>100~500 $\mu$g/L 且转铁蛋白≤20%,诊断为功能性 ID;血液透析 CKD 患者,SF≤200 $\mu$g/L 且转铁蛋白≤20%为绝对性 ID。Chr<29 pg 和/或铁蛋白指数(血清 sTfR 水平与 SF 对数的比值 sTfR/log Ferritin)>2,也可提示功能性 ID。

CKD 患者继发 IDA 是多因素所致,需要在改善肾功能的基础上给予铁剂、EPO 等药物,对于透析及非透析患者的治疗略有不同。存在绝对性 ID 患者,无论是否接受红细胞生成刺激剂(erythropoiesis-stimulating agents,ESAs)治疗,均应给予铁剂治疗。存在功能性 ID 患者,应权衡治疗获益与风险后决定是否给予铁剂治疗。非透析患者及腹膜透析患者,可先试用口服补铁(150~200 mg/d 元素铁)治疗 1~3 个月,口服治疗无效或无法耐受时可改为静脉铁剂治疗。血液透析患者可根据铁缺乏情况及病情状态选择补铁方式,可优先选择静脉途径补铁。初始治疗阶段剂量:每月 800~1 000 mg,1 次或多次静脉滴注;维持治疗阶段:每 1~2 周 100 mg,SF>500 $\mu$g/L 时应减少治疗剂量。TSAT≥50%和/或 SF≥500 $\mu$g/L,应减少静脉补铁剂量,以避免出现铁过载。铁超载指标水平为 TSAT>50%,SF>800 $\mu$g/L,Chr>33 pg,sTfR<1 000 $\mu$g/L。

**6. 心力衰竭合并 ID/IDA** 因为炎症反应,心力衰竭患者 SF 普遍增高。但若<100 $\mu$g/L,则为绝对性 ID;若 SF 为 100~299 $\mu$g/L,TSAT<20%,则为功能性 ID。

补铁治疗能够改善心力衰竭患者心肌线粒体的功能、修复心肌,从而改善心功能,恢复患者的活动耐力,提高患者的生活质量、降低死亡率。若射血分数<45%和存在 ID 时,建议静脉补铁。因患者胃肠道淤血导致铁吸收差,一般不建议口服补铁药物。

7. 外科手术患者合并 ID/IDA

(1) 择期手术术前 ID/IDA 病因治疗:积极治疗慢性出血性疾病,加强营养支持,纠正营养不良;停用或替代非选择性非甾体抗炎镇痛药;综合措施治疗慢性感染性疾病,控制感染,利于 ID/IDA 的治疗。

(2) 择期手术术前 ID/IDA 的铁剂治疗:门诊筛查、明确诊断 ID/IDA 的患者应尽早启动静脉补充铁剂或口服铁剂,中重度贫血或手术失血量大者应首选静脉铁剂,达到手术条件时再行手术。

(3) 创伤外科患者 ID/IDA 的治疗:创伤外科患者或手术后出血引起的急性贫血应按《临床输血技术规范》中的规定:Hb>100 g/L 一般不必输血;Hb<70 g/L 需要输血;Hb 70~100 g/L 应根据患者情况决定是否输血。同时尽早启动静脉铁剂治疗。

8. ID 和 IDA 的预防　合理均衡的营养可以降低人群 ID/IDA 的发生率。

(1) 合理膳食:保障充足和多样的食物供应,以满足铁营养的需要。

(2) 增加富含铁食物的摄入:所有人群,特别是儿童、孕妇、乳母均应摄入富含铁食物和铁吸收利用较高的食物,主要是动物性食品。动物的红肉、肝脏、血等食品提供的铁为血红素铁,吸收率可达到 10% 以上,显著高于植物来源的铁盐,其吸收率通常<5%。

(3) 增加膳食中其他微量营养素的摄入:维生素 C、维生素 A、维生素 $B_6$、维生素 $B_{12}$、叶酸等多种维生素影响人体铁的吸收利用和代谢功能,同时,微量营养素缺乏也是各类贫血产生的重要营养因素。维生素 C 可以促进肠道对铁的吸收,维生素 $B_6$、维生素 $B_{12}$、叶酸与红细胞合成具有密切的代谢关系,而维生素 A 缺乏与贫血具有协同现象。因此,应增加膳食中各种微量营养素的充足摄入,达到中国居民膳食营养素参考摄入量建议要求,实现预防 ID 和 IDA 的目的。

(4) 管理和控制食物中铁吸收的抑制因子和促进因子:通过改善饮食结构、改变烹饪技艺、改进食物的加工工艺等方法,调整食物中铁吸收促进和抑制因子的水平,实现促进铁吸收的目的。维生素 C、氨基酸及肽等是膳食中铁吸收促进因子,多酚、植酸则是抑制因子。因此,铁缺乏风险人群,应增加膳食中铁吸收促进因子水平,减少抑制因子的摄入。维生素 C 主要来源于柑橘、猕猴桃等新鲜的水果,氨基酸和肽主要来源于动物性食物,而多酚主要来源于绿茶以及未完全成熟的柿子、香蕉等水果,植酸则主要来源于谷物,如小麦和杂粮。

(5)选择食用铁强化食物:在食物种植和加工过程中,通过各种技术方法提高微量营养素水平的技术方法被称为食物强化,通过食物强化生产的食品则称为强化食品。食物强化已成为全球改善 ID 和 IDA 的主要公共卫生措施,例如已有 86 个国家实施了小麦面粉铁和叶酸的强化,显著改善了 ID/IDA 和叶酸缺乏导致的新生儿神经管畸形。我国和东南亚国家则采用铁强化酱油及鱼露改善 ID 和 IDA。铁缺乏风险人群,主要包括女性、儿童和高龄老年人,应选择铁强化食品或多种营养素强化的食品,以预防 ID 和 IDA。

(6)营养素补充剂:营养素补充剂是以补充维生素、矿物质,而不以提供能量为目的的食品。营养素补充剂对 ID 和 IDA 具有显著改善效果。其使用推荐如下:①婴幼儿贫血率≥40%的地区,推荐 6～23 月龄婴幼儿,24～59 月龄儿童和 5 岁以上学龄儿童每日补充铁剂,连续 3 个月。②学龄前儿童和学龄儿童的贫血率≥20%的地区,推荐间断性的铁剂补充。③建议孕妇每日补充铁剂和叶酸;不贫血孕妇间断性补充铁剂和叶酸。④建议产妇产后 6～12 周单独口服铁剂,或者联合补充叶酸。⑤非孕育龄女性的贫血率≥20%的地区,育龄女性应该间断性补充铁和叶酸;经期成年女性贫血率≥40%的地区,推荐每日补充铁剂,连续 3 个月。

## 六、文献导读

[1]中华医学会血液学分会红细胞疾病(贫血)学组.铁缺乏症和缺铁性贫血诊治和预防多学科专家共识(2022 年版)[J].中华医学杂志,2022,102(41):3246-3256.

[2]Kenneth Kaushansky.威廉姆斯血液学[M].陈竺,陈赛娟译.北京:人民卫生出版社,2018.

[3]徐卫,李建勇.临床处方手册[M].南京:江苏凤凰科学技术出版社,2016.

[4]王吉耀,葛均波,邹和健.实用内科学[M].北京:人民卫生出版社,2022.

(顾岩 王骏)

# 急性白血病

## 一、训练目标

1. 掌握急性白血病临床表现和分型、实验室检查及治疗原则。
2. 熟悉急性白血病分类、FAB 和 MICM 分型。
3. 了解白血病发病情况、病因及发病机制。

## 二、典型病例

【病史】 患者季某,女,70 岁,因"反复胸闷 9 年,乏力 1 周"入院。患者 9 年前无明显诱因下感胸闷,位于胸骨中下段,伴胸痛,为钝痛,胸痛持续不能缓解,伴后背部放射痛、乏力,自服"速效救心丸、地高辛"后症状无缓解,行心电图检查提示急性下壁、后壁心肌梗死,在我院住院行冠脉造影及支架置入术,术后胸闷症状消失,后予抗血小板聚集、调节脂代谢、扩张冠状动脉等治疗后好转出院,出院后规律服药。1 周前患者再次出现胸闷乏力,送至我院心内科治疗,住院期间查血常规:白细胞计数 $25.98 \times 10^9$/L↑,红细胞计数 $2.44 \times 10^{12}$/L↓,血红蛋白 79 g/L↓,血小板计数 $88 \times 10^9$/L↓,请血液科会诊,建议完善外周血涂片及骨髓穿刺检查。

患者既往有"脑梗死"病史 20 年,遗留右侧口角歪斜、右侧肢体行动不便;有"高血压病"史 10 余年,最高 180/110 mmHg;有"2 型糖尿病"病史 10 余年;否认"肝炎、结核"等传染病史,有输血史。否认药物食物过敏史,否认烟酒不良嗜好。母亲有"糖尿病、高血压病、心脏病"病史,父亲有"高血压、肺癌"病史。

【体格检查】 T 36.5℃,P 100 次/分,R 20 次/分,BP 117/57 mmHg,神清,精神尚可,贫血貌,胸部可及陈旧性手术瘢痕,叩诊清音,两肺呼吸音粗,未闻及少量湿啰音。心前区无隆起,心率 110 次/分,律齐,心音有力,各瓣膜听诊区未闻及明显病理性杂音。腹平软,无压痛、反跳痛,肝脾肋下未扪及,肝肾区无叩痛,肠鸣音正常,移动性浊音阴性。四肢无畸形,双上肢肌力 5 级,双下肢肌力 5⁻级,肌张力正常,双下肢无水肿。生理反射存在,病理反射未引出。

**【辅助检查】** 血常规:白细胞计数 25.98×10⁹/L↑,红细胞计数 2.44×10¹²/L↓,血红蛋白 79 g/L↓,血小板计数 88×10⁹/L↓。外周血形态分析:原始细胞 77%↑,考虑急性白血病可能。

**【诊疗经过】** 患者外周血涂片查见原始细胞,考虑急性白血病可能,为进一步明确诊断,行骨髓穿刺常规、免疫分型、染色体核型及分子生物学检查(图 5-2-1、图 5-2-2)。

骨髓常规:髓象取材优,涂片染色好,骨髓增生极度活跃,粒系占 0.80%,红系占 7.60%;粒系受抑;红系增生减低,以中晚幼红细胞为主,形态尚可,成熟红细胞大小不均;淋巴比例尚可;单核细胞极度增生,原始细胞占 85.2%↑;全片见产板巨核细胞 0 个,颗粒巨核细胞 11 个,血小板散在;全片未见寄生虫及其他异常细胞;(原始细胞)过氧化物酶染色(POX):-;糖原染色(PAS):±;a-醋酸萘酚酯酶染色(a-NAE):94%(+);a-醋酸萘酚酯酶染色 NaF 抑制试验(a-NAE+NaF):+,抑制率:89.4%;血片:白细胞数增高,原始细胞占 72%,成熟红细胞形态及血小板同髓片;诊断:AML-M5a 可能性大。

免疫分型:有核细胞中异常幼稚细胞占 80.12%↑,细胞表达 CD56+70.8%、CD117+44.5%、HLA-DR+92.9%、CD33+99.3%、CD64+44.5%、CD38+47.6%、CD11c+81.8%、CD99+51.5%,结论:急性髓系白血病伴淋系表达。

核型分析:47,XX,+8[20];荧光原位杂交(FISH):检出 KMT2A(MLL)+95.5%。

分子:AML 融合基因:MLL-AF9 阳性;AML 二代测序(NGS)检测:PTPN11(PTPN11:c.218C>T:p.T73I)6.29%错义突变。

患者明确诊断为:急性髓系白血病 AML-M5a(高危组),根据患者一般情况及预后评估,选用去甲基化药物联合化疗(AZA+HAG 方案),具体为:阿扎胞苷 100 mg 1~7 日,高三尖杉酯碱 1.7 mg 4~10 日,阿糖胞苷 18 mg 4~10 日,辅以水化、碱化、保肝、护胃、护心、止吐、利尿等治疗,1 个月后复查骨髓穿刺见原始细胞 2.32%,血常规大致正常,后行巩固及维持治疗,定期监测微小残留病灶(MRD)。

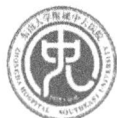

# 东南大学附属中大医院
## 血液科 血细胞形态检查报告单

编号：XT182074

姓名：████ 　性别：女 　年龄：70 岁 　住院号：████ 　床位号：███

送检医院：本院 　　科别：心内科二 　病区：211W心内2 　送检日期：2020-07-21

临床诊断：HF

| 细胞名称 | 结果% | 细胞名称 | 结果% | 细胞名称 | 结果% | 细胞名称 | 结果% |
|---|---|---|---|---|---|---|---|
| 原始粒细胞 |  | 中性杆状 |  | 原始淋巴 |  | 原始单核 |  |
| 早幼粒细胞 |  | 中性分叶 | 2.0 | 幼稚淋巴 |  | 幼稚单核 |  |
| 中性中幼 |  | 嗜酸细胞 | 1.0 | 成熟淋巴 | 17.0 | 成熟单核 | 3.0 |
| 中性晚幼 |  | 嗜碱细胞 |  | 异型淋巴 |  | 异常细胞 | 77.0 |

细胞总数：100

| 红细胞 | | 有核红细胞 1 　个/100 白细胞 |
|---|---|---|
| 白细胞 | | 备注 原始细胞77%，建议骨穿MICM诊断分型 |
| 血小板 | | |

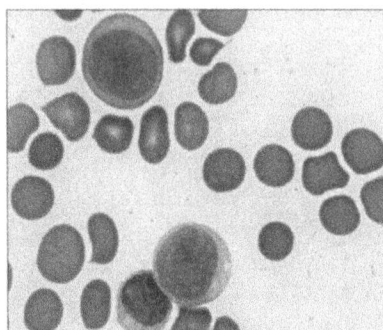

彩图扫码

本报告仅供临床参考，仅对本标本负责。　　检验者：███ 　　审核者：████ 　报告日期：2020-07-21

图 5-2-1　外周血形态分析报告

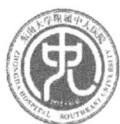

# 东南大学附属中大医院
## 血液科 骨髓细胞学检查报告单

分类：F61　　　　检查号：F20390

姓名：▓▓▓▓　性别：女　年龄：70 岁　住院号：▓▓▓▓▓　科别：心内科二　病区：211W心内2

临床诊断：HF　　　　取材部位：髂骨　　　　送检时间：2020-07-22　床位：▓▓▓

WBC：　　×10⁹/L　Hb：　　g/L　PLT：　　×10⁹/L

| 细胞名称 | | | 血片(%) | 髓片 | | 髓片(%) |
|---|---|---|---|---|---|---|
| | | | | 平均值 | 标准差 | |
| 粒细胞系统 | | 原始血细胞 | | 0.08 | ±0.01 | |
| | | 原始粒细胞 | | 0.42 | ±0.42 | |
| | | 早幼粒细胞 | | 1.27 | ±0.80 | |
| | 中性 | 中幼 | | 7.23 | ±2.77 | |
| | | 晚幼 | | 11.36 | ±2.93 | |
| | | 杆状核 | 1.0 | 20.01 | ±4.47 | 0.8 |
| | | 分叶核 | 4.0 | 12.85 | ±4.38 | |
| | 嗜酸 | 中幼 | | 0.50 | ±0.49 | |
| | | 晚幼 | | 0.80 | ±0.64 | |
| | | 杆状核 | | 1.06 | ±0.95 | |
| | | 分叶核 | 2.0 | 1.90 | ±1.48 | |
| | 嗜碱 | 中幼 | | 0.01 | ±0.03 | |
| | | 晚幼 | | 0.02 | ±0.03 | |
| | | 杆状核 | | 0.03 | ±0.07 | |
| | | 分叶核 | | 0.016 | ±0.24 | |
| 红细胞系统 | | 原始红细胞 | | 0.37 | ±0.36 | |
| | | 早幼红细胞 | | 1.34 | ±0.88 | |
| | | 中幼红细胞 | | 9.45 | ±3.33 | 2.8 |
| | | 晚幼红细胞 | | 9.64 | ±3.50 | 4.8 |
| | | 早巨幼红细胞 | | | | |
| | | 中巨幼红细胞 | | | | |
| | | 晚巨幼红细胞 | | | | |
| 粒系：红系 | | | | 3.00 | ±1.00 | 0.11:1 |
| 淋巴细胞 | | 原始淋巴细胞 | | 0.01 | ±0.01 | |
| | | 幼稚淋巴细胞 | | 0.08 | ±0.15 | |
| | | 成熟淋巴细胞 | 14.0 | 18.90 | ±5.46 | 4.8 |
| | | 异型淋巴细胞 | | | | |
| 单核 | | 原始单核细胞 | 72.0 | 0.01 | ±0.02 | 85.2 |
| | | 幼稚单核细胞 | 1.0 | 0.06 | ±0.07 | 0.4 |
| | | 成熟单核细胞 | 6.0 | 1.45 | ±0.88 | 1.2 |
| 浆细胞 | | 原始浆细胞 | | 0.002 | ±0.01 | |
| | | 幼稚浆细胞 | | 0.03 | ±0.07 | |
| | | 成熟浆细胞 | | 0.54 | ±0.38 | |
| 其他细胞 | | 网状细胞 | | 0.16 | ±0.21 | |
| | | 组织嗜碱细胞 | | 0.02 | ±0.03 | |
| | | 分类不明细胞 | | 0.02 | ±0.04 | |
| | | 异常细胞 | | | | |
| 巨核细胞 | | 原始巨核细胞 | | 0-3 | | |
| | | 幼稚巨核细胞 | | 0-10 | | |
| | | 颗粒巨核细胞 | | 10-30 | | |
| | | 产板巨核细胞 | | 40-70 | | |
| | | 裸核巨核细胞 | | 0-30 | | |
| 计数(个) | | | 100 | | | 250 |

分析：

髓像：

1.取材优，涂片染色好，骨髓增生极度活跃，粒系占 0.80%，红系占 7.60%

2.粒系：受抑。

3.红系：增生减低，以中晚幼红细胞为主，形态尚可，成熟红细胞大小不均。

4.淋巴比例尚可

5.单核细胞极度增生，原始细胞占85.2%。

6.全片见产板巨0个，颗粒巨11个，血小板散在。

7.全片未见寄生虫及其他异常细胞

8.（原始细胞）POX：-；PAS：±；a-NAE：94%(+)；a-NAE+NaF：+，抑制率：89.4%

血片：

白细胞数增高，原始细胞占72%，成熟红细胞形态及血小板同髓片

意见：

1.AML-M5a可能性大；

2.请结合临床MICM诊断分型。

检验者：▓▓▓　审核者：▓▓▓　报告时间：2020-07-22

医院地址：南京市丁家桥87号　邮编210009　电话025-83272357（血细胞室）

**图 5-2-2　骨髓穿刺报告**

### 三、诊断分析

【病例特点】 ①患者老年女性,既往"冠心病""脑梗死""高血压病""2 型糖尿病"病史;②急性起病,临床表现为胸闷乏力明显;③查体见贫血貌,心率增快;④骨髓穿刺见原始细胞占 85.2%↑,免疫分型支持 AML 诊断,染色体核型及分子检测提示高危预后;⑤诱导治疗有效。

【主要诊断】 ①急性髓系白血病 AML-M5a(高危组);②冠心病 心功能 Ⅳ级;③高血压病 3 级(极高危);④2 型糖尿病;⑤陈旧性脑梗死。

【诊断依据】

(1) 病史:患者老年女性,急性起病。因"反复胸闷 9 年,乏力 1 周"入住我院心内科。既往"冠心病""脑梗死""高血压病""2 型糖尿病"病史。

(2) 查体:心率增快,110 次/分,律齐。

(3) 实验室检查:血常规:白细胞计数 $25.98 \times 10^9$/L↑,红细胞计数 $2.44 \times 10^{12}$/L↓,血红蛋白 79 g/L↓,血小板计数 $88 \times 10^9$/L↓。外周血形态分析:原始细胞 77%。骨髓常规见 85.2% 原始细胞,免疫分型考虑急性髓系白血病伴淋系表达,核型分析检出 KMT2A(MLL)+95.5%,分子可见 MLL-AF9 重排;PTPN11 突变。

【诊断思路】 流程图如图 5-2-3。

【鉴别诊断】

(1) 骨髓增生异常综合征:该病的典型特征为病态造血,另外有的分型在外周血中有原始或幼稚细胞,全血细胞减少及染色体异常,常易与白血病相混淆。但骨髓穿刺检测骨髓原始细胞小于 20%。

(2) 感染引起的白细胞异常:感染常可导致外周血白细胞计数及形态发生异常,如传染性单核细胞增多症,血象中出现异形淋巴细胞,但形态与原始细胞不同。百日咳、传染性淋巴细胞增多症、风疹等病毒感染时,血象中淋巴细胞增多,但淋巴细胞形态正常,病程较短,骨髓原幼细胞不增多。

(3) 巨幼细胞贫血:巨幼细胞贫血因叶酸或/和维生素 $B_{12}$ 的缺乏,可出现巨幼红细胞,有时可与红白血病混淆。但前者骨髓中原始细胞不增高,予以叶酸、维生素 $B_{12}$ 治疗有效。

(4) 类白血病反应:常因感染等因素导致白细胞计数增高,粒细胞可超过

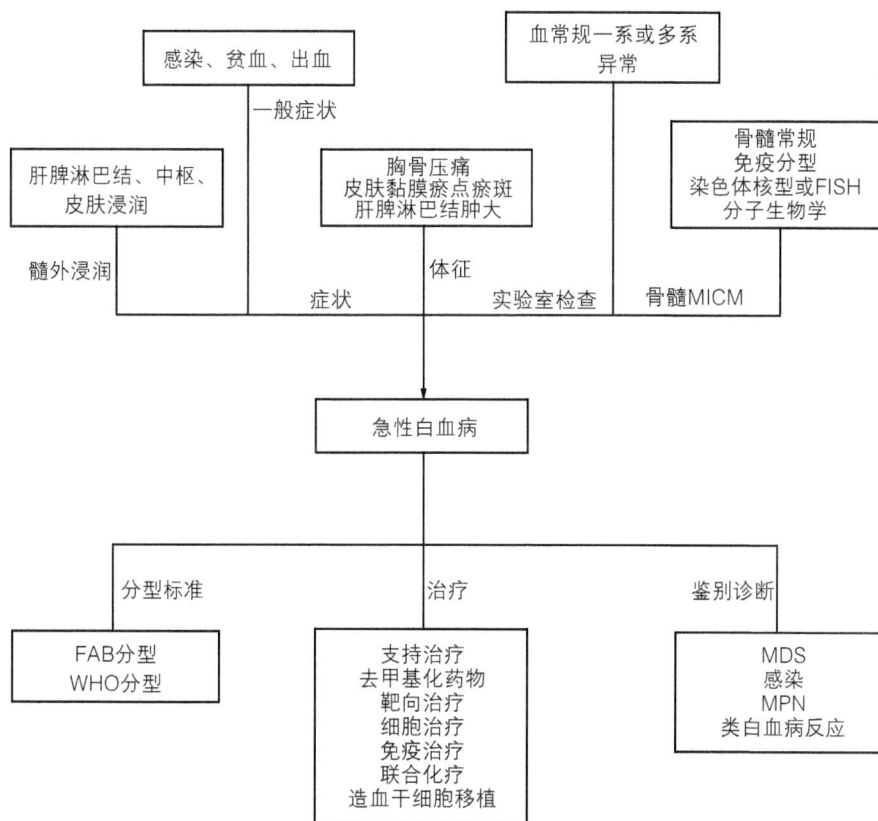

图 5-2-3　急性白血病诊断流程图

$50×10^9/L$,且伴有核左移,但类白血病反应骨髓原始细胞小于 2%,且 NAP
积分增高。

【诊断难点及需要注意的问题】

(1) 低增生性白血病外周血白细胞计数降低,易诊断为骨髓增生异常综
合征或再生障碍性贫血,但骨髓穿刺查见≥20%的原始细胞即可诊断为急性
白血病。

(2) 急性白血病临床表现个体差异较大:慢性起病患者主要表现为因贫
血导致的乏力、纳差、面色苍白、心悸、头晕头痛等,或因血小板减低导致的皮
肤紫癜、口腔及鼻腔黏膜出血及消化道泌尿道出血等;急性起病患者主要表现
为感染性发热,以发热查因就诊。白血病细胞浸润特定器官系统,可出现相应
症状。如淋巴结无痛性肿大、肝脾肿大、骨浸润导致的剧烈胸骨疼痛、眼眶浸

润导致的绿色瘤、牙龈增生、皮肤浸润出现的蓝紫色斑丘疹、中枢浸润导致的中枢神经系统白血病及睾丸肿大等。

（3）存在并发症时注意鉴别：白血病细胞浸润胃肠道可伴随牙龈肿痛、腹痛、小肠结肠炎、便血；浸润呼吸系统可表现为呼吸梗阻；浸润泌尿系统，可表现为盆腔出血。

（4）急性白血病可由骨髓增生异常综合征、慢性粒细胞白血病、原发性骨髓纤维化、原发性血小板增多、真性红细胞增多症及阵发性睡眠性血红蛋白尿等演变而来，因此需注意相关病史采集。

（5）体格检查要点：检查患者有无皮肤瘀点瘀斑，有无口腔、鼻腔、牙龈出血。感染性发热患者可有肺部感染及消化系统感染体征。髓外浸润的患者，查体可见淋巴结肿大及肝脾肿大，皮肤蓝紫色斑丘疹、眼眶肿物、骨压痛。侵犯中枢神经系统可有脑膜刺激征及其他定位体征。

（6）急性白血病的分型及预后判断：急性白血病的分型及预后判断是治疗的依据。分型及预后主要根据 WHO 分型标准，评估患者 MICM（形态学、免疫分型、细胞遗传学、分子生物学）。

## 四、治疗分析

1. 一般治疗

（1）细胞单采：当外周血白细胞计数＞$100 \times 10^9/L$,病人可发生白细胞淤滞症，从而表现为呼吸困难、低氧血症、反应迟钝、言语不清、颅内出血等。不仅会增加病人早期死亡率，也增加髓外白血病的发病率和复发率。应紧急使用血细胞分离机，单采清除过高的白细胞，同时给予羟基脲治疗、水化和化疗。

（2）防治感染：白血病病人常伴有粒细胞减少或缺乏，特别在化疗、放疗后粒细胞缺乏状态将持续相当长时间。应做细菌培养和药敏试验，并迅速进行经验性抗生素治疗，根据药敏结果及患者感染症状调整抗生素。

（3）成分输血：严重贫血或血小板极度减低往往危及患者生命，应及时输注成分血。

（4）防治高尿酸血症：由于治疗导致白血病细胞大量破坏，细胞中大量酸性物质释放，血清和尿中尿酸浓度增高，应当在化疗过程中水化、碱化，每日监测出入量平衡。

（5）营养支持：白血病是一种严重消耗性疾病，特别是化疗、放疗引起患者消化道黏膜炎及功能紊乱,以及感染导致患者消耗进一步加剧、补充不足。应注意补充营养,维持水、电解质平衡,给患者高蛋白、高热量、易消化食物,必要时经静脉补充营养。

2. 抗白血病治疗 抗白血病治疗的第一阶段是诱导缓解治疗,主要方法是联合化疗,目标是使患者迅速获得完全缓解(complete remission,CR)。即白血病的症状和体征消失,外周血无原始细胞,无髓外白血病;骨髓三系造血恢复,原始细胞<5%;外周血中性粒细胞$>1.0\times10^9$/L,血小板$>100\times10^9$/L。理想的 CR 为初诊时免疫学、细胞遗传学和分子生物学异常标志均消失。

达到 CR 后进入抗白血病治疗的第二阶段,即缓解后治疗,包括巩固治疗和维持治疗。主要方法为化疗和造血干细胞移植。诱导缓解获 CR 后,体内残留的白血病细胞称为 MRD,与疾病进展相关,必须定期进行监测。

对于适合移植患者应尽早配型,在取得 CR 后进行造血干细胞移植,优先推荐异基因造血干细胞移植。目前认为对于低危的急性白血病患者,如微小残留病灶清除彻底,也可行自体干细胞移植。

## 五、诊治进展

目前急性白血病的治疗已进入新药时代和精准治疗时代,根据患者 MICM,选用低毒性且有效的药物是最优选择。目前用于急性白血病的新药及新治疗策略如下:

1. 去甲基化药物 阿扎胞苷或地西他滨作为去甲基化药物,通过表观遗传学进行调控,改变基因表达,常联合化疗用于急性髓细胞性白血病诱导治疗。急性髓细胞性白血病传统治疗一线推荐 DA、IDA 方案。而我国学者率先应用含有高三尖杉酯碱(HHT)联合去甲基化药物的化疗方案,取得满意的疗效。

2. 靶向治疗 当急性白血病患者存在分子靶点,可使用靶向抑制剂。BCR-ABL1 融合基因阳性患者可使用酪氨酸激酶抑制剂如达沙替尼、尼洛替尼、氟马替尼等;FLT3-ITD 突变患者可使用 FLT3 抑制剂索拉菲尼;IDH1/2 突变的患者,可选用 IDH1 抑制剂艾伏尼布(Ivosidenib)及 IDH2 抑制剂伊那尼布(Enasidenib)。其他还有靶向 CD33、CD123、MLL 重排的抑制剂等应用于临床。细胞凋亡信号通路 BCL2 抑制剂维奈克拉通过抑制 BCL2 表达,从而激活细胞凋亡通路,诱导肿瘤细胞凋亡。

3. 难治或复发后治疗　需选用二线化疗方案,避免白血病细胞耐药,推荐临床试验及造血干细胞移植。适合患者可选用细胞治疗如嵌合抗原受体 T 细胞疗法(CART),或免疫治疗如 PD1 单抗。

## 六、文献导读

［1］Kenneth Kaushansky. 威廉姆斯血液学［M］.陈竺,陈赛娟,主译.北京:人民卫生出版社,2018.

［2］徐卫,李建勇.临床处方手册［M］.南京:江苏凤凰科学技术出版社,2016.

［3］Pelcovits A, Niroula R. Acute Myeloid Leukemia: A Review［J］. R I Med J, 2020, 103:38-40.

［4］Alaggio R, Amador C, Anagnostopou los I, et al. The 5th edition of the World Health Organization Classification of Haematolymphoid Tumours: Lymphoid N eoplasms［J］. Leukemia, 2022, 36(7): 1720-1748.

［5］NCCN. https://www.nccn.org/.

［6］Döhner H, Wei AH, Appelbaum FR, et al. Diagnosis and management of AML in adults: 2022 recommendations from an international expert panel on behalf of the ELN［J］. Blood, 2022, 140(12): 1345-1377.

(顾岩　葛峥)

# 恶性淋巴瘤

## 一、训练目标

1. 掌握淋巴瘤的诊断和鉴别诊断。
2. 熟悉淋巴瘤的诊断方法和治疗原则。
3. 了解目前诊断和治疗进展。

## 二、典型病例

【病史】 患者,男性,80 岁,因"反复发热 20 天"入院。患者 20 天前无明显诱因出现发热,体温在 37.5~38.5℃,多为下午或夜间发热,口服退热药可退热,发热时伴有乏力、四肢酸痛,伴夜间盗汗。15 天前曾住院行胸部 CT 平扫示:两肺多发磨玻璃结节,两肺上叶片状磨玻璃密度影;行纤维支气管镜示支气管腔内未见异常,病理提示肺泡上皮显著增生,间质慢性炎细胞浸润伴组织细胞聚集,未见明确上皮样肉芽肿及异型增生,特殊染色未见明确病原体,未见恶性成分;肺泡灌洗液结核菌涂片阴性,NGS 检测提示鲍曼不动杆菌、约翰逊不动杆菌、人类 γ 疱疹病毒 4 型可疑。经呼吸科会诊考虑隐源性机化性肺炎,给予"美卓乐 16 mg qd,布地奈德 1 mg、乙酰半胱氨酸 0.3 g 雾化 bid,克拉霉素 0.25 g bid,孟鲁司特 10 mg qd"治疗,一周后复查胸部 CT 较前好转。患者体温恢复至 37.0℃ 左右,予以出院。出院后患者继续口服"美卓乐 16 mg qd,克拉霉素 0.25 g bid,孟鲁司特 10 mg qd"治疗,5 日后又开始发热,体温 37.0~38.0℃,为进一步治疗收住院。病程中,患者无畏寒寒战、无咳嗽咳痰、无腹痛腹泻、无尿频尿急尿痛,无皮疹和口腔溃疡,乏力纳差,睡眠差,大小便如常,消瘦明显(体重未称)。

患者既往有"高血压、糖尿病"等慢性病史,有"陈旧性肺结核"病史,无"肝炎"病史;无重大手术外伤史及输血史;无食物药物过敏史;无家族性遗传性疾病史。

【体格检查】 T 39.3℃,P 98 次/分,R 18 次/分,BP 135/80 mmHg。神

志清,精神萎靡,皮肤黏膜无黄染,眼睑无水肿,口唇无发绀,双侧扁桃体无明显肿大,全身浅表淋巴结未触及肿大,胸骨无压痛,两肺呼吸音粗,未及干湿啰音,心率98次/分,律齐,各瓣膜听诊区未闻及明显病理性杂音。腹平软,无压痛、反跳痛、肌紧张,肝脾肋下未及,肝肾区无叩痛,双下肢无水肿。生理反射存在,病理反射未引出。

【辅助检查】

(1)血常规:白细胞及血小板计数未见异常,血沉62 mm/h,降钙素原0.009 ng/ml,真菌D葡聚糖定量G试验<10 pg/ml,曲霉菌免疫学试验(-),呼吸道病原体9项(-),EB病毒检测(-),抗核抗体13项(-),肿瘤指标(-),ACA(-),自身免疫肌炎抗体谱(-)。

(2)胸部CT平扫示:①两肺多发磨玻璃结节,两肺上叶片状磨玻璃密度影;②两肺散在钙化灶;双下肺少许纤维灶;③纵隔淋巴结钙化,两侧胸膜局限性增厚;④左侧肾上腺结合部增粗;⑤动脉粥样硬化;纤维支气管镜示支气管腔内未见异常。

(3)病理:间质慢性炎细胞浸润伴组织细胞聚集,特殊染色未见明确病原体;肺泡灌洗液结核菌涂片阴性;NGS(-);骨髓穿刺提示增生活跃,基本正常骨髓象。

【诊疗经过】 患者入院后体温波动37.5~39℃,盗汗明显,消瘦,抗感染+激素治疗,疗效欠佳,降钙素原、真菌D、曲霉菌、结核菌素等炎症指标均正常,多次血培养均阴性,抗核抗体(-),ACA(-),自身免疫肌炎抗体谱(-),发热38.5℃以上超过2周,血常规示WBC $1.5×10^9$/L,HB 87 g/L,PLT $28×10^9$/L,铁蛋白>1 500 μg/L,sCD25 6 265 U/ml,腹部B超提示脾肿大,考虑噬血细胞综合征,经多学科会诊,考虑患者感染证据不足,没有风湿免疫性疾病依据,淋巴瘤不能排除。行PET-CT检查示:①双侧肾上腺增粗,左侧FDG代谢异常增高,考虑恶性病变,淋巴瘤可能性大;②两肺多发磨玻璃密度影、FDG代谢不均匀增高。行肾上腺穿刺活检,病理检查提示血管内大B细胞淋巴瘤,见图5-3-10。

免疫组化结果:Bcl-2(约80%+),Bcl-6(约80%+),CD10(-),CD19(+),CD20(+),CD3(-),CD30(-),CD43(-),CD5(+),CD79a(+),C-myc(约90%+),EBER(-),Ki67(约90%+),Mum-1(+),P53(野生型),PAX5(+),MPO(-),考虑血管内大B细胞淋巴瘤。

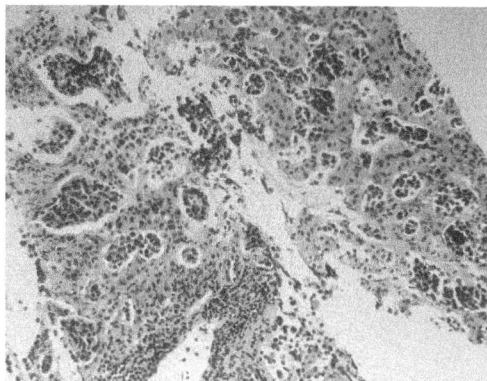

图 5-3-1 病理检查

## 三、诊断分析

【病例特点】 ①老年男性，反复发热；②抗感染治疗无效，激素治疗有效；③无风湿免疫性疾病证据，无明确感染证据，无结核病证据；④体征：消瘦，全身浅表淋巴结未触及肿大，双肺呼吸音稍粗，未闻及干湿啰音，肝脾未触及肿大；⑤PET-CT：双侧肾上腺增粗，左侧 FDG 代谢明显异常增高，考虑恶性病变，淋巴瘤可能性大；⑥肾上腺穿刺病理：大 B 细胞淋巴瘤。

【主要诊断】 ①血管内大 B 细胞淋巴瘤；②噬血细胞综合征；③高血压病3 级（极高危）；④ 2 型糖尿病；⑤陈旧性肺结核。

【诊断依据】

（1）患者老年男性，既往有"高血压、糖尿病"病史，本次因"反复发热20 天"入院，入院后完善相关检查排除感染性发热、自身免疫病、结核病所致发热可能；

（2）病程中给予抗感染治疗发热无缓解，激素治疗有效，辅助检查：PET-CT 示双侧肾上腺增粗、左侧 FDG 代谢明显异常增高，肾上腺穿刺病理确诊大B 细胞淋巴瘤。

【诊断思路】 流程图如图 5-3-2。

【鉴别诊断】

（1）系统性红斑狼疮：系统性红斑狼疮可出现类似发热表现，好发于女性，患者往往有多系统损害，血清中可查到多种自身抗体。

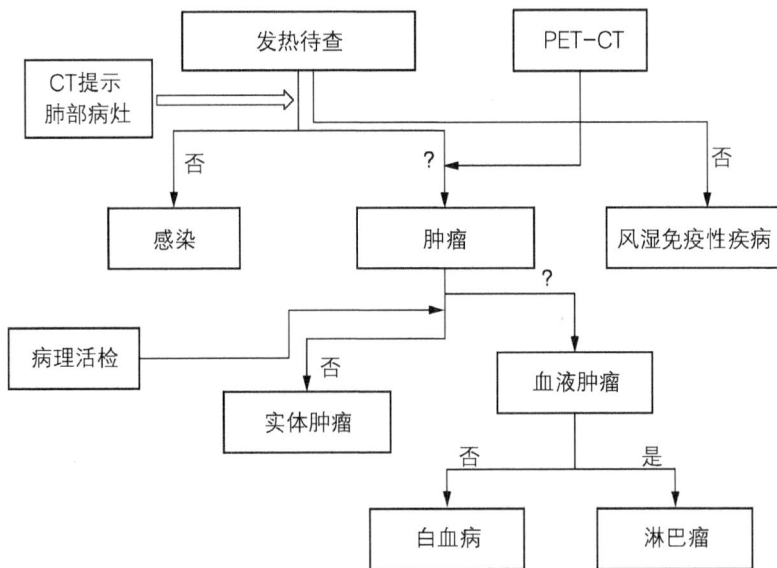

图 5-3-2　诊断思路流程图

（2）肉芽肿性多血管炎：是一种坏死性肉芽肿性血管炎,病变常累及全身小动脉、静脉及毛细血管,呼吸道和肾脏最常受累,早期为非特异性症状,如发热、乏力等,后期可出现器官受累的症状,如咳嗽、咯血、呼吸困难,肾脏受累如血尿、蛋白尿甚至肾衰竭;90%患者可出现 cANCA 阳性,病理活检示坏死性肉芽肿和(或)血管炎。

（3）血管内 NK/T 细胞淋巴瘤：新分类已将该肿瘤作为一个独立的亚型在侵袭性 NK 细胞淋巴瘤章节加以描述。瘤细胞常为小至中等大小或小、中、大细胞混合存在,免疫组织化学显示肿瘤细胞表达胞浆 CD3、CD56 及细胞毒分子(TIA1、GranzymeB 和 Perforin),CD5 常阴性,通常不表达 B 细胞标志物,与 EB 病毒感染密切相关。

（4）炎性病变：IVLBCL 可出现类似急性肝胆感染的临床表现,或血行播散型肺结核的相关特征,结核患者一般有结核的中毒症状,存在某个部位或器官结核浸润的表现,血沉快,抗结核抗体(＋),细菌核酸检测(＋),病灶部位病理活检提示结核,或痰涂片找到结核分枝杆菌可与本病进行鉴别。

（5）弥漫大 B 细胞淋巴瘤累及血管和淋巴管：DLBCL 有时会在血管及淋巴管腔内形成瘤栓,需结合临床病史、影像学检查及组织病理诊断鉴别。

（6）转移性癌：成簇的癌细胞位于淋巴管和/或血管内；免疫组织化学染色 CK 阳性而白细胞共同抗原阴性，易于鉴别。

【诊断难点及需要注意的问题】

（1）患者体温为中低热，午后和夜间为主，有肺结核病史，容易误诊为结核；患者无浅表淋巴结肿大，无肝脾肿大，胸腹部 CT 未提示存在深部淋巴结肿大或器官肿大，肺部病灶部位穿刺病理未能发现淋巴瘤或其他肿瘤的证据。

（2）血管内大 B 细胞淋巴瘤临床表现不典型和易误诊的原因：血管内大 B 细胞淋巴瘤(intravascular large B cell lymphoma，IVLBCL)是非霍奇金淋巴瘤的一种罕见亚型，发病率约 0.5/100 万。与其他淋巴瘤不同，IVLBCL 的特点是大量淋巴瘤细胞聚集在小血管或中等大小血管管腔，以毛细血管和毛细血管后微静脉多见，血管内大 B 细胞淋巴瘤容易侵犯皮肤、神经系统、肺和骨髓等器官，而淋巴结较少受累。

（3）血管内大 B 细胞淋巴瘤的病理特点：淋巴瘤细胞充满病变器官的小血管管腔或血窦，肿瘤细胞体积大，核深染或空泡状、不规则，核仁明显，核分裂象常见，胞浆少或中等，嗜双色或呈嗜碱性，肿瘤细胞通常黏附于血管内皮上或呈游离状；部分病例可见纤维素性血栓、出血或坏死。肿瘤细胞表达成熟外周 B 细胞的免疫表型，如表达 CD45、CD19、CD20、CD79a，大部分病例 MUM1 阳性，部分病例 CD5 阳性。22%～38%的 IVLBCL 表达 CD5，尤其在亚洲型更常见，有报道 MYD88/L265P 和 CD79b/ Y196 突变分别出现在 44% 和 26%的患者中，但是发生"双重打击"的报道并不常见。有报道认为 Ki-67 增殖指数是影响 IVLBCL 患者预后(生存时间)的独立危险因素。

## 四、治疗分析

【治疗原则与 IVLBCL】 目前尚无最佳的治疗方案，文献报道通常采用以 R-CHOP 方案为基础的联合化疗，1 年、3 年的总生存(OS)率分别为 60%、17%，中位 OS 时间为 450 天，中位无进展生存(PFS)时间为 420 天。

（1）血管内弥漫大 B 细胞淋巴瘤的治疗：该疾病的罕见性导致缺乏前瞻性研究，可用的数据通常多是个案报道，除了皮肤变异型外，IVLBCL 被认为是一种侵袭性的播散性疾病；在大多数情况下，CHOP 方案应用较多，接受 CHOP 治疗的 IVLBCL 患者总体有效率为 59%；在西方国家，3 年的 OS 为 33%。但 CHOP 在日本一组噬血细胞相关 IVLBCL 患者中观察到较差的结果;文献报道西方国家应用 R-CHOP 方案治疗 IVLBCL 可达到 88%的完全缓解率,91%的总有效率,3 年的 OS 达 81%。

(2) 血管内弥漫大 B 细胞淋巴瘤中枢神经系统受累的治疗和预防:中枢神经系统受累是预后不良的重要因素,有文献报道初诊伴有中枢神经系统受累的患者,1 年内复发的概率为 25%;而初诊时不伴中枢神经系统受累患者,3 年内中枢神经系统复发的概率为 25%,因此在 IVLBCL 治疗中预防中枢神经系统复发至关重要。一项多中心、单臂、Ⅱ 期临床试验评估了 R-CHOP 方案联合大剂量氨甲蝶呤和鞘内注射对初诊且无中枢神经系统受累 IVLBCL 患者的疗效和安全性。中位随访 3.9 年(2.5～5.5 年),2 年 PFS 率和 OS 率分别为 76%和 92%,2 年内中枢神经系统复发风险为 3%,国内北京协和医院的研究也得出了类似的结论。因此 R-CHOP 方案联合大剂量氨甲蝶呤的治疗作为初诊且无中枢神经系统受累 IVLBCL 患者常用诱导方案。针对诊断时伴有中枢神经系统受累患者,当前的治疗策略包括三联鞘注、大剂量氨甲蝶呤等药物的应用,但疗效有限,亟须探索新的治疗策略。

【关键措施】

(1) 血管内大 B 淋巴瘤的检查:IVLBCL 的实验室检查通常无特异性,以贫血和/或血小板减少最常见,常伴有乳酸脱氢酶升高和(或)低白蛋白血症。如果患者存在不能解释的血细胞数量减少,需尽快完善骨髓穿刺和活检;针对不明原因发热的患者,在排除感染、实体瘤及自身免疫性疾病后,应尽早对可疑部位行多次多点活检。随机多部位皮肤活检(random skin biopsy,RSB)(强调必需深达肌层;建议取材部位为大腿两侧和腹部)对疑似患者早期诊断意义重大。以下指标对于是否尽早行 RSB 有指导作用:①不明原因发热;意识改变;②低氧血症;③PLT$<120\times10^9$/L;④乳酸脱氢酶$>800$ U/L;⑤血清可溶性白细胞介素 2 受体(sIL2R)水平$>5\,000$ U/ml。具备 5 项者,预测 RSB 阳性概率为 65%,不足 2 项者,RSB 阳性概率为 0。细胞因子检测在协助 IVLBCL 的诊治中也发挥了重要作用。有研究表明,血清白细胞介素 10(IL-10)$>95.65$ pg/ml 时,诊断 IVLBCL 的敏感度和特异度分别为 80%及 100%,且动态观察 IL-10 可用于疗效监测。IVLBCL 患者病变早期影像学检查通常无特异性表现,中晚期影像学可表现为肿瘤占位效应,根据具体临床表现可以选择颅脑增强 MRI、胸腹部增强 CT 和 PET-CT 等影像学检查。中枢神经系统受累患者的颅脑影像可表现为占位效应、低密度灶或腔隙性脑梗死以及出血,也可仅表现为信号异常。而肺部受累的患者,肺部 CT 可表现为双肺多发磨玻璃影、结节影和胸腔积液等。PET-CT 检查在辅助病理取材中具有重要作用,但值得注意的是,PET-CT 阴性时也不能排除 IVLBCL。

(2) 疗效评估标准:①完全缓解:诊断时所有的临床症状、实验室检查异常指标均正常,并且无任何新发表现;②疾病进展:出现与疾病有关的新发异常,或与疾病相关的初始异常明显恶化;③疾病稳定:未获得完全缓解,也无疾病进展;④疾病复发:最初获得完全缓解后病情进展。

(3) 随访观察:随访频率通常参考其他类型淋巴瘤,即完成治疗后的前 2 年每 3 个月进行一次随访,包括病史、查体、血常规、生化常规和细胞因子等检查,每 6 个月进行一次影像学检查(包括头颅、颈部、胸部及全腹部 CT 或 PETCT)。完成治疗后第 3~5 年每半年进行一次随访。5 年后每年进行一次随访或有症状时进行检查,如有异常或考虑疾病进展,则进行相关的检查等。

**五、诊治进展**

由于 IVLBCL 是一种罕见的淋巴瘤类型,使用新药的经验比较有限,有报道显示一些病例在肿瘤附近的淋巴细胞上显示了高表达 PD-L1,这一发现可能显示出重要的治疗意义。免疫治疗比如 PD-1/PD-L1 抑制剂、来那度胺、CART 等新型治疗药物有可能取得令人鼓舞的疗效。由于 IVLBCL 患者存在 MYD88、CD79B 突变频率较高的特点,新药伊布替尼、泽布替尼、BCL-2 抑制剂在血管内弥漫大 B 细胞淋巴瘤的治疗中值得尝试;R-CHOP 方案联合 BTK 抑制剂成为目前探索的方向之一,一项前瞻性、单臂、Ⅱ期临床试验评估泽布替尼联合 R-CHOP(ZR-CHOP)方案治疗初诊 IVLBCL 患者的疗效和安全性,共入组 9 例患者,均获得治疗反应,5 例取得完全缓解,中位随访 10(1~18)个月时,疗效持续保持,且安全性可控。

IVLBCL 患者复发后的生存极差,如何避免复发是临床关注的另一问题。自体干细胞移植支持的大剂量化疗是否获益目前存在争议。在一项回顾性研究中,自体造血干细胞移植与 R-CHOP 治疗相比,在临床上有改善。然而,在发病中位年龄为 70 岁且一般情况普遍较差的 IVLBCL 患者中,自体造血干细胞移植似乎仅适用于一小部分患者。有研究显示缓解后序贯自体造血干细胞移植(ASCT)巩固治疗的 IVLBCL 患者的 3 年 PFS 率和 OS 率分别为 83% 和 89%,3 年累积复发率为 14%。因此,推荐对于年龄小于 65 岁或体能状况较好的患者行 ASCT 巩固治疗。

## 六、文献导读

［1］Analysis of clinicopathological features and prognostic factors of non-Hodgkin's intravascular large B-cell lymphoma［J］. Oncology Letters，2020，43，20.

［2］Intravascular large B-cell lymphoma：a chameleon with multiple faces and many masks［J］. Blood，2018，132：1561.

［3］Liu Z，Zhang Y，Zhu Y，et al. Prognosis of intravascular large B cell lymphoma（IVLBCL）：analysis of 182 patients from global case series［J］. Cancer Manag Res，2020，12：10531-10540.

［4］Li Q，Li J，Yang K，et al. EBV-positive intravascular large B-cell lymphoma of the liver：a case report and literature review［J］. Diagn Pathol，2020，15(1)：72.

［5］Geer M，Roberts E，Shango M，et al. Multicentre retrospective study of intravascular large B-cell lymphoma treated at academic institutions within the United States［J］. Br J Haematol，2019，186(2)：255-262.

［6］Mac Gillivary M L，Purdy K S. Recommendations for an approach to random skin biopsy in the diagnosis of intravascular B-cell lymphoma［J］. J Cutan Med Surg，2023，27(1)：44-50.

［7］Serum interleukin-10 as a valuable biomarker for early diagnosis and therapeutic monitoring in intravascular large B-cell lymphoma［J］. Clin Transl Med，2020，10(3)：e131.

［8］Gonzalez-Farre B，Ramis-Zaldivar J E，Castrejón de Anta N，et al. Intravascular large B-cell lymphoma genomic profile is characterized by alterations in genes regulating NF-$\kappa$B and immune checkpoints［J］. Am J Surg Pathol，2023，47：202-211.

［9］Takahashi H，Nishimaki H，Nakanishi Y，et al. Clinical impact of central nervous system-directed therapies on intravascular large B-cell lymphoma：A single institution's experience［J］. E J Haem，2022，3(2)：467-470.

［10］Zhang Y，Jia C，Wang W，et al. The interim analysis from a prospective single-center phase 2 study of Zanubrutinib plus R-CHOP in treat-naïve intravascular large B cell Lymphoma［J］. Blood，2021，138(1)：3563.

（程坚）

# 多发性骨髓瘤

## 一、训练目标

1. 掌握多发性骨髓瘤的临床表现、诊断标准及治疗原则。
2. 熟悉多发性骨髓瘤定义、实验室诊断及分型分期标准。
3. 了解多发性骨髓瘤的病因、发病机制及诊治新进展。

## 二、典型病例

【病史】 患者女性,75 岁,因"全身骨痛伴尿泡沫增多 1 个月,加重 10 余天"来院。患者 1 个月前无明显诱因开始出现全身骨痛,自述以腰椎疼痛明显,伴尿泡沫增多,予以膏药贴止痛后症状改善不明显,无肉眼血尿、尿量减少,后于肾内科就诊考虑"尿路感染"予以"头孢地尼"抗感染治疗,后患者感尿泡沫减少但骨痛仍明显,于我院急诊就诊,查尿常规:尿蛋白 2 + ;生化全套:$K^+$ 2.66 mmol/L↓,$Ca^{2+}$ 2.97 mmol/L↑,TP 88.8 g/L↑,LDH 356 U/L↑,Cr 114 $\mu$mol/L↑,UA 542 $\mu$mol/L↑。胸腹盆部 CT 平扫示:骨质疏松;双侧肋骨多发陈旧性骨折;脊柱侧弯;诸骨广泛斑点状密度减低区,建议进一步检查除外多发骨髓瘤等病变可能。患者遂至血液科门诊就诊,门诊拟"骨痛查因"收住入院。病程中患者有干咳,无发热,食纳差,大小便尚正常,近半月体重减轻约 5 kg。

患者既往有"高血压病"病史 40 年,血压最高达到 155/89 mmHg,目前口服"施慧达 5 mg qd、倍他乐克 23.75 mg qd",自诉血压控制可;无"肝炎、结核"等传染性疾病史;无重大手术外伤史及输血史;无食物药物过敏史;无家族性遗传性疾病史。

【体格检查】 T 36℃,P 96 次/分,R 20 次/分,BP 140/81 mmHg,神志清,精神一般,双侧瞳孔等大等圆,对光反射灵敏,皮肤黏膜无黄染,浅表淋巴结未触及肿大。颈软,甲状腺无肿大,胸廓无畸形,肋骨触诊轻压痛,双肺听诊呼吸音粗,左下肺闻及湿啰音,心律齐,未闻及病理性杂音。腹软,全腹无压痛、反跳痛,肝脾肋下未及。脊柱侧弯,腰椎轻压痛,双下肢无水肿。生理反射存在,病理反射未引出。

【辅助检查】 体液免疫特定蛋白检测:IgG 8.94 g/L,IgA 0.558 g/L↓,IgM 0.192 g/L↓,$\kappa/\lambda$ 比值 3.560↑。24 小时尿蛋白定量:尿蛋白 0.908 g/L↑。$\beta_2$ 微球蛋白 4.13 mg/L↑。血清免疫固定电泳:M 蛋白 2.6%,结果提示 $\kappa$ 型 M 蛋白血症。尿本周氏蛋白测定:定性阳性。血清游离轻链:游离 $\kappa$ 6 810 mg/L↑,游离 $\lambda$ 439 mg/L↑,F$\kappa$/F$\lambda$ 轻链 15.513↑。尿游离轻链:游离 $\kappa$ 1 190 mg/L↑,游离 $\lambda$ 1 750 mg/L↑,F$\kappa$/F$\lambda$ 轻链 0.680。

【诊疗经过】 入院后予以完善骨髓穿刺活检,骨髓细胞学如下(图 5-4-1):骨髓增生活跃,粒系占 47.60%,红系占 24.80%,淋巴比例尚可,浆细胞占 10%,可见双核。骨髓免疫分型:多发性骨髓瘤细胞占 15.6%(CD45dim + /－CD138 + CD38 + CD19 － CD56 + CD117 + CD27 － cKappa + cLambda － );染色体核型分析:46,XX[20];骨髓涂片 FISH:检出 + 1$q$21 异常信号(44%),未检出 13$q$ －、17$p$ －、$t$(4;14)等异常;多发性骨髓瘤相关 NGS 检测:未见相关基因突变。PET-CT(图 5-4-2)等检查:所见全身骨骼病变,FDG 代谢弥漫性不均匀异常增高(SUVmax = 6.53),考虑骨髓瘤可能性大;左侧 5~8 侧肋,右侧 6、7 前肋多发骨折,病理性骨折可能。诊断多发性骨髓瘤 $\kappa$ 轻链型(DS 分期Ⅲ期 A 组,ISS 分期Ⅱ期,R-ISS 分期Ⅱ期),予以 RVD lite 方案治疗,具体为来那度胺 10 mg qd d1—21 口服 + 硼替佐米 1.3 mg/m² d 1/8/15/22 皮下注射 + 地塞米松 15 mg d 1/2/8/9/15/16/22/23 静脉滴注(35 天一周期)规律治疗,患者治疗后骨痛缓解,2 个疗程后复查各项指标评估疾病非常好的部分缓解(VGPR)。

### 三、诊断分析

【病例特点】 ①患者老年女性,非急性起病,临床表现为全身骨痛伴尿泡沫增多;②体征:肋骨触诊轻压痛,脊柱侧弯,腰椎轻压痛;③血清免疫固定电泳检出 $\kappa$ 型 M 蛋白血症,骨髓穿刺细胞学检查浆细胞占 10%,PET-CT 见全身骨骼病变,FDG 代谢弥漫性不均匀异常增高;④RVD 方案治疗后骨痛缓解,评估疾病 VGPR。

【主要诊断】 ①多发性骨髓瘤 $\kappa$ 轻链型(DS 分期Ⅲ期 A 组,ISS 分期Ⅱ期,R-ISS 分期Ⅱ期);②高血压病 2 级(极高危)。

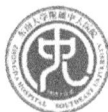

# 东南大学附属中大医院

## 血液科 骨髓细胞学检查报告单

分类：M311　　　　　检查号：▓▓▓

| 姓名：▓▓▓ | 性别：女 | 年龄：75 岁 | 住院号：▓▓▓▓ | 科别：血液科一 | 病区：208E血液1 |
| --- | --- | --- | --- | --- | --- |

临床诊断：多发骨质破坏　　　取材部位髂骨　　　送检时间：2020-07-20　床位：▓▓▓

WBC：　×10⁹/L　Hb：　g/L　PLT：　×10⁹/L

| 细 胞 名 称 | | | 血片 (%) | 髓片 | | |
| --- | --- | --- | --- | --- | --- | --- |
| | | | | 平均值 | 标准差 | (%) |
| 原始血细胞 | | | | 0.08 | ±0.01 | |
| 粒 细 胞 系 统 | | 原始粒细胞 | | 0.42 | ±0.42 | |
| | | 早幼粒细胞 | | 1.27 | ±0.80 | |
| | 中 性 | 中 幼 | | 7.23 | ±2.77 | 9.2 |
| | | 晚 幼 | | 11.36 | ±2.93 | 6.8 |
| | | 杆状核 | 2.0 | 20.01 | ±4.47 | 7.6 |
| | | 分叶核 | 62.0 | 12.85 | ±4.38 | 24.0 |
| | 嗜 酸 | 中 幼 | | 0.50 | ±0.49 | |
| | | 晚 幼 | | 0.80 | ±0.64 | |
| | | 杆状核 | | 1.06 | ±0.95 | |
| | | 分叶核 | 1.0 | 1.90 | ±1.48 | |
| | 嗜 碱 | 中 幼 | | 0.01 | ±0.03 | |
| | | 晚 幼 | | 0.02 | ±0.03 | |
| | | 杆状核 | | 0.03 | ±0.07 | |
| | | 分叶核 | | 0.016 | ±0.24 | |
| 红 细 胞 系 统 | | 原始红细胞 | | 0.37 | ±0.36 | |
| | | 早幼红细胞 | | 1.34 | ±0.88 | 0.8 |
| | | 中幼红细胞 | | 9.45 | ±3.33 | 14.0 |
| | | 晚幼红细胞 | | 9.64 | ±3.50 | 10.0 |
| | | 早巨幼红细胞 | | | | |
| | | 中巨幼红细胞 | | | | |
| | | 晚巨幼红细胞 | | | | |
| 粒　系：红　系 | | | | 3.00 | ±1.00 | 1.92:1 |
| 淋巴细胞 | | 原始淋巴细胞 | | 0.01 | ±0.01 | |
| | | 幼稚淋巴细胞 | | 0.08 | ±0.15 | |
| | | 成熟淋巴细胞 | 29.0 | 18.90 | ±5.46 | 13.6 |
| | | 异型淋巴细胞 | | | | |
| 单核 | | 原始单核细胞 | | 0.01 | ±0.02 | |
| | | 幼稚单核细胞 | | 0.06 | ±0.07 | |
| | | 成熟单核细胞 | 6.0 | 1.45 | ±0.88 | 2.8 |
| 浆细胞 | | 原始浆细胞 | | 0.002 | ±0.01 | |
| | | 幼稚浆细胞 | | 0.03 | ±0.07 | |
| | | 成熟浆细胞 | | 0.54 | ±0.38 | 10.0 |
| 其他细胞 | | 网状细胞 | | 0.16 | ±0.21 | 1.2 |
| | | 组织嗜碱细胞 | | 0.02 | ±0.03 | |
| | | 分类不明细胞 | | 0.02 | ±0.04 | |
| | | 异常细胞 | | | | |
| 巨核细胞 | | 原始巨核细胞 | | 0-3 | | |
| | | 幼稚巨核细胞 | | 0-10 | | |
| | | 颗粒巨核细胞 | | 10-30 | | |
| | | 产板巨核细胞 | | 40-70 | | |
| | | 裸核巨核细胞 | | 0-30 | | |
| 计数（个） | | | 100 | 250 | | |

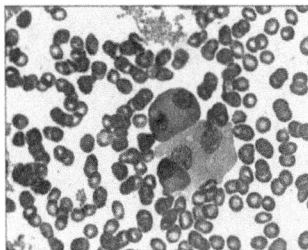

分析：

髓像：

1.取材优，涂片染色好，骨髓增生活跃，粒系占 47.60%，红系占 24.80%。

2.粒系：增生尚可，各阶段比例尚可，形态大致正常。

3.红系：增生尚可，以中晚幼红细胞为主，形态尚可，成熟红细胞大小不均。

4.淋巴比例尚可，浆细胞占10%，可见双核。

5.单核细胞比例正常。

6.全片共见巨核细胞13个，其中产板巨3个，颗粒巨10个，血小板可见成堆。

7.全片未见寄生虫及其他异常细胞。

血片：

白细胞数尚可，嗜中性粒细胞以分叶核为主，淋巴比例尚可，成熟红细胞形态及血小板同髓片

意见：

请结合临床考虑：MM可能性大。

| 检验者：▓▓▓ | 审核者：▓▓▓ | 报告时间：2020-07-20 |
| --- | --- | --- |

医院地址：南京市丁家桥87号　邮编210009　电话025-83272357（血细胞室）

图 5-4-1　骨髓细胞学

彩图扫码

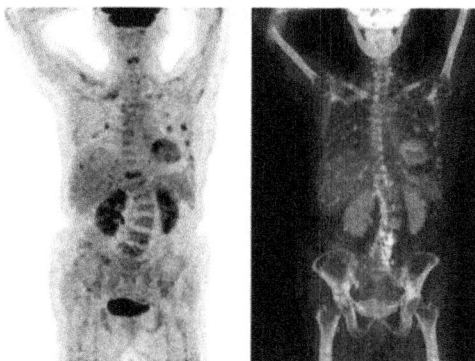

图 5-4-2　PET-CT

彩图扫码

【诊断依据】　①病史：老年女性，非急性起病，因"全身骨痛伴尿泡沫增多1个月，加重10余天"入院，病程中抗感染治疗无效；②体征：肋骨触诊轻压痛，脊柱侧弯，腰椎轻压痛；③辅助检查：血清免疫固定电泳检出 κ 型 M 蛋白血症，骨髓穿刺细胞学检查浆细胞占10%，PET-CT 所见全身骨骼病变，FDG 代谢弥漫性不均匀异常增高。

【诊断思路】　流程图如图 5-4-3。

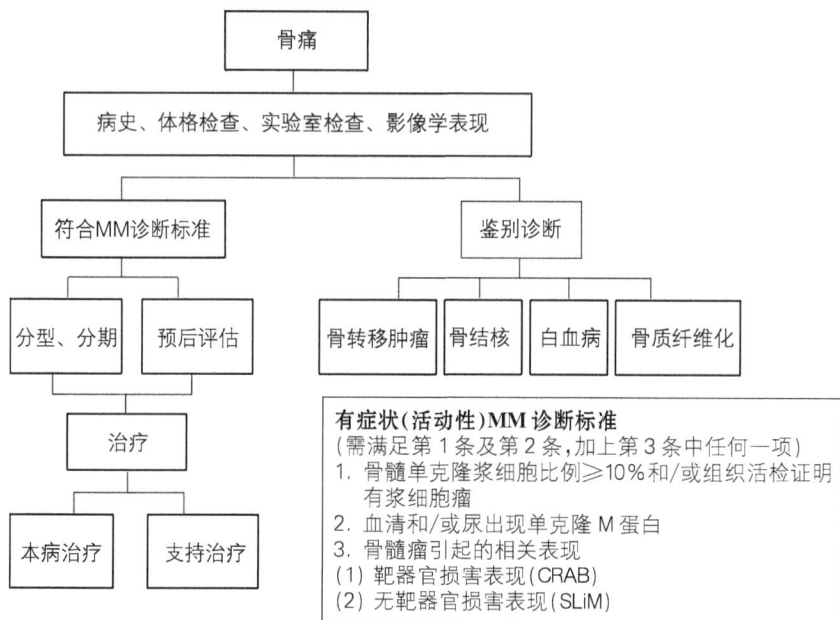

图 5-4-3　多发性骨髓瘤诊断流程图

【鉴别诊断】

（1）白血病：患者多有发热、贫血、出血。骨痛可以是全身性的也可以局限某一部位。疼痛性质不一，应用一般止痛药效果不显著。对激素或化疗药敏感。实验室检查外周血可见幼稚细胞。

（2）多发性骨髓瘤：骨痛可为早期表现，最常见的是负重部位如腰椎、骨盆，当发生骨折后疼痛可呈持续性。X线检查可见骨质疏松、溶骨甚至骨折，颅骨可见典型多个圆形钻孔状损害或穿凿样损害。成骨和破骨共存为其特征（即破坏骨处有新骨形成）。

（3）骨髓纤维化：骨髓纤维化后引起造血障碍，常出现髓外造血。表现脾脏增大，髓外造血因不受骨髓屏障作用使外周血中出现幼稚粒细胞和幼稚红细胞。当患者骨膜下造血时，可引起剧烈骨痛。骨髓多次穿刺是干抽。骨髓病理具有特征性改变。

（4）骨质疏松症：发病多见于中老年人，早期多有乏力，全身酸痛，时有骨痛。骨密度检查有助于诊断。

（5）骨质纤维化：此病主要由甲状旁腺功能亢进所致。骨组织为纤维组织代替增生，形成骨质纤维化。临床特点：骨质变硬，常有腰椎及长骨疼痛。

（6）骨瘤和转移癌：源发于骨的肿瘤为骨肿瘤。在恶性肿瘤中骨肉瘤发病率最高，其次为软骨肉瘤、纤维肉瘤、骨髓瘤、尤因肉瘤、恶性骨巨细胞瘤。骨转移癌常见于肺癌、乳腺癌、胃癌等。原发性骨瘤临床特点：骨瘤早期可有骨痛，骨瘤发生在四肢可见局部膨胀，发生在脊柱可引起压迫症状。X线检查可见骨质膨胀、破坏、骨折等表现。转移癌临床特点：临床多有原发病灶。骨痛明显，常呈多部位性。X线检查骨质以破坏为主。缺少新骨形成影像改变。

（7）骨髓转移癌：当癌症患者的癌细胞转移至骨髓，称为骨髓转移癌，癌症病史明确，患者多有骨痛，可为间歇性或持续性，以腰、下肢和腰骶关节为主。由于骨髓浸润，多伴有贫血。骨髓检查可找到癌细胞。

（8）骨结核：由原发病变（肺结核）继发而来。临床发病多见于儿童和青年。常累及脊柱、髋关节，患者多有低热，患病部位关节和局部骨痛，疼痛性质不一，多数不剧烈。

【诊断难点及需要注意的问题】

（1）需重视临床资料收集

① 现病史采集要点：慢性起病，患者发病初期不重视，往往因骨痛、乏力

等就诊。

② 发病原因或诱因：尚无明确病因，可能的病因有化学毒物的接触、电离辐射、慢性炎症、自身免疫性疾病和遗传及病毒感染。

③ 主要症状：患者发病初期可无临床症状，后期以贫血、骨骼疼痛、溶骨性骨质破坏、高钙血症和肾功能不全为特征。

④ 伴随症状：部分患者会出现感染、高黏滞综合征、周围神经病变、淀粉样变性及雷诺现象等表现。

⑤ 病情演变：MM初期无特异性表现，根据患者终末器官损害情况及就诊时间，临床表现不同。

⑥ 诊疗情况：患者往往因骨痛、乏力、尿泡沫增多就诊，结合M蛋白升高和骨髓穿刺、终末器官损害表现可诊断。

⑦ 一般情况：部分患者可因贫血出现乏力、纳差，溶骨性损害出现骨痛，肾功能不全出现尿泡沫增多等表现。

⑧ 其他相关病史：采集患者慢性病史，询问患者有无遗传病家族史，有无自身免疫性疾病病史。

⑨ 查体要点：注意检查患者有无肺部干湿啰音，有无髓外包块、皮肤黏膜出血、雷诺现象及关节活动受限等。

(2) 临床诊断

① 有症状(活动性)多发性骨髓瘤诊断标准(需满足第1条及第2条，加上第3条中任何1项)

a. 骨髓单克隆浆细胞比例≥10%和/或组织活检证明有浆细胞瘤；

b. 血清和/或尿出现单克隆M蛋白；

c. 骨髓瘤引起的相关表现。

• 靶器官损害表现(CRAB)：

[C]校正血清钙>2.75 mmol/L；

[R]肾功能损害(肌酐清除率<40 ml/min或血清肌酐>177 $\mu$mol/L)；

[A]贫血(血红蛋白低于正常下限20 g/L或<100 g/L)；

[B]溶骨性破坏，通过影像学检查(X线片、CT或PET-CT)显示1处或多处溶骨性病变。

• 无靶器官损害表现，但出现以下1项或多项指标异常(SLiM)：

[S]骨髓单克隆浆细胞比例≥60%；

[Li]受累/非受累血清游离轻链比≥100;

[M]MRI 检查出现超过 1 处 5 mm 以上局灶性骨质破坏。

(3) 不典型表现:多发性骨髓瘤起病隐匿,发展缓慢,早期症状不典型,且首发症状可出现于多器官,造成诊断困难。部分患者有以肠梗阻、营养性贫血、心功能不全、多发性肌炎、尿路感染等为主诉,易延误诊断。

## 四、治疗分析

### 【治疗原则】

(1) 新诊断 MM 治疗

① MM 如有 CRAB 或 SLiM 表现,需要启动治疗。如年龄≤65 岁,体能状况好,或虽>65 岁但全身体能状态评分良好的患者,经有效的诱导治疗后应将 ASCT 作为首选。目前诱导多以蛋白酶体抑制剂联合免疫调节剂及地塞米松的 3 药联合方案为主,3 药联合优于 2 药联合方案,加入达雷妥尤单抗或可提高诱导治疗疗效,硼替佐米皮下使用相对于静脉推注可减少周围神经病变发生率。

② 诱导后主张早期序贯 ASCT,对中高危的患者,早期序贯 ASCT 意义更为重要。建议采集可行 2 次移植所需的细胞数供双次或挽救性第 2 次移植所需。预处理常用方案为美法仑 $140\sim200\ mg/m^2$。对于高危的 MM 患者,可考虑在第 1 次移植后 6 个月内行第 2 次移植。移植后是否需巩固治疗尚存争议,建议在 ASCT 后进行再分层,对于高危患者可以使用巩固治疗,巩固治疗一般采用先前有效的方案,2~4 个疗程,随后进入维持治疗。对于不行巩固治疗的患者,良好造血重建后需进行维持治疗。对于年轻的具有高危预后因素且有合适供者的患者,可考虑异基因造血干细胞移植。

③ 不适合接受 ASCT 的患者,如诱导方案有效,建议继续使用有效方案至最大疗效,随后进入维持阶段治疗。

④ 维持治疗可选择来那度胺、硼替佐米、伊沙佐米、沙利度胺等,对于有高危因素的患者,主张用含蛋白酶体抑制剂的方案进行维持治疗 2 年或以上。高危患者建议两药联用,不可单独使用沙利度胺。

(2) 复发 MM 治疗

① 首次复发:治疗目标是获得最大程度地缓解,延长无进展生存(PFS)期。尽可能选用含蛋白酶体抑制剂(卡非佐米、伊沙佐米、硼替佐米)、免疫调

节剂(泊马度胺、来那度胺)、达雷妥尤单抗以及核输出蛋白抑制剂(塞利尼索)等的3～4药联合化疗。再次获得PR及以上疗效且有冻存自体干细胞者,可进行挽救性ASCT。

② 多线复发:以提高患者的生活质量为主要治疗目标,在此基础上尽可能获得最大程度缓解。应考虑使用含蛋白酶体抑制剂、免疫调节剂、达雷妥尤单抗以及核输出蛋白抑制剂、细胞毒性药物等的2～4药联合化疗。

③ 侵袭/症状性复发与生化复发:侵袭性复发及症状性复发的患者应该启动治疗。对于无症状的生化复发患者,受累球蛋白上升速度缓慢,仅需观察,建议3个月随访1次;这些患者如果出现单克隆球蛋白增速加快(如3个月内增加1倍)时,才应该开始治疗。

### 五、诊治进展

随着我国人口老龄化及诊断技术的提高,多发性骨髓瘤在我国的发病率持续上升,近年来已达到1/10万～2/10万,成为血液系统第二常见的恶性肿瘤。现有的研究显示,MM是由意义未明单克隆免疫球蛋白增多症、冒烟型骨髓瘤(SMM)逐步发展形成的,而这一过程中克隆演变发挥了重要的作用。NGS技术出现后,越来越多的研究开始探索基因突变在骨髓瘤发病中的作用,并尝试着鉴定出促进MM肿瘤形成的驱动突变。除了已为研究者们所熟悉的 $KRAS$、$NRAS$、$DIS3$、$FAM46C$ 以外,还包含 $HIST1H1B$、$HIST1H1D$、$ARID2$、$TET2$、$KDM6A$、$EP300$ 等目前研究较少的基因。表观遗传学参与了MM的形成,常见的机制包括DNA甲基化、组蛋白修饰及非编码RNA表达的改变等。除了细胞因子,骨髓基质细胞还可以释放外泌体,即包含蛋白质、脂质和miRNA的纳米级囊泡,当外泌体被MM细胞吸收时,通过调节MM细胞的基因表达促进MM细胞的增殖,并可能介导耐药的发生。

IMWG对11项临床试验中3000多例MM病例进行回顾性研究,证实了在ISS分期的基础上引入细胞遗传学异常和LDH可以对新诊断MM患者更有效地预后分层,并在2015年提出修订版国际分期体系(R-ISS)。为了保证标准的普遍适用性,R-ISS仅使用了3种广泛使用的细胞遗传标记,包括 $del(17p)$、$t(4;14)$、$t(14;16)$。

梅奥诊所的mSMART危险分层纳入了更详细的预后评估指标。

2018年，梅奥对mSMART 3.0(2013版)进行了更新，主要有两大要点：将原中危组并入高危组；高危组在原来的基础上加入了"双打击"和"三打击"的概念。这里将"双/三打击"定义为具有高危组中任意两个或三个染色体异常的患者。mSMART标准侧重于评价MM遗传学异常对预后的影响，并推荐伴有$t(4;14)$的患者采用硼替佐米治疗，具有临床指导价值。

CAR-T治疗是通过基因工程技术将嵌合抗原受体(CAR)转入T细胞，使T细胞具备抗原特异性识别能力，经过体外扩增、纯化后的CAR-T细胞在体内可越过MHC限制性和抗原提呈机制直接与肿瘤抗原结合而被激活，进而发挥抗肿瘤作用。针对MM治疗的CAR-T靶点包括BCMA、CD19、CD38、CD138、SLAMF7、免疫球蛋白轻链等，其中以靶向BCMA的研究最多，且在目前的研究中是最为理想的靶点。多数针对复发/难治MM的BCMA CAR-T治疗临床试验中，总缓解率达到90%以上，总体来说显示出良好的有效率和安全性。

靶向BCMA的CAR-T细胞治疗近年来取得了巨大的成功，促进了不同T细胞导向免疫疗法的进一步发展，其中最主要的是BiAbs和BiTEs，这两类药物通常靶向T细胞上的CD3和MM细胞表面的肿瘤相关抗原，可以通过T细胞释放穿孔素和颗粒酶来杀死MM细胞；此外，这些双特异性分子还可以介导T细胞的活化和增殖，即使MM患者常出现免疫功能失调，也能取得很好的治疗效果。

## 六、文献导读

[1] 中国多发性骨髓瘤诊治指南(2022年修订)[J].中华内科学杂志，2022,61(5):480-481.

[2] 中国临床肿瘤学会指南工作委员会.中国临床肿瘤学会(CSCO)恶性血液病诊疗指南[M].北京:人民卫生出版社,2021.

[3] NCCN Clinical Practice Guidelines in Oncology：Multiple myeloma(Version1. 2023)(https://www.nccn.org).

[4] Kumar S，Paiva B，Anderson K C，et al. International Myeloma Working Group consensus criteria for response and minimal residual disease assessment in multiple myeloma[J]. Lancet Oncol，2016，17(8)：e328-e346.

[5] Kumar S K，Rajkumar S V. The multiple myelomas — current concepts in cytogenetic classification and therapy[J]. Nat Rev Clin Oncol，2018，15:409-421.

[6] Durie B G M，Hoering A，Sexton R，et al. Longer term follow-up of the randomized

phase Ⅲ trial SWOG S0777: bortezomib, lenalidomide and dexamethasone vs. lenalidomide and dexamethasone in patients（Pts）with previously untreated multiple myeloma without an intent for immediate autologous stem cell transplant（ASCT）[J]. Blood Cancer J, 2020, 10: 53.

[7] Moreau P, Garfall A L, van de Donk N, et al. Teclistamab in Relapsed or Refractory Multiple Myeloma[J]. N Engl J Med, 2022, 387: 495-505.

（金楠）

# 六　内分泌和代谢性疾病

# 甲状腺功能亢进症

## 一、训练目标

1. 掌握甲状腺功能亢进症的病因学、临床表现。
2. 掌握甲状腺功能亢进症的诊断、鉴别诊断及治疗。
3. 熟悉甲亢危象、甲状腺相关性眼病的诊断、临床表现及治疗。

## 二、典型病例

【病史】 患者女性,25岁,学生,因"心悸、怕热多汗、多食易饥2个月"入院。患者2个月前无明显诱因下出现心悸、怕热多汗、多食易饥,伴有精神亢奋、易情绪激动、睡眠减少,活动后胸闷气促,休息后缓解,无胸痛、呼吸困难,无乏力,无畏寒发热,无口干多饮。病程中,患者饮食好,睡眠欠佳,二便正常,近2个月体重减轻约8 kg。

患者既往身体健康情况可,否认"高血压、冠心病、脑梗死"等病史,否认手术、外伤史,否认药物食物过敏史,否认烟酒史。否认家族遗传性疾病病史。

【体格检查】 T 36.4℃,P 94次/分,R 16次/分,BP 130/60 mmHg,身高166 cm,体重48 kg,BMI 17.4 kg/m²。神志清,精神可,发育正常,消瘦体型,对答切题,步入病房,查体合作。全身皮肤温暖、潮湿,无黄染,无出血点,浅表淋巴结未触及肿大。颈软,气管居中,双侧甲状腺Ⅰ度肿大,质软,无压痛,未触及结节,无震颤及血管杂音。两肺呼吸音清,未闻及干湿啰音,心率94次/分,律不齐,各瓣膜区未闻及病理性杂音。腹平软,无压痛,肝脾肋下未及,移动性浊音阴性,肝脾区无叩痛,足背动脉搏动正常。双手平举细震颤(+),双下肢无水肿,四肢肌力、肌张力正常,生理反射存在,病理反射未引出。

【实验室检查】

血常规:WBC 7.5×10⁹/L,N% 66.6%,Hb 115 g/L,PLT 110×10⁹/L。

尿常规:WBC(−),尿胆原(−),胆红素(−)。

凝血功能:PT 15 s,INR 1.27,APTT 42 s,Fg 1.9 g/L,D-Dimer 0.35 mg/L,

FDP(－)。

肝功能：ALT 45 U/L，AST 36 U/L，AKP 151 U/L↑，GGT 32 U/L，TBIL 21 μmol/L，DBIL 14.8 μmol/L，ALB 34 g/L。

甲状腺功能：FT3 19.72 pmol/L↑，FT4 87.22 pmol/L↑，TSH＜0.001 mU/L↓，TRAb 13.7 U/L↑。

肿瘤指标：CEA 1.3 ng/ml，AFP 3.0 ng/ml。

免疫指标：ANA(－)，ENA(－)，ANCA(－)，SMA(－)，AMA(－)，LKM(－)，SLA(－)。

【辅助检查】

心电图：窦性心动过速，心室率 105 次/分。

甲状腺 B 超：双侧甲状腺血流丰富。

甲状腺吸碘率：2 小时 50.26%↑,6 小时 80.03%↑,24 小时 82.94%↑。

甲状腺 ECT：甲状腺体积增大、摄锝功能增强，符合甲亢表现。

【诊疗经过】 予甲巯咪唑 10 mg bid,普萘洛尔 10 mg tid。分别于服药后一周、两周复查血常规及肝功能,未见明显异常。

## 三、诊断分析

【病例特点】

(1) 患者青年女性,既往体健。

(2) 临床表现为心悸、怕热多汗、多食易饥。

(3) 查体见消瘦体型,全身皮肤温暖、潮湿,双侧甲状腺Ⅰ度肿大,质软,无压痛,双手平举细震颤(＋),双下肢无水肿。

(4) 甲状腺功能 FT3、FT4 升高,TSH 降低。TRAb 升高。甲状腺 B 超、吸碘率、ECT 符合甲亢表现。

【主要诊断】 原发甲状腺功能亢进症(Graves 病)。

【诊断依据】

(1) 病史:患者 25 岁,女性,心悸、怕热多汗、多食易饥 2 个月。

(2) 体征:P 94 次/分,BMI 17.4 kg/m²,双侧甲状腺Ⅰ度肿大,双手平举细震颤(＋)。

(3) 辅助检查:FT3 19.72 pmol/L↑,FT4 87.22 pmol/L↑,TSH＜0.001 mU/L↓,TRAb 13.7 U/L↑。甲状腺 B 超:双侧甲状腺血流丰富。甲

状腺吸碘率：2 小时 50.26% ↑,6 小时 80.03% ↑,24 小时 82.94% ↑。甲状腺 ECT：甲状腺体积增大、摄锝功能增强,符合甲亢表现。

【诊断思路】 流程图如图 6-1-1。

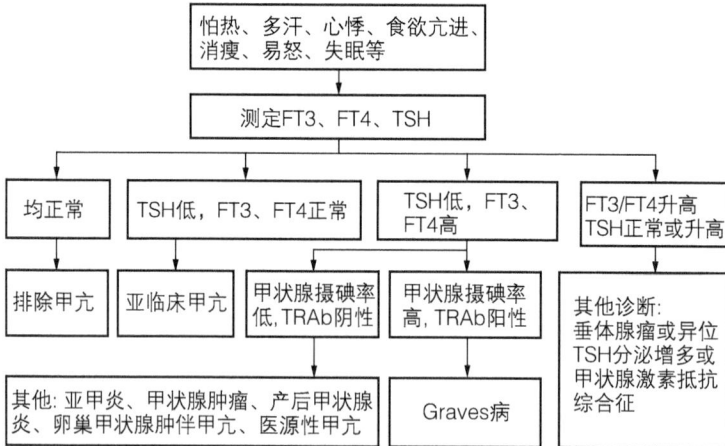

图 6-1-1 甲亢诊断流程图

【鉴别诊断】

有甲状腺毒症表现而[131]I 摄取率降低者是破坏性甲状腺毒症(例如亚急性甲状腺炎、安静型甲状腺炎),以及碘甲亢和伪甲亢(外源性甲状腺激素摄入过多所致甲亢)的特征。典型亚急性甲状腺炎患者常有发热、颈部疼痛,为自限性,早期血中 FT3、FT4 水平升高,[131]I 摄取率明显降低(即血清甲状腺激素升高与[131]I 摄取率减低的分离现象),在甲状腺毒症期过后可有一过性甲状腺功能减退症,然后甲状腺功能恢复正常。安静型甲状腺炎是自身免疫性甲状腺炎的一个亚型,大部分患者要经历一个由甲状腺毒症至甲减的过程,然后甲状腺功能恢复正常,甲状腺肿大不伴疼痛。如果怀疑服用过多甲状腺激素引起的甲状腺毒症时,常可找到过多使用甲状腺激素的病史,并可通过测定血中甲状腺球蛋白(Tg)进一步鉴别,外源甲状腺激素引起的甲状腺毒症 Tg 水平很低或测不出,而甲状腺炎时 Tg 水平明显升高。

少数 Graves 甲亢可以和桥本甲状腺炎并存,可称为桥本甲亢,有典型甲亢的临床表现和实验室检查结果,血清 TgAb 和 TPOAb 高滴度。甲状腺穿刺活检可见两种病变同时存在。当 TSAb 占优势时表现为 Graves 病;当 TPOAb 占优势时表现为桥本甲状腺炎或/和甲减。也有少数桥本甲状腺炎患者在早期因炎症破坏滤泡、甲状腺激素漏出而引起一过性甲状腺毒症,可称为桥本假性甲亢或桥本一过性甲状腺毒症。此类患者虽临床有甲状腺毒症症状,TT3、TT4升高,但$^{131}$I摄取率降低,甲状腺毒症症状通常在短期内消失,甲状腺穿刺活检呈典型桥本甲状腺炎改变。

**【诊断难点及需要注意的问题】**

(1) 甲状腺毒症与甲亢的区别:甲状腺毒症是指血循环中甲状腺激素过多,引起以神经、循环、消化等系统兴奋性增高和代谢亢进为主要表现的一组临床综合征。其中由于甲状腺腺体本身功能亢进,合成和分泌甲状腺激素增加所导致的甲状腺毒症称为甲状腺功能亢进症,简称甲亢。

(2) 引起甲亢的病因:Graves病、多结节性甲状腺肿伴甲亢(毒性多结节性甲状腺肿)、甲状腺自主性高功能腺瘤、碘甲亢、垂体性甲亢、绒毛膜促性腺激素(hCG)相关性甲亢。其中以Graves病最为常见,占所有甲亢的85%左右。

(3) Graves病的诊断标准:①临床甲亢症状和体征;②甲状腺弥漫性肿大(触诊和B超证实),少数病例可以无甲状腺肿大;③血清TSH浓度降低,甲状腺激素浓度升高;④眼球突出和其他浸润性眼征;⑤胫前黏液性水肿;⑥TRAb或TSAb阳性。以上标准中,①~③项为诊断必备条件,④~⑥项为诊断辅助条件。

## 四、治疗分析

**【一般治疗】**

注意休息,补充足够热量和营养,如糖、蛋白质和B族维生素。失眠可给苯二氮䓬类镇静药,如安定片。心悸明显者可给β受体阻滞剂,如普萘洛尔(心得安)10~20 mg,每日3次,或美托洛尔25~50 mg,每日2次。

**【针对性治疗】**

甲亢治疗主要采用以下3种方式:①抗甲状腺药物;②$^{131}$I治疗;③甲状腺次全切除手术。3种疗法各有利弊。抗甲状腺药物治疗可以保留甲状腺产生激素的功能,但是疗程长、治愈率低、复发率高;$^{131}$I和甲状腺次全切除都是通过破坏甲状腺组织来减少甲状腺激素的合成和分泌,疗程短、治愈率高、复发率低,但是甲减的发生率显著增高。

抗甲状腺药物(antithyroid drugs,ATD):主要药物有甲巯咪唑(MMI)、丙硫氧嘧啶(PTU)。ATD 治疗 Graves 病的缓解率为 30%～70% 不等,平均 50%。适用于病情轻、甲状腺轻中度肿大的甲亢病人。年龄在 20 岁以下、妊娠甲亢、年老体弱或合并严重心、肝、肾疾病不能耐受手术者均宜采用药物治疗。一般情况下治疗方法为:MMI 30～45 mg/d 或 PTU 300～450 mg/d,分 3 次口服,MMI 半衰期长,可以每天单次服用。当症状消失,血中甲状腺激素水平接近正常后逐渐减量。由于 T4 的血浆半衰期 7 天,加之甲状腺内储存的甲状腺激素释放约需要 2 周时间,所以 ATD 开始发挥作用多在 4 周以后。减量时大约每 2～4 周减药 1 次,减至最低有效剂量时维持治疗,MMI 约为 5～10 mg/d,PTU 约为 50～100 mg/d,总疗程一般为 1～1.5 年。起始剂量、减量速度、维持剂量和总疗程均有个体差异,需要根据临床实际掌握。治疗中应当监测甲状腺激素水平,但是不能用 TSH 作为治疗目标。因为 TSH 的变化滞后于甲状腺激素水平 4～6 周。停药时甲状腺明显缩小及 TSAb 阴性者停药后复发率低;停药时甲状腺仍肿大或 TSAb 阳性者停药后复发率高。复发多发生在停药后 3～6 个月内。

【药物的不良反应】

抗甲状腺药物常见副作用是皮疹、粒细胞减少症、中毒性肝病和血管炎等。MMI 的副作用是剂量依赖性的;PTU 的副作用则是非剂量依赖性的。两药交叉反应发生率 50%。皮疹和瘙痒的发生率为 10%,用抗组胺药物多可纠正;如皮疹严重应停药,以免发生剥脱性皮炎。出现关节疼痛者应当停药,否则会发展为"ATD 关节炎综合征",即严重的一过性游走性多关节炎。

(1) 粒细胞缺乏症(外周血中性粒细胞绝对计数 $<0.5 \times 10^9$/L):是 ATD 的严重并发症。服用 MMI 和 PTU 发生的概率相等,在 0.3% 左右。老年患者发生的危险性增加。多数病例发生在 ATD 最初治疗的 2～3 个月或再次用药的 1～2 个月内,但也可发生在服药的任何时间。患者的主要临床表现是发热、咽痛、全身不适等,严重者出现败血症,病死率较高。建议在治疗中定期检查白细胞,若中性粒细胞 $<1.5 \times 10^9$/L 应当立即停药。粒细胞集落刺激因子可以促进骨髓恢复,但是对骨髓造血功能损伤严重的病例效果不佳。在一些情况下,糖皮质激素在粒细胞缺乏症时也可以使用。PTU 和 MMI 均可以引起本症,二者有交叉反应,所以其中一种药物引起粒细胞缺乏症时,不要换用另外一种药物继续治疗。

(2) 中毒性肝病:发生率为 0.1%～0.2%,多在用药后 3 周发生,表现为变态反应性肝炎。转氨酶显著上升,肝脏穿刺可见片状肝细胞坏死,病死率高达 25%～30%。PTU 引起的中毒性肝病与其引起的转氨酶升高很难鉴别。PTU 可以引起 20%～30% 的患者转氨酶升高,升高幅度为正常值的 1.1～1.6 倍。另外甲亢本身也有转氨酶增高,在用药前应检查基础肝功能,以区别是不是药物的副作用。还有一种罕见的 MMI 导致的胆汁淤积性肝病,肝脏活检肝细胞结构存在,小胆管内可见胆汁淤积,外周有轻度炎症。停药后本症可以完全恢复。

（3）血管炎:较为罕见,PTU 可以诱发抗中性粒细胞胞浆抗体(ANCA)阳性的小血管炎,其特点是随着用药时间的延长,发生率增加。PTU 和 MMI 都可以引起关节病和狼疮综合征。

### 五、诊治进展

1. 妊娠期甲状腺毒症　妊娠期甲状腺毒症甲功监测方案如下:妊娠早期每 1～2 周监测 1 次甲功,中晚期每 2～4 周监测 1 次,达到正常参考值后每 4～6 周监测 1 次。TRAb 在孕期仍需监测,但若妊娠早期 TRAb 阴性,妊娠 13～40 周以上不需要再次检测;产后甲状腺炎(PPT)甲状腺功能减退期可给予左甲状腺素钠片治疗,4～8 周随访 1 次,至甲功恢复正常水平。

2. Graves 眼病(GO)

（1）非活动性 GO 患者突眼的治疗:GO 患者应注意局部使用人工泪液,建议眼睑闭合不良时在晚上配戴游泳镜,防止夜间角膜干燥。非活动性 GO 必要时可以选择康复手术治疗。轻度活动性 GO 在生活质量评分未受损的前提下可定期随访观察和/或局部治疗,或给予半年的硒补充治疗。

（2）中重度活动性 GO 患者突眼治疗:单纯甲泼尼龙静脉注射或甲泼尼龙静脉注射联合口服麦考酚钠(或吗替麦考酚酯)是中重度活动性 GO 的一线疗法。推荐静脉注射甲泼尼龙(0.5 g/周×6 周,0.25 g/周×6 周,累积剂量 4.5 g),同时口服麦考酚钠 0.72 g/d×24 周(或吗替麦考酚酯 1 g/d×24 周)。对于糖皮质激素方案 6 周疗效不佳,甚至恶化的持续性中重度伴活动性 GO 患者,可使用如下二线治疗:①糖皮质激素二次冲击;②糖皮质激素联合免疫抑制剂;③眼眶放疗;④靶向免疫抑制剂。

（3）威胁视力的 GO 患者突眼的治疗:甲状腺相关眼病视神经病变应立即给予大剂量甲泼尼龙单次静脉输注,如 1～2 周内疗效不佳,应紧急行眶内减压术。眼球半脱位应尽快采用眶内减压术。严重的角膜暴露应紧急治疗或采取逐步增加侵入性手术的方式,以防止角膜破裂。

3. 免疫检查点抑制剂(ICIs)相关甲状腺毒症  目前 ICIs 广泛应用于治疗晚期恶性肿瘤,其诱发的甲状腺毒症是一种较为常见的不良事件,故发病前评估其潜在风险至关重要。对于 ICIs 所引起的甲状腺毒症,既可能是破坏性甲状腺毒症,也可能是 Graves 病甲亢,应注意对其病因进行鉴别。如果是破坏性甲状腺毒症,可以按照指南给予 β 受体阻滞剂对症治疗以及监测甲功。如果怀疑是 Graves 病甲亢应积极给予抗甲药治疗,并且避免发生甲亢危象。ICIs 首次疗程前及每个疗程开始前(2～3 周)应监测甲功变化,至少持续 5～6 个疗程,尤其是有基础甲状腺疾病者可考虑提高监测频率。

## 六、文献导读

[1] 中华医学会内分泌学分会《中国甲状腺疾病诊治指南》编写组. 中国甲状腺疾病诊治指南——甲状腺功能亢进症[J]. 中华内科杂志,2007,46(10):876-882.

[2] Chiovato L, Babesino G, Pinchera A. Graves disease[M]//DeGroot LJ, Jameson JL. Endocrinology. 4th ed. Philadelphia:Saunders,2001:1422-1449.

[3] Davies T F, Larsen P R. Thyrotixicosis[M]//Larsen PR, Kronenberg HM, Melmed S. Wlilliams textbook of endocrinology. 10th ed. Philadelphia:Saunders, 2002:374-424.

[4] Ladenson P W, Singer P A, Ain K B, et al. American Thyroid Association guidelines for detection of thyroid dysfunction[J]. ArchIntern Med, 2000, 160:1573-1575.

[5] American Association of Clinical Endocrinologists. American Association of Clinical Endocrinologists medical guidelines for clinical practice for the evaluation and treatment of hyperthyroidism and hypothyroidism[J]. Endocr Pract, 2002,8:457-469.

(王琛琛  李玲)

# 2 型糖尿病

## 一、训练目标

1. 掌握糖尿病分型、病因、诊断标准、临床表现、慢性并发症及治疗方法；掌握糖尿病急性并发症的诊断及处理。

2. 熟悉口服葡萄糖耐量试验的方法及意义。

3. 了解常见糖尿病治疗药物及其适应证、禁忌证。

## 二、典型病例

【病史】 患者男性，60岁，退休，因"口干、多饮、多尿1个月"入院。患者1个月前无明显诱因下出现口干、多饮，日饮水量约每日2 500～3 000 ml，伴尿量增多，无肉眼血尿，无尿痛，无尿中泡沫增多，无咳嗽、咳痰，无恶心、呕吐、腹痛。平素高糖、高油饮食，少运动。为进一步诊治来我院，门诊查随机血糖19.1 mmol/L↑，尿常规：葡萄糖3＋，蛋白±，酮体＋。病程中，患者饮食及睡眠可，大便正常，小便增多，近1个月体重减轻约5 kg。

既往身体健康情况可，有高血压病史10年，血压最高达180/100 mmHg，平素予硝苯地平缓释片口服，自诉血压控制可。否认"冠心病、脑梗死"等病史，否认手术、外伤史，否认药物食物过敏史，否认烟酒史。母亲有"高血压"病史。

【体格检查】 T 36.2℃，P 76次/分，R 16次/分，BP 134/78 mmHg，身高176 cm，体重88 kg，BMI 28.4 kg/m²。神志清，精神可，心肺听诊无特殊，未闻及异常杂音，腹平软，无压痛、反跳痛，肝脾肋下未及，双肾区叩痛阴性。双下肢无水肿，双侧足背动脉和胫后动脉搏动正常，四肢肌力、肌张力正常，腱反射正常，神经系统查体阴性。

【实验室检查】 血常规：白细胞计数$6.28×10^9$/L，红细胞$4.84×10^9$/L，血红蛋白146 g/L，血小板$266×10^9$/L；尿常规：尿白细胞0，尿葡萄糖3＋，尿蛋白±，尿隐血－，红细胞计数2/μl；尿微量白蛋白/尿肌酐：14.4 mg/g；24小时尿量 2 500 ml,尿蛋白 0.12 g/24 h;空腹血糖 10.8 mmol/L↑,餐后 2 小时血糖 22.4 mmol/L↑。糖化血红蛋白 12.4%↑;血酮体 0.2 mmol/L。糖尿病相关抗体:抗酪氨酸磷酸酶抗体、抗胰岛细胞抗体、抗谷氨酸脱羧酶抗体、抗胰岛素抗体均阴性。血生化:谷丙转氨酶 55 U/L↑,谷草转氨酶 68 U/L↑,γ-谷氨酰转肽酶 365 U/L↑,尿素氮 8.3 mmol/L↑,肌酐 88 μmol/L,尿酸 655 μmol/L↑;24 小时尿皮质醇及皮质醇节律正常;病毒八项阴性;甲状腺功能、性激素、肿瘤指标无明显异常。口服葡萄糖耐量试验(OGTT)及 C 肽释放试验结果如下:

表 6-2-1　OGTT 与 C 肽释放试验结果

| | 空腹 | 30 分钟 | 60 分钟 | 120 分钟 | 180 分钟 |
|---|---|---|---|---|---|
| 葡萄糖(mmol/L) | 10.1 | 15.5 | 18.2 | 20.6 | 18.8 |
| C 肽(nmol/L) | 0.946 (0.37~1.47) | 1.34 | 2.42 | 2.67 | 2.62 |

【辅助检查】　心电图:窦性心律,心率 98 次/分。腹部彩超:重度脂肪肝。泌尿系统彩超及颈动脉彩超未见明显异常。糖尿病并发症筛查:感觉阈值、踝肱指数(ABI)、经皮氧分压、眼底筛查均未见明显异常。

【诊疗经过】　予生活方式干预,二甲双胍 850 mg bid 口服,住院期间起始胰岛素泵持续皮下胰岛素输注的强化治疗方案,监测每日 7 次血糖,即三餐前后及睡前血糖,根据血糖水平调整胰岛素用量。胰岛素强化治疗同时对患者进行医学营养及运动治疗,并加强对患者的教育。在血糖得到初步控制后,胰岛素逐步减量,加用利拉鲁肽 0.6 mg qd,皮下注射;达格列净 100 mg qd 口服。出院前逐步停用胰岛素,最终降糖方案为二甲双胍 850 mg bid 口服;利拉鲁肽每日 1 次,每次 1.2 mg,皮下注射;达格列净 100 mg qd 口服。同时加用天晴甘美保肝、苯溴马隆降尿酸治疗。3 个月后复查,体重 70 kg,空腹血糖 5.8 mmol/L,餐后 2 小时血糖 7.4 mmol/L。糖化血红蛋白 6.3%;谷丙转氨酶 45 U/L,谷草转氨酶 38 U/L,γ-谷氨酰转肽酶 325 U/L,尿酸 345 μmol/L↑。

三、诊断分析

【病例特点】　①患者老年男性,既往有高血压病史;②临床表现为口干、多饮、多尿1个月;③体型肥胖,余查体未见明显异常;④辅助检查:空腹血糖10.8 mmol/L,餐后2小时血糖22.4 mmol/L。糖化血红蛋白12.4%。

【主要诊断】 ①2型糖尿病;②高血压病3级(极高危);③肥胖;④脂肪肝;⑤高尿酸血症。

【诊断依据】 ①患者本次因口干、多饮、多尿1个月入院,既往有高血压病史。②体征:BP 134/78 mmHg,身高176 cm,体重88 kg,BMI 28.4 kg/m²。心肺腹查体未见明显异常。③辅助检查:空腹血糖10.8 mmol/L↑,餐后2小时血糖22.4 mmol/L↑;糖化血红蛋白12.4%↑;尿酸655 μmol/L↑;腹部彩超:重度脂肪肝;相关检查结果排除库欣综合征、甲状腺功能减退症等疾病导致的继发性肥胖。

【诊断思路】 流程图如图6-2-1:

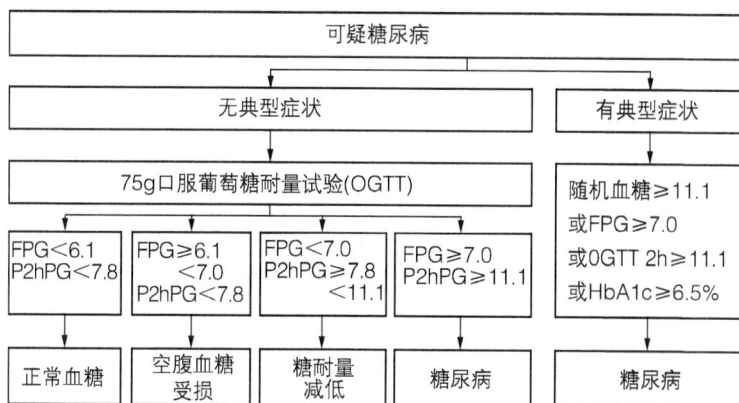

图 6-2-1 糖尿病诊断流程图

【鉴别诊断】

糖尿病分型的鉴别是糖尿病诊断中最常见的问题,是依据对糖尿病的临床表现、病理生理及病因的认识而建立的综合分型,随着对糖尿病本质认识的进步和深化而逐渐丰富,但目前的认识并不完善,故现行的分型分类方法是暂时的,今后还会不断修改。目前,国际上通用WHO糖尿病专家委员会提出的分型标准(1999):

(1)1型糖尿病(T1DM):胰岛β细胞破坏,常导致胰岛素绝对缺乏,包括免疫介导性、特发性。

（2）2 型糖尿病（T2DM）：从以胰岛素抵抗为主伴胰岛素进行性分泌不足到以胰岛素进行性分泌不足为主伴胰岛素抵抗。

（3）其他特殊类型糖尿病：是在不同从水平上病因学相对明确的一些高血糖状态,如胰岛 β 细胞功能的基因缺陷、胰岛素作用的基因缺陷、胰腺外分泌疾病、内分泌疾病、药物或化学品所致的糖尿病、感染、其他与糖尿病相关的遗传综合征。

（4）妊娠糖尿病（GDM）：指妊娠期间发生的不同程度的糖代谢异常。不包括孕前已诊断或已患糖尿病的患者。

【诊断难点及需要注意的问题】

（1）糖尿病的筛查：半数以上的 2 型糖尿病（T2DM）患者在疾病的早期无明显临床表现,糖尿病筛查可使这些患者得以早期发现、早期治疗,有助于提高糖尿病及其并发症的防治效率。

① 筛查对象为糖尿病高危人群。成年高危人群包括：有糖尿病前期史；年龄≥40 岁；体重指数（BMI）≥24 kg/m² 和/或中心型肥胖（男性腰围≥90 cm,女性腰围≥85 cm）；一级亲属有糖尿病史；缺乏体力活动者；有巨大儿分娩史或有妊娠糖尿病病史的女性；有多囊卵巢综合征病史的女性；有黑棘皮病者；有高血压史,或正在接受降压治疗者；高密度脂蛋白胆固醇＜0.90 mmol/L和/或甘油三酯＞2.22 mmol/L,或正在接受调脂药治疗者；有动脉粥样硬化性心血管疾病（ASCVD）史；有糖皮质激素药物使用史；长期接受抗精神病药物或抗抑郁症药物治疗；中国糖尿病风险评分总分≥225 分。

儿童和青少年高危人群包括：BMI≥相应年龄、性别的第 85 百分位数,且合并以下 3 项危险因素中至少 1 项：即母亲妊娠时有糖尿病（包括妊娠糖尿病）；一级亲属或二级亲属有糖尿病史；存在与胰岛素抵抗相关的临床状态（如黑棘皮病、多囊卵巢综合征、高血压、血脂异常）。

筛查方法为两点法,即空腹血糖＋75 g 口服葡萄糖耐量试验（OGTT）2 小时血糖。筛查结果正常者建议每 3 年筛查一次；筛查结果为糖尿病前期者,建议每年筛查一次。

② 糖尿病的诊断：糖尿病的诊断是依据静脉血浆葡萄糖而不是毛细血管血糖测定结果。糖代谢状态分类标准及糖尿病的诊断标准如表 6-2-2、表 6-2-3。

表 6-2-2　糖代谢状态分类（世界卫生组织 1999 年）

| 糖代谢状态 | 静脉血浆葡萄糖（mmol/L） | |
| :---: | :---: | :---: |
| | 空腹血糖 | 糖负荷后 2 小时血糖 |
| 正常血糖 | <6.1 | <7.8 |
| 空腹血糖受损 | ≥6.1，<7.0 | <7.8 |
| 糖耐量减低 | <7.0 | ≥7.8，<11.1 |
| 糖尿病 | ≥7.0 | ≥11.1 |

注：空腹血糖受损和糖耐量减低统称为糖调节受损，也称糖尿病前期；空腹血糖正常参考范围下限通常为 3.9 mmol/L。

表 6-2-3　糖尿病的诊断标准

| 诊断标准 | 静脉血浆葡萄糖或 HbA1c 水平 |
| :---: | :---: |
| 典型糖尿病症状 | |
| 加上随机血糖 | ≥11.1 mmol/L |
| 或加上空腹血糖 | ≥7.1 mmol/L |
| 或加上 OGTT 2 h 血糖 | ≥11.1 mmol/L |
| 或加上 HbA1c | ≥6.5% |
| 无糖尿病典型症状者，需改日复查确认 | |

注：OGTT 为口服葡萄糖耐量试验；HbA1c 为糖化血红蛋白。典型糖尿病症状包括烦渴多饮、多尿、多食、不明原因体重下降；随机血糖指不考虑上次用餐时间，一天中任意时间的血糖，不能用来诊断空腹血糖受损或糖耐量减低；空腹状态指至少 8 小时没有进食热量。

（3）糖尿病的并发症

① 急性并发症

• 糖尿病酮症酸中毒（DKA）是由于胰岛素不足和升糖激素不适当升高引起的糖、脂肪和蛋白质代谢严重紊乱综合征，临床以高血糖、高血酮和代谢性酸中毒为主要特征。DKA 的发生常有诱因，包括急性感染、胰岛素不适当减量或突然中断治疗、饮食不当、胃肠疾病、脑卒中、心肌梗死、创伤、手术、妊娠、分娩、精神刺激等。如血酮体升高（血酮体≥3 mmol/L）或尿糖和酮体阳性（2+以上）伴血糖增高（血糖＞13.9 mmol/L），血 pH＜7.3 和/或二氧化碳结合力降低（$HCO_3^-$＜18 mmol/L），无论有无糖尿病病史，都可诊断为 DKA。DKA 的治疗原则为尽快补液以恢复血容量，纠正失水状态，降低血糖，纠正电解质及酸碱平衡失调，同时积极寻找和消除诱因，防治并发症，降低病死率。

• 高渗性高血糖状态（HHS）是糖尿病的严重急性并发症之一，临床以严重高血糖而无明显 DKA、血浆渗透压显著升高、脱水和意识障碍为特征。HHS 的实验室诊断参考标准是：a. 血糖≥33.3 mmol/L；b. 有效血浆渗透压≥320 mOsm/L；c. 血清 $HCO_3^-$≥18 mmol/L 或动脉血 pH≥7.30；d. 尿糖呈强阳性，而血酮及尿酮阴性或为弱阳性；e. 阴离子间隙＜12 mmol/L。HHS 病情危重、并发症多，病死率高于 DKA，强调早期诊断和治疗。治疗原则同DKA，主要包括积极补液，纠正脱水；小剂量胰岛素静脉输注控制血糖；纠正水、电解质和酸碱失衡，以及去除诱因和治疗并发症。

②慢性并发症

• 糖尿病肾病：慢性肾脏病（CKD）包括各种原因引起的慢性肾脏结构和功能障碍。糖尿病肾病是指由糖尿病所致的 CKD，病变可累及全肾（包括肾小球、肾小管、肾间质等）。我国 20%～40% 的糖尿病患者合并糖尿病肾病，现已成为 CKD 和终末期肾病的主要原因。糖尿病肾病的危险因素包括不良生活习惯、年龄、病程、血糖、血压、肥胖（尤其是腹型肥胖）、血脂、尿酸、环境污染物等。肾功能减退和患者全因死亡风险增加显著相关。糖尿病肾病诊断主要依赖尿白蛋白和肾小球滤过率（eGFR）测定，以降糖和降压为基础的综合治疗、规律随访和适时转诊可改善糖尿病肾病患者的预后。

• 糖尿病视网膜病变（DR）：DR 是常见的糖尿病慢性并发症，也是成人失明的主要原因。DR 尤其是增殖期 DR（PDR），是糖尿病特有的并发症，罕见于其他疾病。DR 的主要危险因素包括糖尿病病程、高血糖、高血压和血脂紊乱等。存在微动脉瘤可作为鉴别 DR 与糖尿病合并其他眼底病变的指标。DR 常与糖尿病肾病伴发。DR 合并微量白蛋白尿可作为糖尿病肾病的辅助诊断指标。

其他糖尿病慢性并发症还包括大血管病变、神经系统并发症、糖尿病足等。

## 四、治疗分析

【治疗原则】

控制高血糖的策略是综合性的,包括生活方式管理、血糖监测、糖尿病教育和应用降糖药物等措施。医学营养治疗和运动治疗是生活方式管理的核心,是控制高血糖的基础治疗措施,应贯穿糖尿病管理的始终。

(1)医学营养治疗:糖尿病医学营养治疗是临床条件下对糖尿病或糖尿病前期患者的营养问题采取特殊干预措施,参与患者的全程管理,包括进行个体化营养评估、营养诊断、制定相应营养干预计划,并在一定时期内实施及监测。通过改变膳食模式与习惯、调整营养素结构、由专科营养(医)师给予个体化营养治疗,可以降低 2 型糖尿病(T2DM)患者的糖化血红蛋白(HbA1c)0.3%～2.0%,并有助于维持理想体重及预防营养不良。近年的研究证实,对肥胖的 T2DM 患者采用强化营养治疗可使部分患者的病情得到缓解。

(2)运动治疗:运动锻炼在 2 型糖尿病(T2DM)患者的综合管理中占重要地位。规律运动可增加胰岛素敏感性,改善体成分及生活质量,有助于控制血糖,减少心血管危险因素,对糖尿病高危人群一级预防效果显著。流行病学研究结果显示,规律运动 8 周以上可将 T2DM 患者糖化血红蛋白(HbA1c)降低 0.66%;坚持规律运动的糖尿病患者死亡风险显著降低。成人 T2DM 患者每周应至少 150 分钟中等强度有氧运动,增加日常身体活动,减少静坐时间。伴有急性并发症或严重慢性并发症时,慎行运动治疗。

(3)血糖监测:血糖监测是糖尿病管理中的重要组成部分,其结果有助于评估糖尿病患者糖代谢紊乱的程度,制定合理的降糖方案,反映降糖治疗的效果并指导治疗方案的调整。目前临床上的血糖监测方法包括利用血糖仪进行的毛细血管血糖监测、持续葡萄糖监测(CGM)、糖化血红蛋白(HbA1c)和糖化白蛋白(GA)的检测等。其中毛细血管血糖监测包括患者自我血糖监测(SMBG)及在医院内进行的床边快速血糖检测。

(4)糖尿病的教育和管理:糖尿病是一种长期慢性疾病,患者的日常行为和自我管理能力是影响糖尿病控制状况的关键因素之一,因此,糖尿病的控制不是传统意义上的治疗而是系统的管理。糖尿病自我管理教育和支持

(DSMES)致力于临床、教育、社会心理和行为方面的照顾,可促进患者不断掌握疾病管理所需的知识和技能,对糖尿病患者的临床、心理和社会行为方面都有明确的益处。接受糖尿病自我管理教育的患者,血糖控制优于未接受教育的患者,拥有更积极的态度、更丰富的糖尿病知识和较好的糖尿病自我管理行为,更有战胜疾病的信心。

(5)药物治疗:临床上常需要口服降糖药物及口服药物和注射降糖药〔胰岛素、胰高糖素样肽-1(GLP-1)受体激动剂(GLP-1RA)〕间的联合治疗。二甲双胍是目前最常用的降糖药,具有良好的降糖作用、多种降糖作用之外的潜在益处、优越的费效比、良好的药物可及性、临床用药经验丰富等优点,且不增加低血糖风险。推荐生活方式管理和二甲双胍作为 T2DM 患者高血糖的一线治疗。如单独使用二甲双胍治疗而血糖未达标,则应进行二联治疗。二联治疗的药物可根据患者病情特点选择。如果患者低血糖风险较高或发生低血糖的危害大则尽量选择不增加低血糖风险的药物,如 α-糖苷酶抑制剂、TZD、DPP-4i、SGLT2i 或 GLP-1RA。如患者需要降低体重则选择有体重降低作用的药物,如 SGLT2i 或 GLP-1RA。如患者 HbA1c 距离目标值较大则选择降糖作用较强的药物,如胰岛素促泌剂或胰岛素。二联治疗 3 个月不达标的患者,应启动三联治疗,即在二联治疗的基础上加用一种不同机制的降糖药物。如三联治疗血糖仍不达标,则应将治疗方案调整为多次胰岛素治疗。采用多次胰岛素治疗时应停用胰岛素促分泌剂。一些患者在单药或二联治疗时甚至在诊断时即存在显著的高血糖症状乃至酮症,可直接给予短期强化胰岛素治疗。

### 五、诊治进展

糖尿病患者的心血管疾病是糖尿病患者的主要死亡原因,主要包括动脉粥样硬化性心血管疾病(ASCVD)和心力衰竭,其中 ASCVD 包括冠心病、脑血管疾病和周围血管疾病。糖尿病是心血管疾病的独立危险因素,糖尿病患者常常合并高血压、血脂紊乱等心血管疾病的重要危险因素,糖尿病患者发生心血管疾病的风险增加 2～4 倍。大量临床证据显示,严格控制血糖对减少 T2DM 患者的心血管疾病发生及死亡风险作用有限,尤其是病程长、年龄大和已经发生过心血管疾病或伴有多个心血管风险因素的患者。然而,对多重危险因素的综合干预可显著改善糖尿病患者心血管疾病的发生和死亡风险。糖尿病患者的心力衰竭住院风险增加 2 倍,糖尿病患者可以出现射血分数保留的心力衰竭和射血分数下降的心力衰竭。高血压和 ASCVD 常与两种不同类型的心力衰竭共存,既往有心肌梗死更易发生射血分数下降的心力衰竭。研究显示,钠-葡萄糖共转运蛋白 2 抑制剂(SGLT2i)显著改善 T2DM 患者的心力衰竭住院风险,尤其是合并 ASCVD 的患者。

因此,对糖尿病患者的心血管疾病预防,需要针对所有患者每年进行危险因素筛查,包括超重与肥胖、高血压、血脂紊乱、吸烟、冠心病家族史、慢性肾病、白蛋白尿等。目前,我国 T2DM 患者的心血管危险因素发生率高,但控制率较低。在 T2DM 患者中,血糖、血压和血脂控制综合达标率仅为 5.6%,阿司匹林的使用率也偏低。临床上应更积极地筛查和治疗心血管疾病危险因素,并优先选择对心血管疾病具有保护作用的降糖药物,包括胰高糖素样肽-1 受体激动剂(GLP-1RA)和 SGLT2i。

## 六、文献导读

[1] 中华医学会糖尿病学分会.中国 2 型糖尿病防治指南(2020 年版)[J].中华糖尿病杂志,2021,13(4):315-409.

[2] Alberti K G, Zimmet P Z. Definition, diagnosis and classification of diabetes mellitus and its complications. Part1: diagnosis and classification of diabetes mellitus provisional report of a WHO consultation[J]. Diabet Med, 1998, 15(7): 539-553.

[3] World Health Organization. Use of glycated haemoglobin (HbA1c) in the diagnosis of diabetes mellitus: Abbreviated report of a WHO consultation[M]. Geneva: World Health Organization, 2011.

[4] Zhang L, Long J, Jiang W, et al. Trends in chronic kidney disease in China[J]. N Engl J Med, 2016, 375(9):905-906.

[5] American Diabetes Association. 11. Microvascular complications and foot care: standards of medical care in diabetes—2020[J]. Diabetes Care, 2020, 43 (1): S135-S151.

[6] Stevens P E, Levin A. Evaluation and management of chronic kidney disease: synopsis of the kidney disease: improving global outcomes 2012 clinical practice guideline[J]. Ann Intern Med, 2013, 158(11): 825-830.

[7] Parving H H, Gall M A, Skøtt P, et al. Prevalence and causes of albuminuria in non-

insulin-dependent diabetic patients[J]. Kidney Int，1992，41(4)：758-762.

[ 8 ] Wilkinson C P，Ferris F L 3rd，Klein R E，et al. Proposed international clinical diabetic retinopathy and diabetic macular edema disease severity scales[J]. Ophthalmology，2003，110(9)：1677-1682.

（王琛琛　李玲）

# 七　风湿性疾病

# 类风湿关节炎

## 一、训练目标

1. 掌握类风湿关节炎的关节表现。
2. 熟悉类风湿关节炎相关自身抗体的意义和治疗药物。
3. 了解关节炎的鉴别诊断。

## 二、典型病例

【病史】 患者,男性,61岁,关节痛1个月。患者1个月前开始出现右肩关节疼痛,持续性隐痛,后右腕关节、右侧掌指关节及近端指间关节、右踝关节也出现疼痛,伴肿胀,夜间疼痛明显,晨起加重,晨僵30分钟,右手握拳困难,活动后略减轻。自服"芬必得",稍有缓解,但关节痛仍逐渐加重,活动受限,无关节变形。无发热、畏寒、寒战,无咳嗽、咳痰,无腹痛、腹泻,无肌痛、肌无力,无口腔溃疡、皮疹,无尿频、尿急、尿痛、尿泡沫增多,无口干、眼干。为进一步诊治,收住入院。近期食纳、睡眠欠佳,大小便正常,体重减轻约2.5 kg。

既往身体健康,否认"高血压、糖尿病、冠心病、肿瘤"等病史,否认"病毒性肝炎、结核"病史。否认手术外伤史。否认药物过敏史。生于南京,否认疫区旅居史,无吸烟饮酒史。适龄婚育,育有一女。爱人及女儿体健。否认家族遗传性疾病。

【体格检查】 T 37.0℃,P 85次/分,R 18次/分,BP 130/80 mmHg;神志清,精神略萎靡,步态缓慢,右侧跛行。皮肤黏膜无黄染,无瘀点、瘀斑,浅表淋巴结未触及,口唇无发绀,无口腔溃疡。两肺呼吸音清,未闻及干湿啰音,心律齐,心音有力,未闻及杂音。腹平软,无压痛、反跳痛及肌紧张,肝脾肋下未及,移动性浊音阴性。右侧近端指间关节、掌指关节、腕关节肿胀,有压痛,右腕关节屈伸受限,右肩关节压痛,上举、外展、旋转等活动均受限。右踝关节肿胀,皮温略高,有压痛,背屈跖屈均受限。

【辅助检查】 血常规:白细胞计数 $5.47\times10^9$/L、血红蛋白 108 g/L↓、血小板 420×10⁹/L↑。生化全套：肝肾功能、血脂、血糖均正常，血钙 2.01 mmol/L↓、白蛋白 29.8 g/L↓、总蛋白 62.2 g/L↓。血沉(ESR)102 mm/h↑。 C 反应蛋白(CRP) 69.4 mg/L↑。抗链球菌溶血素 O 108 IU/ml。抗核抗体 (ANA)阳性,滴度 1：100,抗 dsDNA 抗体阴性、ENA 阴性。类风湿因子(RF) 9.69 IU/ml。抗角蛋白抗体(AKA)弱阳性。抗环瓜氨酸肽(CCP)抗体 798.3 KU/ml↑。抗突变型瓜氨酸化波形蛋白(MCV)抗体>1 000.0 RU/ml↑。 HLA-B27 阴性。肿瘤相关指标：AFP、CEA、CA19-9、PSA、NSE、CYFRA21-1 均正常。病毒八项：乙肝、丙肝、梅毒、HIV 均正常。胸部 CT 示两侧胸膜肥 厚。双手正侧位片未见明显异常。右手 MRI 示右手食指、中指第 1~2 近节 及中节指骨骨髓水肿,右手退变,伴腕骨小囊性变。关节超声：右手第一掌指 关节滑膜增生 3 级、第三掌指关节滑膜增生 3 级,未见骨侵蚀;右腕关节多处 滑膜增生;右踝关节多处滑膜增生,右侧胫骨后肌腱腱鞘炎,右侧跟骨后滑囊 少量积液。

【诊疗经过】 该患者诊断为类风湿关节炎,初步的药物治疗主要包括非甾 体抗炎药(塞来昔布 0.2 g bid)、传统改善病情抗风湿药(甲氨蝶呤 10 mg qw、羟 氯喹 0.2 g qd、柳氮磺吡啶 1.0 g bid)、糖皮质激素(泼尼松 5 mg qd)等。

### 三、诊断分析

【病例特点】 ①患者老年男性;②外周多关节肿胀、压痛、晨僵、活动受 限,病程 1 个月;③轻度贫血,血小板升高;④炎症指标血沉、C 反应蛋白升高; ⑤类风湿性关节炎特异性抗体(AKA、CCP、MCV)均有阳性结果;⑥MRI 提示 有骨髓水肿,关节超声多个关节有滑膜增生,部分有关节积液。

【诊断标准】 美国风湿病协会(ACR)1987 年修改的类风湿关节炎 (rheumatoid arthritis, RA)分类标准是目前我国广泛应用的 RA 诊断标准,其 内容包括七条：①晨僵：关节或关节周围晨僵,每日持续至少 1 小时,持续存 在≥6 周。②3 个或 3 个以上关节区的关节炎：14 个关节区(双侧近端指间关 节、掌指关节、腕、肘、膝、踝和跖趾关节)中至少有 3 个关节区同时出现肿胀或 积液(不是单纯的骨质增生)持续≥6 周。③手部关节关节炎：腕、掌指和近端 指间关节至少一处肿胀,持续≥6 周。④对称性关节炎：身体双侧相同关节区 同时受累,持续≥6 周。⑤类风湿结节：关节伸侧、关节周围或骨突出部位的 皮下结节。⑥类风湿因子：阳性。⑦影像学改变：手及腕部前后位摄片有骨质侵蚀或骨质疏松。符合以上 7 项中的 4 项者便可诊断为 RA。该诊断标准敏感性介于 91%～94%,特异性为 89%,但不利于早期诊断。该患者单侧关节肿痛,晨僵时间<1 h,病程<6 周,类风湿因子阴性,双手正侧位片未见异常,参照该诊断标准无法诊断类风湿关节炎。

2010 年 ACR 与欧洲抗风湿联盟(EULAR)联合提出新的分类标准及其流程。如果患者有至少一个关节肿痛,并有滑膜炎证据(临床或超声或核磁共振),排除其他疾病并有常规典型放射学 RA 骨破坏表现即可明确诊断为 RA。如果没有典型常规放射学 RA 骨破坏表现,则需进入评分系统(见表 7-1-1),评分为 0～10 分,得分分布在四个独立的症状和体征范畴中:①关节受累;②血清学;③症状持续时间;④急性时相反应。得分≥6 分时应考虑确诊为 RA。

表 7-1-1　2010 年 ACR/EULAR 的 RA 分类标准

| 项目 | 得分 | 项目 | 得分 |
| --- | --- | --- | --- |
| 关节受累情况(0～5) | | 血清学(0～3) | |
| 1 个大关节 | 0 | RF 和抗 CCP 抗体均(－) | 0 |
| 2～10 个中大关节 | 1 | RF 和抗 CCP 抗体低滴度(＋) | 2 |
| 1～3 个小关节 | 2 | RF 或抗 CCP 抗体高滴度(＋) | 3 |
| 4～10 个小关节 | 3 | | |
| >10 个关节至少 1 个小关节 | 5 | | |
| 滑膜炎的病程(0～1) | | 急性时相反应(0～1) | |
| <6 周 | 0 | CRP 和 ESR 正常 | 0 |
| ≥6 周 | 1 | CRP 或 ESR 升高 | 1 |

参照 2010 年 ACR/EULAR RA 分类标准,该患者出现多关节肿痛,应用超声和 MRI 检查发现滑膜病变、骨髓水肿,进入评分系统打分:关节受累>10 个(5 分)、抗 CCP 抗体升高 3 倍以上(3 分)、ESR 和 CRP 升高(1 分),总分为 9 分。因此,该患者确诊为类风湿关节炎。

新标准放弃了类风湿结节这一条标准,并减弱了晨僵的地位(评分系统中最多 1 分),没有过度依赖 X 线的典型骨破坏,提出了新的血清学检查即抗 CCP 抗体的作用,让少数关节甚至单个关节受累的患者也参与了诊断,部分 RF 阴性、支抗 CCP 抗体阳性,以及早期只出现单个关节受累,并且没有 X 线表现的患者也纳入了诊断范围。与以往标准相比,新标准诊断更宽松,更有利于 RA 的早期诊断。

【鉴别诊断】 本病例诊断的关键在于关节炎的鉴别诊断,常见关节炎的鉴别诊断见表 7-1-2。

表 7-1-2　常见关节炎的鉴别诊断

| | RA | AS | OA | 痛风 | SLE | 风湿性关节炎 |
|---|---|---|---|---|---|---|
| 主要发病人群 | 女 | 男 | 50 岁以上 | 男 | 女 | 青少年 |
| 起病 | 缓 | 缓 | 缓 | 急 | 不定 | 不定 |
| 好发部位 | 上肢对称性小关节 | 骶髂关节、脊柱、下肢非对称性大关节 | 远端指间关节、承重关节 | 第一跖趾关节 | 不定 | 大关节 |
| 疼痛性质 | 休息后加重 | 休息后加重 | 活动后加重 | 剧烈红肿热痛 | 时轻时重 | 游走性肿痛 |
| 畸形 | 常有 | 部分 | 少部分 | 少见 | 偶见 | 无 |
| 特异指标 | RF↑CCP↑ | HLA-B27+ | 常无异常 | 血尿酸↑ | ANA+ | 抗 O↑ |

注:RA:类风湿关节炎,AS:强直性脊柱炎,OA:骨关节炎,SLE:系统性红斑狼疮。

【诊断难点及需要注意的问题】

(1) RA 的临床特点:类风湿关节炎是一种以累及周围关节为主,以侵蚀性对称性关节炎为主要临床表现的慢性系统性自身免疫病。RA 临床表现多样,多以关节症状起病,且多以缓慢隐匿方式起病。RA 是炎性关节炎的典型,炎性关节炎以活动后减轻,休息后加重为特征。晨僵、关节肿胀是 RA 基本特点。小关节受累和对称性受累也是其特点。RA 发病初期可以出现单一或多个关节肿痛,以近端指间关节、掌指关节、腕关节和足关节最常见,其次为肘、肩、踝、膝、颈椎、颞颌及髋关节等。有一些特殊关节如胸锁关节、胸骨柄关节、环杓关节、听小骨等也可以受到侵犯,但远端指间关节、脊柱及腰骶关节极少受累。病程中晚期可出现关节畸形、关节强直,常见的有尺侧偏斜、纽扣花畸形、天鹅颈畸形等。RA 还可有关节外表现,可伴有低热、乏力、体重减轻等症状。类风湿结节多出现于关节伸面和受压部位,如尺骨近端鹰嘴、足跟、枕部、坐骨结节等处。类风湿结节的发生是由于局部损伤导致血管破裂、RF 以及各种免疫复合物进入组织引起局部炎症所致。呼吸系统表现为肺间质病变、肺类风湿结节、胸膜炎、闭塞性支气管炎等。心脏病变以心包受累最常见，偶有心脏瓣膜受累、心肌损害、心律失常和冠状动脉炎等。血液系统常见贫血，其原因是多方面的，如铁利用障碍等；血小板增多、淋巴结肿大常见于活动性RA；还可有嗜酸性粒细胞增多。肾脏病变以淀粉样变、血管炎为常见，肾功能受损程度与RA病程、活动性、类风湿结节、类风湿因子阳性相关，提示肾脏病变是RA整体表现的一部分。在RA的治疗过程中，非甾体抗炎药、慢作用抗风湿药等药物的应用会进一步损伤肾脏。神经系统外周神经受压是RA外周神经系统受累最常见形式，RA也是腕管综合征最常见的病因之一；绝大多数中枢神经系统病变继发于颈椎破坏后的脊髓或脑干损伤。其他关节外病变包括胃肠道受累、肝脏病变、巩膜炎、淀粉样变等。

（2）RA相关自身抗体的临床意义：类风湿因子（RF）是抗血清中IgG分子的Fc片段上抗原表位的一种抗体，是诊断类风湿关节炎的重要血清学标准之一（阳性率约70%），还可见于其他结缔组织病及某些感染、非感染性疾病，也可见于少部分正常老年人（5%），滴度与病情轻重有关，具有一定敏感性，但特异性不高。抗角蛋白抗体谱包括抗角蛋白抗体（AKA）、抗核周因子抗体（APF）、抗聚角蛋白微丝抗体（AFA）、抗环瓜氨酸肽（CCP）抗体，环瓜氨酸肽是该抗原中的主要成分，这些抗体对RA的诊断特异性高，尤其抗CCP抗体的敏感性也较好，已在临床中普遍使用。抗突变型瓜氨酸波形蛋白（MCV）抗体对RA的诊断具有较高的特异性和敏感性，尤其对早期类风湿关节炎的诊断提供有价值的帮助，现在将这些含有瓜氨酸的抗体统称为抗瓜氨酸蛋白抗体（ACPA）。

【诊断思维】 诊断流程图见图7-1-1。

## 四、治疗分析

1. 非甾体抗炎药（NSAIDS） 主要通过抑制环氧化酶（COX）活性，减少前列腺素合成而具有抗炎、止痛、退热及减轻关节肿胀的作用，是RA治疗中最为常用的药物，适用于活动期患者。

2. 改变病情抗风湿药（DMARDs） 又称为慢作用药，是治疗的核心，而甲氨蝶呤（MTX）又是DMRADs的核心，其他药物包括来氟米特（LEF）、柳氮磺吡啶（SASP）、羟氯喹（HCQ）、环孢素A、硫唑嘌呤、环磷酰胺（CTX）等。艾

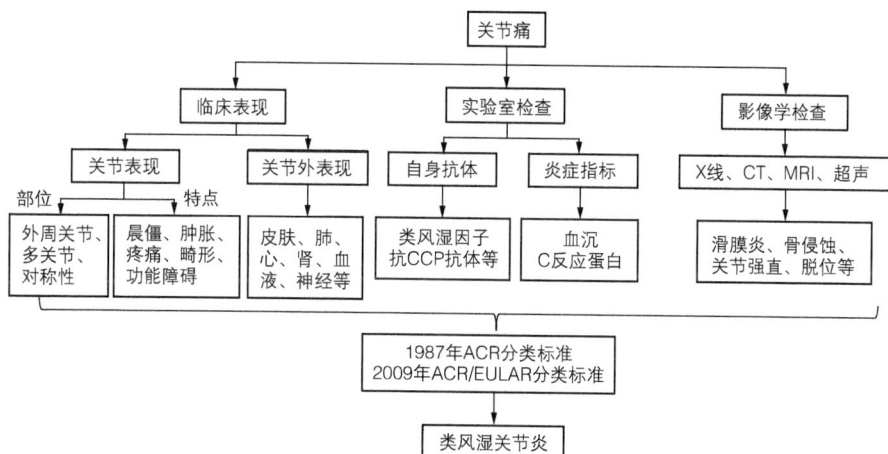

图 7-1-1　类风湿关节炎诊断流程图

拉莫德(iguratimod)是 2011 年获中国食品药品监督管理总局批准的抗风湿药。雷公藤制剂、白芍总苷、青藤碱等植物制剂也有一定疗效。

3. 糖皮质激素　对免疫调节蛋白和免疫调节细胞均有作用,可减少炎性渗出,降低炎性介质的产生和作用,减少炎性细胞的聚集,减少炎性细胞的激活。目前比较认同的可以在 RA 中使用糖皮质激素的情况有:①根据病情发作的情况,加用小剂量激素(泼尼松<10 mg/d)以控制滑膜炎。②对威胁生命的关节外受累(如类风湿血管炎等)治疗,一般使用中等或大剂量。③局部应用,如关节腔内注射可有效缓解关节的炎症。

4. 生物制剂　经传统合成 DMARDs(csDMARDs)治疗未达标的 RA 患者,建议一种 csDMARDs 联合一种生物制剂 DMARDs(bDMARDs),或一种 csDMARDs 联合一种靶向合成 DMARDs(tsDMARDs)进行治疗。肿瘤坏死因子 $\alpha$(TNF$\alpha$)抑制剂是目前证据较为充分、应用较为广泛的治疗 RA 的 bDMARDs。托珠单抗是抗 IL-6 受体的重组人源化 IgG1 亚组单克隆抗体,对 csDMARDs 反应不足的 RA 患者,建议 csDMARDs 联合托珠单抗进行治疗。tsDMARDs 是一类具有新作用机制的抗风湿药,目前有 JAK 激酶(janus kinase)抑制剂。

### 五、诊治进展

2021 年 6 月 ACR 发布了类风湿关节炎最新诊疗指南,早期评估、诊断和治疗是疾病管理中的一个重要的原则。治疗目标是低疾病活动度或缓解。美国食品和药物监督管理局（FDA）批准用于治疗 RA 的 DMARDs 为：①csDMARDs：羟氯喹、柳氮磺吡啶、甲氨蝶呤、来氟米特；②bDMARDs：TNF 抑制剂（依那西普、阿达木单抗、英夫利西单抗、戈利木单抗、培塞利珠单抗）、T 细胞共刺激抑制剂（阿巴西普）、IL-6 受体抑制剂（托珠单抗、沙利鲁单抗）、抗 CD20 抗体（利妥昔单抗）；③tsDMARDs：JAK 抑制剂（托法替尼、巴瑞替尼、乌帕替尼）。最常用的三联疗法是指羟氯喹、柳氮磺吡啶和甲氨蝶呤或来氨米特。推荐对低疾病活动度的患者使用羟氯喹或柳氮磺吡啶治疗。

越来越多的证据表明糖皮质激素对患者长期预后有负面影响，包括感染、骨质疏松症和心血管疾病的风险，应尽量减少糖皮质激素的使用。

## 六、文献导读

［1］施桂英.关节炎概要［M］.2 版.北京：中国医药科技出版社，2005.

［2］中华医学会风湿病学分会.2018 中国类风湿关节炎诊疗指南［J］.中华内科杂志，2018，57(4)：242-251.

［3］Fraenkel L，Bathon J M，England B R，et al. 2021 American College of Rheumatology Guideline for the Treatment of Rheumatoid Arthritis［J］. Arthritis Care Res（Hoboken），2021 Jun 8. doi：10.1002/acr. 24596. Epub ahead of print.

［4］England B R，Smith B J，Baker N A，et al. 2022 American College of Rheumatology Guideline for Exercise，Rehabilitation，Diet，and Additional Integrative Interventions for Rheumatoid Arthritis［J］. Arthritis Rheumatol，2023 May 25.

（施青　徐晓龑）

# 系统性红斑狼疮

## 一、训练目标

1. 掌握系统性红斑狼疮的临床表现。
2. 熟悉抗核抗体和狼疮特异性抗体的临床意义。
3. 了解系统性红斑狼疮的治疗药物。

## 二、典型病例

【病史】 患者，女性，25 岁，因"面部皮疹 2 个月，发热 1 周"入院。患者 2 个月前海边旅游回来出现双面颊部红色皮疹，间断四肢关节疼痛，未予重视。1 周前出现发热，呈持续性，无畏寒，体温最高 38.5℃，下午、晚间体温略高，自服"阿莫西林"三天无效，自觉双下肢轻微水肿，小便泡沫增多，无咳嗽、咳痰，无腹痛、腹泻，无尿频、尿急、尿痛，无心悸、胸闷。为进一步诊治，收住入院。患者精神、睡眠欠佳，大小便如常，体重减轻 2.5 kg。

既往体健，否认"糖尿病、冠心病"等慢性病史，否认"肝炎、伤寒、结核"等传染病及接触史，否认重大外伤史，否认食物、药物等过敏史，否认家族遗传性疾病史，无烟酒及其他不良嗜好。未婚，生育史：0－0－0－0，月经正常。

【体格检查】 T 38.0℃，P 100 次/分，R 20 次/分，BP 140/85 mmHg。精神略差，全身浅表淋巴结未触及，面部可见蝶形红斑，高于皮面，压之不褪色。双肺未闻及干湿啰音。心率 100 次/分，律齐，各瓣膜听诊区未闻及杂音。腹软，无压痛及反跳痛，肝脾肋下未及。双手掌指关节轻度肿胀，有压痛。双下肢轻度凹陷性水肿。

【辅助检查】 血常规：白细胞计数 $2.6 \times 10^9/L \downarrow$、血红蛋白 82 g/L↓、血小板 $70 \times 10^9/L \downarrow$。尿常规：尿蛋白 2＋。24 小时尿蛋白 2.5 g↑。生化：白蛋白 32 g/L↓，其余肝肾功能、血脂无异常。血沉(ESR)93 mm/h↑。类风湿因子(RF)5.20 IU/ml。抗核抗体(ANA)阳性，滴度 1∶320，抗 dsDNA 抗体阳性。直接 Coomb's 试验阳性。抗心磷脂抗体阳性。血清免疫球蛋白 IgG21 g/L↑、补

体 $C_3$ 0.3 g/L↓、补体 $C_4$ 0.1 g/L↓。胸部 CT：左侧少量胸腔积液。心脏彩超：三尖瓣轻度反流，少量心包积液。骨髓穿刺：无明显异常。肾穿刺病理：狼疮肾炎Ⅳ型。腹部彩超：双肾略增大，结构清晰。

【诊疗经过】 该患者诊断为系统性红斑狼疮。主要治疗药物是糖皮质激素（泼尼松 50 mg/d），合并抗疟药（羟氯喹 0.2 g bid）。治疗 1 周后，体温正常，关节痛缓解，皮疹减轻，白细胞恢复正常。由于狼疮肾炎Ⅳ型，加用环磷酰胺（0.8 g 每月一次静滴）冲击治疗。

## 三、诊断分析

【病例特点】 ①患者为年轻女性；②表现为发热、皮疹、关节痛、白细胞减少、蛋白尿、浆膜腔积液，多系统多脏器受累；③肾穿刺病理狼疮肾炎Ⅳ型；④多种自身抗体阳性，包括抗核抗体、抗 dsDNA 抗体、抗心磷脂抗体、直接 Coomb's 试验，并有高球蛋白血症、低补体血症；⑤糖皮质激素、免疫抑制剂等治疗后好转。

【诊断标准】 参照美国风湿病学会（ACR）1997 年推荐的系统性红斑狼疮（SLE）分类标准，以下 11 项中，符合 4 项或 4 项以上者，在除外感染、肿瘤和其他结缔组织病后，可诊断 SLE，其敏感性和特异性分别为 95% 和 85%。①颧部红斑：平的或高于皮肤的固定性红斑；②盘状红斑：面部的隆起红斑，上覆有鳞屑；③光过敏：日晒后皮肤过敏；④口腔溃疡：经医生检查证实；⑤关节炎：非侵蚀性关节炎，≥2 个外周关节；⑥浆膜炎：胸膜炎或心包炎；⑦肾病变：蛋白尿＞0.5 g/d 或细胞管型；⑧神经系统病变：癫痫发作或精神症状；⑨血液系统异常：溶血性贫血或血白细胞数量减少或淋巴细胞绝对值减少或血小板减少；⑩免疫学异常：抗 dsDNA，或抗 Sm 抗体阳性，或抗磷脂抗体阳性（抗心磷脂抗体，或狼疮抗凝物，或至少持续 6 个月的梅毒血清试验假阳性有一项阳性）；⑪抗核抗体阳性。

该患者为年轻女性，存在颧部红斑、关节炎、浆膜炎、肾病变（蛋白尿＞0.5 g/d、狼疮肾炎Ⅳ型）、血液系统异常（三系减少、直接 Coomb's 试验阳性）、抗 dsDNA 抗体阳性、抗心磷脂抗体阳性、抗核抗体阳性，因此诊断 SLE 明确。

【诊断难点及需要注意的问题】

（1）SLE 的临床特点：系统性红斑狼疮（SLE）是自身免疫介导的，以免疫性炎症为突出表现的弥漫性结缔组织病。SLE 常见的临床表现：鼻梁和双颧颊部呈蝶形分布的红斑是 SLE 特征性的改变；SLE 的皮肤损害包括光敏感、脱发、手足掌面和甲周红斑、盘状红斑、结节性红斑、脂膜炎、网状青斑、雷诺现象等。SLE 口或鼻黏膜溃疡常见。对称性多关节疼痛、肿胀，通常不引起骨质破坏。发热、疲乏是 SLE 常见的全身症状。SLE 重要脏器累及的表现：

① 狼疮肾炎（LN）：50%～70% 的 SLE 患者病程中会出现临床肾脏受累，肾活检显示几乎所有 SLE 均有肾脏病理学改变。可表现为蛋白尿、血尿、管型尿、肾性高血压、肾功能不全等。世界卫生组织（WHO）将 LN 病理分为 6 型：Ⅰ型为正常或微小病变；Ⅱ型为系膜增殖性；Ⅲ型为局灶节段增殖性；Ⅳ型为弥漫增殖性；Ⅴ型为膜性；Ⅵ型为肾小球硬化性。病理分型对于估计预后和指导治疗有积极的意义，通常Ⅰ型和Ⅱ型预后较好，Ⅳ型和Ⅵ型预后较差。肾脏病理还可提供 LN 活动性的指标，如肾小球细胞增殖性改变、纤维素样坏死、核碎裂、细胞性新月体、透明栓子、金属环、炎细胞浸润、肾小管间质的炎症等均提示 LN 活动；而肾小球硬化、纤维性新月体、肾小管萎缩和间质纤维化则是 LN 慢性指标。

② 血液系统表现：贫血和/或白细胞数量减少和/或血小板减少常见。贫血可能为慢性病贫血或肾性贫血。短期内出现重度贫血常是自身免疫性溶血所致，多有网织红细胞升高，Coomb's 试验阳性。血小板减少与血清中存在抗血小板抗体、抗磷脂抗体以及骨髓巨核细胞成熟障碍有关。部分患者在起病初期或疾病活动期伴有淋巴结肿大和（或）脾肿大。

③ 神经精神狼疮：轻者仅有偏头痛、性格改变、记忆力减退或轻度认知障碍；重者可表现为脑血管意外、昏迷、癫痫持续状态等。

④ 心脏、肺部表现：SLE 常出现心包炎，表现为心包积液，但心包压塞少见。可有心肌炎、心律失常、心功能不全、疣状心内膜炎（Libman-Sack 心内膜炎），可有冠状动脉受累，甚至出现急性心肌梗死。肺脏方面常出现胸膜炎，如合并胸腔积液。狼疮性肺炎的放射学特征是阴影分布较广、易变；SLE 所引起的肺间质性病变主要是处于急性和亚急性期的肺间质磨玻璃样改变和慢性肺间质纤维化，表现为活动后气促、干咳、低氧血症，肺动脉高压和弥漫性出血性肺泡炎是 SLE 重症表现。

⑤ 消化系统表现：SLE 可出现肠系膜血管炎、急性胰腺炎、蛋白丢失性肠炎、肝脏损害等。

⑥ 抗磷脂抗体综合征（antiphospholipid antibody syndrome，APS），表现

为动脉和/或静脉的血栓形成,习惯性自发性流产,血小板减少,血清中可出现抗磷脂抗体。

⑦ 其他表现:还包括眼部受累,如结膜炎、葡萄膜炎、眼底改变、视神经病变等。SLE 常伴有继发性干燥综合征,有外分泌腺受累,表现为口干、眼干。

(2) 抗核抗体(antinuclear antibody,ANA):ANA 是一组针对细胞核内的 DNA、RNA,蛋白或这些物质的分子复合物的自身抗体。按其核内各个分子的性能不同可将各 ANA 区分开来,如抗 DNA 抗体、抗组蛋白抗体、抗非组蛋白抗体、抗核仁抗体等。ANA 在广义上是一组各有不同临床意义的自身抗体,更确切的名称应为抗核抗体谱。ANA 是结缔组织病的筛选指标,最常见于 SLE,也可见于非风湿性疾病,如慢性活动性肝炎、结核、淋巴瘤等,正常老年人可出现低滴度的阳性。抗 dsDNA 抗体是诊断 SLE 的标记性抗体,特异性 95%,敏感性 50%～70%,与 SLE 活动性有关。抗 Sm 抗体诊断 SLE 特异性达 99%。此外,抗核小体抗体与 SLE 活动性及肾损害有关。抗 rRNP 抗体提示神经精神狼疮或其他重要脏器损害,抗 SSA、抗 SSB 抗体与干燥综合征有关,也见于 SLE。

(3) 抗磷脂抗体:与体内不同磷脂成分发生反应的抗体,包括抗心磷脂抗体、狼疮抗凝物、抗 β2 糖蛋白 1 抗体、梅毒血清试验假阳性,可引起抗磷脂抗体综合征。

(4) 以下情况需警惕系统性红斑狼疮:①原因不明的反复发热,抗感染治疗往往无效;②多发和反复发作的关节痛和关节炎,持续多年而不畸形;③持续性或反复发作的胸膜炎、心包炎;④抗生素或抗结核治疗不能治愈的肺炎;⑤不能用其他原因解释的皮疹、网状青斑、雷诺现象;⑥肾脏疾病或持续不明原因的蛋白尿;⑦血小板减少性紫癜或溶血性贫血;⑧不明原因的肝炎;⑨反复自然流产或深静脉血栓形成或脑卒中发作。

【诊断思维】 诊断流程图见图 7-2-1。

## 四、治疗分析

1. 糖皮质激素 是治疗 SLE 的基础用药。应根据疾病活动及受累器官的类型和严重程度制定个体化的激素治疗方案,应采用控制疾病所需的最低剂量;对轻度活动的 SLE 患者,羟氯喹或非甾体抗炎药疗效不佳时,可考虑使用小剂量激素(≤10 mg/d 泼尼松或等效剂量的其他激素);对中度活动的

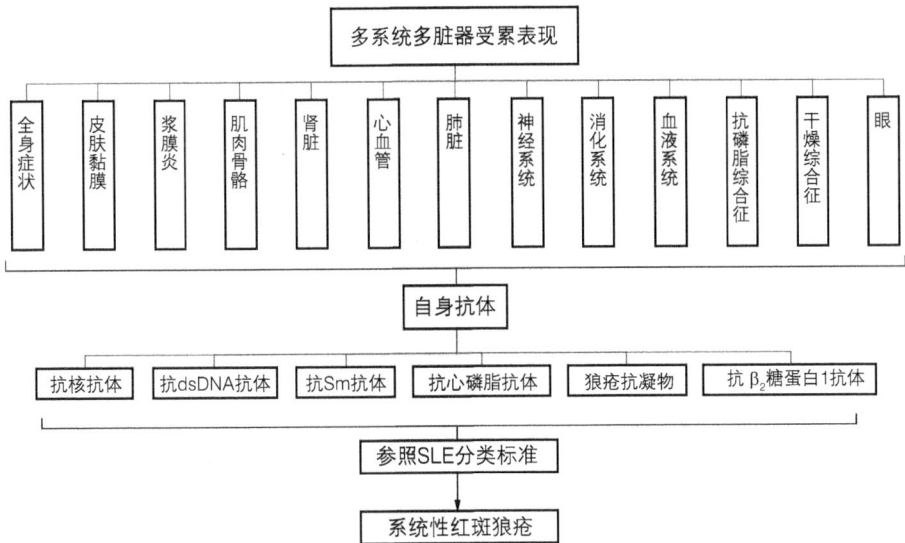

图 7-2-1 系统性红斑狼疮诊断流程图

SLE 患者，可使用激素[0.5～1 mg/(kg·d)泼尼松或等效剂量的其他激素]联合免疫抑制剂进行治疗；对重度活动的 SLE 患者，可使用激素[≥1 mg/(kg·d)泼尼松或等效剂量的其他激素]，待病情稳定后，适当调整激素用量；对狼疮危象的 SLE 患者，可使用激素冲击联合免疫抑制剂进行治疗。激素冲击治疗为静脉滴注甲泼尼龙 500～1 000 mg/d，通常连续使用 3 日为一个疗程，疗程间隔 5～30 日。冲击治疗后改口服泼尼松 0.5～1 mg/(kg·d)或等效剂量的其他激素，通常治疗时间为 4～8 周，但具体疗程应视病情而定。临床医师需密切关注 SLE 患者的疾病活动，并根据疾病活动度来调整激素用量，对病情长期稳定的患者，可考虑逐渐减停激素。

2. 抗疟药　对无禁忌的 SLE 患者，推荐长期使用羟氯喹作为基础治疗。服用羟氯喹的患者建议对其进行眼部相关风险评估：高风险的患者建议每年进行 1 次眼科检查，低风险的患者建议服药第 5 年起每年进行 1 次眼科检查。

3. 免疫抑制剂　对激素联合羟氯喹治疗效果不佳的 SLE 患者，或无法将激素的剂量调整至相对安全剂量以下的患者，建议使用免疫抑制剂；伴有脏器受累者，建议初始治疗时即加用免疫抑制剂。可选择的免疫抑制剂有环磷酰胺、霉酚酸酯、甲氨蝶呤、来氟米特、他克莫司、环孢素、硫唑嘌呤等。

4. 生物制剂 经激素和/或免疫抑制剂治疗效果不佳、不耐受或复发的 SLE 患者,可考虑使用生物制剂进行治疗。目前仅有贝利尤单抗获得美国食品药品监督管理局(FDA)和国家市场监督管理总局的批准用于治疗 SLE,能改善患者的血清学指标,降低严重复发风险及减少激素用量。此外,利妥昔单抗对顽固性狼疮肾炎和血液系统受累的患者,可控制病情,减少激素用量。

## 五、治疗进展

SLE 的治疗原则为早期、个体化治疗,最大程度地延缓疾病进展,降低器官损害,改善预后。SLE 治疗的短期目标为控制疾病活动、改善临床症状,达到临床缓解或可能达到的最低疾病活动度,长期目标为预防和减少复发,减少药物不良反应,预防和控制疾病所致的器官损害,实现病情长期持续缓解,降低病死率,提高患者的生活质量。

B 细胞抗原为靶点的嵌合抗原受体 T 细胞免疫疗法(CAR-T),能够快速缓解难治性 SLE,未来在 SLE 治疗中还会有更广泛的应用。全球首个用于治疗 SLE 的"双靶点"生物制剂泰它西普(telitacicept)获得国家药监局上市批准,也是 60 年来首个在我国获批上市的国产双靶点 I 类新药。来自法国南特大学的研究团队首次发现小剂量三氧化二砷对 SLE 有一定的治疗作用。亚太风湿病学联盟制定了首个更适合于亚洲人群的 SLE 管理共识,该管理共识更适合于亚洲人群,可以为我国狼疮患者的规范治疗提供参考。

调整生活方式有助于 SLE 治疗。SLE 患者应遵循下述原则:避免接触常见的危险物质;防晒;适度运动;注重心理支持;戒烟;补充维生素 D。

## 六、文献导读

[1] 蒋明.中华风湿病学[M].北京:华夏出版社,2004.

[2] 中华医学会风湿病学分会.2020 中国系统性红斑狼疮诊疗指南[J].中华内科杂志,2020,59(3):172-185.

[3] Chi C M, Hamijoyo L, N Kasitanon, et al. The Asia-Pacific League of Associations for Rheumatology consensus statements on the management of systemic lupus erythematosus [J]. The Lancet Rheumatology, 2021.

[4] 沈南,赵毅,段利华,等.系统性红斑狼疮诊疗规范[J].中华内科杂志,2023,62(7):

775-784.

[5] Fanouriakis A，Kostopoulou M，Andersen J，et al. EULAR recommendations for the management of systemic lupus erythematosus：2023 update EB/OL. Ann Rheum Dis，2023 Oct 12：ard-2023-224762.

（施青　徐晓冀）